医学助记图表与歌诀丛书

神经病学助记图表与歌诀

主　编　黄珊珊　吴　莹　余承高　陈栋梁
副主编　刘晓艳　刘　娜　梁奇明　黄　觅　林　靖
编　委　（按姓氏汉语拼音排序）
　　　　陈栋梁　陈　曦　杜　鸣　黄　觅　黄珊珊
　　　　李桂容　梁奇明　林　靖　刘　畅　刘　娜
　　　　刘　翔　刘晓艳　莫朝晖　饶邦福　吴　莹
　　　　晏汉娇　余　蕾　余承高

北京大学医学出版社

SHENJINGBINGXUE ZHUJI TUBIAO YU GEJUE

图书在版编目（CIP）数据

神经病学助记图表与歌诀 / 黄珊珊等主编. —北京：北京大学医学出版社，2018.10
（医学助记图表与歌诀丛书）
ISBN 978-7-5659-1857-5

Ⅰ. ①神… Ⅱ. ①黄… Ⅲ. ①神经病学
Ⅳ. ①R741

中国版本图书馆CIP数据核字（2018）第211226号

神经病学助记图表与歌诀

主　　编：黄珊珊　吴　莹　余承高　陈栋梁
出版发行：北京大学医学出版社
地　　址：（100191）北京市海淀区学院路38号　北京大学医学部院内
电　　话：发行部 010-82802230；图书邮购 010-82802495
网　　址：http://www.pumpress.com.cn
E-mail：booksale@bjmu.edu.cn
印　　刷：中煤（北京）印务有限公司
经　　销：新华书店
责任编辑：袁朝阳　　责任校对：靳新强　　责任印制：李　啸
开　　本：710mm×1000mm　1/16　　印张：16.75　　字数：428千字
版　　次：2018年10月第1版　2018年10月第1次印刷
书　　号：ISBN 978-7-5659-1857-5
定　　价：48.00元
版权所有，违者必究
（凡属质量问题请与本社发行部联系退换）

前　言

神经病学是一门重要的临床医学科学，其内容十分丰富。学习、记忆并掌握其繁杂的基本理论知识，需要采取一些行之有效的方法。在许多辅助记忆的方法中，使用歌诀已被证明是收效显著的方法之一。以歌诀为体裁的医学著作在我国古代颇为多见，其特点是内容简要，文从语趣，富有韵律，朗读上口，记忆入心。

在多年的教学工作中，我们体会到，总结性图表具有提纲挈领、概括性强、条理分明、逻辑性强、直观形象、易于理解、简明扼要、便于记忆等特点，通过对比分析，将知识融会贯通，从而启发思维，培养能力。将歌诀与总结性图表结合起来学习，可以收到珠联璧合、相得益彰的良好效果。有鉴于此，我们也试将神经病学的基本内容编成歌诀，并用总结性图表加以注释，旨在为广大医学生提供一种新颖、独特、有效的神经病学学习方法。

随着医学的不断发展，现在的医学书籍和教材已很难用歌诀体裁来系统描述和阐明相关知识，但我国语言博大精深，为编写神经病学歌诀提供了深厚的基础。鲁迅先生曾说："地上本没有路，走的人多了，也便成了路。"我们殷切地希望有更多的同仁和我们一道，将神经病学歌诀编写得越来越好，共同开辟出一条用歌诀的方式学习神经病学的新途径。

在华中科技大学、中南大学、武汉肽类物质研究所和北京大学医学出版社等单位的大力支持和鼓励下，本丛书才能得以顺利出版，在此致以衷心的感谢！

为满足更多读者的需求，本书的编写参考了多种教科书，但由于我们的水平有限，错误、疏漏和不妥之处难免，敬希广大同仁和读者不吝指正。

编者
2018年4月

目 录

第一章	绪论	1
第二章	神经系统的解剖、生理及病损的定位诊断	3
第三章	神经系统疾病的常见症状	39
第四章	神经系统疾病的病史采集和体格检查	62
第五章	神经系统疾病的辅助检查	80
第六章	神经系统疾病的诊断原则	83
第七章	头痛	86
第八章	脑血管疾病	95
第九章	神经系统变性疾病	122
第十章	中枢神经系统感染性疾病	132
第十一章	中枢神经系统脱髓鞘疾病	146
第十二章	运动障碍性疾病	157
第十三章	癫痫	176
第十四章	脊髓疾病	189
第十五章	周围神经疾病	201
第十六章	自主神经系统疾病	215
第十七章	神经-肌肉接头和肌肉疾病	220
第十八章	神经系统遗传性疾病	235
第十九章	神经系统发育异常性疾病	243
第二十章	睡眠障碍	249
第二十一章	内科系统疾病的神经系统并发症	252
主要参考文献		260

第一章 绪 论

一、神经病学的研究内容和总体目标

研究神经肌肉病，病因病机与病理；

临床症状和体征；提高诊断治愈率。

表 1-1 神经病学的研究内容和总体目标

神经病学	基本要点
研究内容	神经病学包括神经系统疾病和肌肉病两类，以前者为主。全面、系统讲述这两类疾病的发病机制、病因与病理、症状与体征、诊断与鉴别诊断、预防和治疗，是神经病学的主要内容
总体目标	①提高对神经系统疾病和肌肉疾病的认识水平，及时对疾病做出正确诊断 ②尽可能针对病因治疗，提高治愈率，降低死亡率和致残率 ③发展神经病学学科和神经科学

二、神经病学的特点和疾病诊断过程

神经病学三特性：疾病严重难治性；

病情复杂症状广，辅助诊断依赖性；

诊断疾病三程序：定性定位与定性。

表 1-2 神经病学的特点和疾病诊断过程

项目	基本要点
疾病特点	疾病的复杂性：不同部位的神经系统和肌肉组织病变所表现的临床症状不同，病变同时累及几个部位，临床症状会互相重叠。因此这种复杂性使神经系统疾病诊断有特殊的程序 ①先定向诊断，根据患者发病形式、症状及演变过程、体征，首先判断是否属于神经科疾病 ②再定位诊断，即症状的发生源自何解剖部位，明确病变累及神经系统或肌肉哪些部位（中枢神经系统、周围神经系统、肌肉或全部） ③最后定性诊断，找出疾病发生的原因，明确病因和病变性质 症状的广泛性：许多症状具有广泛的覆盖性，神经系统和其他系统疾病都可引起 诊断的依赖性：随着神经与肌肉组织医学影像学、电生理、活检等技术和基因诊断技术的广泛应用，神经科医生对新技术依赖性越来越强 疾病的严重性：神经科危重症与急症多，常常危及生命，是造成死亡和残疾的主要原因之一 疾病的难治性：神经系统部分疾病如震颤麻痹、脑血管病和特发性癫痫等，目前不能根治，应采取及时有效的措施，积极控制或缓解症状；部分疾病如变性病和恶性肿瘤等难治性疾病，应给予对症和支持治疗

续表

项目	基本要点
诊断过程	询问病史和体格检查,以获取详尽的临床资料 应用神经解剖、生理与病理、症状与体征等知识进行分析,判断是否属于神经科疾病并初步确定病变的部位 综合分析疾病的发病形式、症状、演变过程、体征及个人史、家族史等临床资料,做出初步的临床诊断,选择神经与肌肉医学影像、电生理、实验室检查等进一步证实 近年来,有关神经系统与肌肉组织检查的新技术发展迅速,正确应用这些检查,对诊断十分有益

三、神经病学的发展现状

疾病病谱有变化,多见老年血管病;
科技发展速度快,诊疗技术日日新。

表1-3 神经病学的发展现状

神经病学发展现状	说明
神经疾病谱的变化	老年人口的增多将会使老年变性病和脑血管病增多,疾病谱逐渐发生改变
神经疾病诊断技术的变化	随着医学分子生物学的发展,以往不能确诊的部分疾病如遗传性疾病,可能通过分子生物学方法确定致病基因。相信随着医学分子生物学、神经影像学和其他相关学科的发展,神经疾病的诊断将会发生改变
神经疾病治疗技术的变化	新的治疗技术日渐成熟并应用于临床,如缺血性脑血管疾病的外科介入治疗和基因靶向治疗技术,将使目前部分不能根治或难治性的神经疾病治愈有望成为可能

第二章 神经系统的解剖、生理及病损的定位诊断

一、概述

神经系统的组成

神经系统很复杂，分为中枢和周围；
中枢包括脑脊髓，脑脊神经属周围。

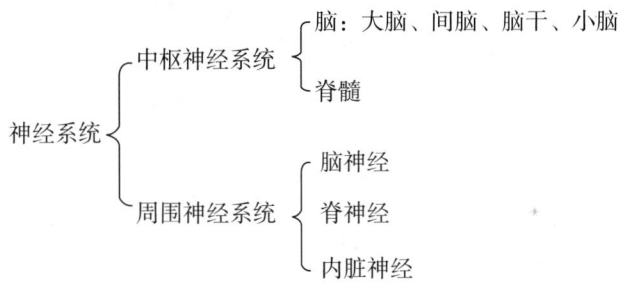

图 2-1 神经系统的组成

神经结构病损后出现的症状

神经结构受病损，出现症状四类型：
刺激释放与缺损，还有断联休克症。

表 2-1 神经结构病损后出现的症状

名称	定义	举例
缺损症状	神经结构受损时，正常功能减弱或消失	偏瘫、偏盲
刺激症状	神经结构受激惹后所引起的过度兴奋表现	癫痫、坐骨神经痛
释放症状	高级中枢受损后，原来受其抑制的低级中枢因抑制解除而出现功能亢进	锥体束征、手足徐动症
断联休克症状	中枢神经系统局部发生急性严重损害时，导致功能上与受损部位有密切联系的远隔部位神经功能短暂丧失	脑休克、脊髓休克

二、中枢神经系统

（一）大脑半球

大脑半球三个面，上外内侧和下面；
大脑半球分五叶，额顶颞枕加岛叶。

额叶

精神语言随意运,额叶功能意义重;
损害部位不相同,临床表现亦不同。

表2-2 额叶的主要功能区

名称	位置	功能
皮质运动区	中央前回	支配对侧半身的随意运动,"倒人状"排列
运动前区	皮质运动区前方	是锥体外系的皮质中枢,与联合运动、姿势调节、共济运动有关
皮质侧视中枢	额中回后部	可双眼同向侧视运动
书写中枢	优势半球的额中回后部	与书写有关
运动性语言中枢(Broca区)	优势半球外侧裂上方和额下回后部交界的三角区	管理语言运动
额叶前部	额叶前部	与记忆、判断、抽象思维、情感和冲动行为有关

注:额叶的主要功能与精神、语言和随意运动有关

表2-3 额叶病损的表现及定位诊断

病损部位	临床表现
外侧面	脑梗死、肿瘤和外伤时常损害额叶外侧面。 ①中央前回病变:Jackson癫痫、对侧偏瘫 ②额上回后部病变:对侧上肢强握和摸索反射 ③额中回后部病变:刺激性病变引起双眼向病灶对侧凝视,破坏性病变双眼向病灶侧凝视 ④优势半球额下回后部病变:运动性失语 ⑤额极病变:精神障碍
内侧面	后部的旁中央小叶病变可使对侧膝以下瘫痪
底面	可出现饮食过量、胃肠蠕动过度、多尿、高热、出汗和皮肤血管扩张等症状。额叶底面肿瘤可出现福斯特-肯尼迪综合征(Foster-Kennedy syndrome,同侧嗅觉缺失和视神经萎缩,对侧视盘水肿)

顶叶

顶叶感觉及运用,阅读功能也在此;
受损感觉功能障,还有失用和失认。

表 2-4　顶叶的主要功能区

名称	位置	功能
皮质感觉区	中央后回	深浅感觉的皮质中枢，呈"倒人状"排列
	顶上小叶	触觉和实体觉的皮质中枢
运用中枢	优势半球的缘上回	与复杂动作和劳动技巧有关
视觉性语言中枢（阅读中枢）	角回	理解看到的文字和符号

表 2-5　顶叶病损的表现及定位诊断

病损部位	临床表现
中央后回和顶上小叶病变	可出现对侧肢体复合性感觉障碍，对侧肢体的部分性感觉性癫痫等
顶下小叶（缘上回和角回）病变	①顶叶病变可产生体象障碍 ②优势半球缘上回病变可产生双侧失用症 ③优势半球角回病变产生古茨曼综合征

注：顶叶病变主要产生皮质性感觉障碍、失用和失认症等

颞叶

听嗅中枢在颞叶，语言记忆与精神；
病变累及到颞叶，相应功能将受损。

表 2-6　颞叶的主要功能区

名称	位置	功能
感觉性语言中枢（Wernicke 区）	优势半球颞上回后部	与听到和写出的语言和文字有关
听觉中枢	颞上回中部及颞横回	听觉的皮质中枢
嗅觉中枢	钩回和海马回前部	嗅觉的皮质中枢
颞叶前部	颞叶前部	与记忆、联想和比较等高级神经活动有关
颞叶内侧面	颞叶内侧面	属边缘系统，与记忆、精神、行为和内脏功能有关

表 2-7　颞叶病损的表现及定位诊断

病损部位	临床表现
优势半球颞上回后部（Wernicke 区）损害	可出现感觉性疾病（Wernicke aphasia）
优势半球颞中回后部损害	可出现命名性失语（anomic aphasia）
颞叶钩回损害	可出现钩回发作
海马损害	可发生癫痫、严重的近记忆障碍等
优势半球颞叶广泛病变或双侧颞叶病变	可出现精神症状
颞叶深部的视辐射纤维和视束受损	可出现视野改变

注：颞叶病变时主要引起听觉、语言、记忆及精神活动障碍

枕叶、岛叶和边缘叶

视觉中枢在枕叶,岛叶主要管内脏;
精神活动与内脏,大脑边缘叶主管;
若因疾病受损伤,相应症状见临床。

表 2-8 枕叶、岛叶和边缘叶

结构名称	主要结构	主要功能	病损表现及定位诊断
枕叶	枕极、楔回、舌回和视觉中枢	与视觉有关	主要引起视觉障碍 ①视觉中枢病变:可出现幻视、视野缺损等 ②优势半球纹状区周围病变:产生视觉失认 ③顶枕颞交界区病变:可出现视物变形
岛叶		与内脏感觉和运动有关	内脏感觉和运动障碍
边缘叶	胼胝体、隔区、扣带回、海马回、海马旁回和钩回	参与高级神经、精神(情绪和记忆等)和内脏活动	精神障碍和内脏活动障碍

(二)内囊

内侧丘脑外侧豆,两者前方尾核头;
三者之间白质板,投射纤维上下走;
水平切面"V"字形,膝在中间肢前后;
额桥丘脑前辐射,内囊前肢上下行;
内囊膝部投射纤,电质核束到脑干;
皮质脊髓红核束,顶枕颞桥视辐射;
丘脑中央听辐射,内囊后肢上下过;
内囊操作广泛时,出现三偏综合征:
对侧偏瘫和偏盲,对侧半身感觉丧。

表 2-9 内囊的纤维束

位置	包含的纤维束
前肢	丘脑前辐射、额桥束
后肢	(前后顺序)皮质脊髓束、丘脑中央辐射、听辐射、颞桥束、丘脑后辐射、视辐射
膝部	皮质延髓束

表 2-10　内囊病损的表现及定位诊断

病损范围	临床表现
完全性内囊损害	损害内囊的全部纤维束，出现"三偏"综合征（病灶对侧偏瘫、偏身感觉障碍、偏盲），多见于脑出血及脑梗死
部分性内囊损害	损害内囊的部分纤维束，出现偏瘫、偏身感觉障碍、偏盲、偏身共济失调、一侧中枢性面舌瘫或运动性失语等症状中的 1~2 个或更多

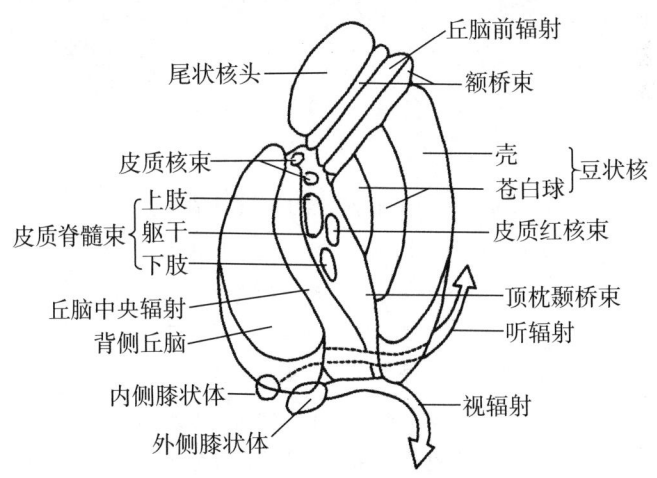

图 2-2　内囊模式图

（三）基底神经节

埋于髓质近脑底，豆尾屏状杏仁体；
豆尾合称纹状体，协调运动及张力；
基底神经节受损，运动功能出问题。

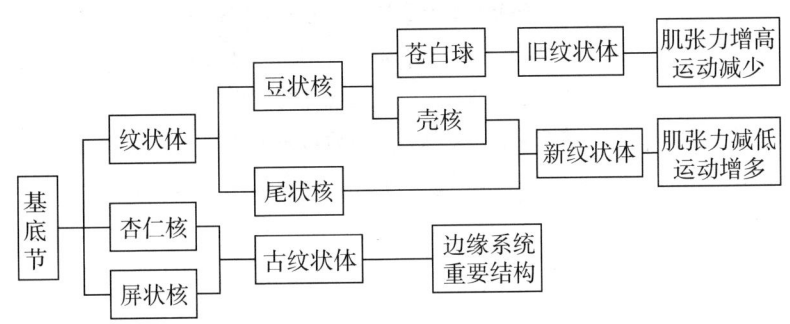

图 2-3　基底节的主要结构及其关系

注：基底是锥体外系统的中继站。基底节与大脑皮质及小脑协同调节随意运动、肌张力和姿势反射，也参与复杂行为的调节

表 2-11 基底节病变的表现

病变部位	表现	疾病
新纹状体	肌张力减低-运动过多综合征：壳核→舞蹈样动作（不重复、无规律和无目的急骤运动） 尾状核→手足徐动症（手指、足趾的缓慢和蚯蚓蠕动样动作） 丘脑底核→偏侧投掷运动（一侧肢体大幅度、有力的活动）	风湿性舞蹈病、遗传性舞蹈病、肝豆状核变性
旧纹状体、黑质	肌张力增高-运动减少综合征：肌张力增高、动作减少及静止性震颤	帕金森病、帕金森综合征

注：基底节病变主要产生运动异常（动作增多或减少）和肌张力改变（增高或降低）。

（四）间脑

间脑分为五部分，后上下底背丘脑；
丘脑后下找后丘，内外圆丘膝状体；
中继核团属特异，内听外视好记忆；
内膝下臂受听觉，纤维投射到视区；
背丘前下寻下丘，交叉漏斗连垂体；
灰结节后乳头体，下丘结构基本齐；
视上核及室旁核，室旁催产视加压；
上丘位于脑室顶，主要结构松果体；
分泌激素褪黑素，性腺发育受压抑。

丘脑

丘脑卵圆彼此黏，前端结节枕后端；
水平切见内髓板，丘脑核群分为三：
外侧核群腹后核，感觉传导第三站；
丘脑特异中继核，腹前腹后腹外侧；
信息传脑特定区，调节运动产感觉；
黑质苍白齿状核，信息前外侧转接；
投至躯体运动区，躯体运动共调节；
不同核群若受损，临床症状有差别。

表 2-12　丘脑不同核群或纤维受损时的表现

受损核群或纤维	表现
腹后外侧核和腹后内侧核	对侧偏身感觉障碍，特点： ①各种感觉均发生障碍 ②深感觉和精细触觉障碍重于浅感觉 ③肢体及躯干的感觉障碍重于面部 ④可有深感觉障碍所导致的共济失调 ⑤感觉异常 ⑥对侧偏身自发性疼痛（丘脑痛）
丘脑至锥体外系统诸神经核的纤维	面部表情分离性运动障碍，当患者大哭大笑时，病灶对侧面部表情丧失，患者做随意动作时，面肌并无瘫痪
外侧核群与红核、小脑、苍白球的联系纤维	对侧偏身不自主运动，可出现舞蹈样动作或手足徐动样动作
丘脑前核与下丘脑及边缘系统的联系	情绪不稳及强哭强笑

上丘脑、后丘脑与底丘脑

上丘脑有松果体，肿瘤压迫帕氏征；
后丘底丘锥外系，病变运动功能损。

表 2-13　上丘脑的组成

组成	解剖描述
松果体	为内分泌腺，16岁以后钙化，可作为 X 线诊断颅内占位病变的定位标志
缰三角	位松果体腹侧，呈三角形，内有缰核，是边缘系统与中脑之间的中继站
缰连合	由丘脑髓纹终于对侧缰核的纤维和两侧缰核间的连合纤维组成
丘脑髓纹	主要由来自隔区的纤维束构成，大部分终止于缰核，也有纤维至中脑水管周围灰质和其他丘脑核团
后连合	位于松果体的下方，为间脑和中脑发出的交叉纤维

注：上丘脑的病变以松果体肿瘤最常见，因压迫中脑四叠体而引起帕里诺综合征（Parinaud syndrome）

表 2-14　帕里诺综合征

受损部位	表现
上丘受损	①瞳孔对光反射消失 ②眼球垂直同向运动障碍，特别是向上的凝视麻痹
下丘受损	神经性聋
结合臂受损	小脑性共济失调，多为双侧

表 2-15　后丘脑和底丘脑的位置和分部

名称	位置	核团及纤维联系
后丘脑	背侧丘脑的后下方，中脑顶盖的上方	内侧膝状体：接受外侧丘系听觉传导通路的纤维，发出听辐射纤维经内囊后肢至大脑皮质颞叶颞横回的听觉中枢 外侧膝状体：接受视束视觉传导通路的纤维，发出视辐射纤维经内囊后肢至大脑皮质枕叶距状沟周围的视觉中枢
底丘脑	间脑与中脑的过渡区	内含底丘脑核，参与锥体外系的功能

注：底丘脑（subthalamus）主要的结构是丘脑底核，它属于锥体外系的一部分，参与锥体外系的功能。丘脑底核损害时可出现对侧以上肢为重的舞蹈运动，表现为连续的不能控制的投掷运动，称为偏身投掷

下丘脑

丘脑下方是下丘，两者分界下丘沟；
脑的底面前向后，交叉灰结和乳头；
漏斗下端连垂体，灰结下延是漏斗；
视上核及室旁核，下丘脑内主结构；
抗利尿素催产素，核团分泌垂体瘤；
下丘脑主管内脏，受损症状记心头。

表 2-16　下丘脑不同区及核团损害时的表现

疾病部位	表现
视上核、室旁核及其纤维束	中枢性尿崩症（多饮烦渴、多尿、尿比重降低、尿渗透压低、尿中不含糖）
体温调节中枢散热中枢（前内侧区，尤其是视前区）	体温调节障碍：中枢性高热、不能忍受高温环境
产热中枢（后外侧区）	体温调节障碍：体温过低
饱食中枢（下丘脑腹内侧核）	摄食异常：食欲亢进、食量增大，常导致过度肥胖（下丘脑性肥胖）
摄食中枢（灰结节的外侧区）	摄食异常：食欲缺乏、厌食、消瘦甚至恶病质
睡眠觉醒	
视前区（与睡眠有关）	睡眠觉醒障碍：失眠
后区（与觉醒有关）	睡眠觉醒障碍：睡眠过度、嗜睡，可出现"发作性睡病"
性功能与生殖	
腹内侧核（性行为抑制中枢）	生殖与性功能障碍：失去性抑制，出现性早熟、智力低下
结节区（促性腺中枢）	生殖与性功能障碍：肥胖性生殖无能症（促性腺激素释放不足，同时相近的调节脂肪代谢的神经结构受损→向心性肥胖，性器官发育迟缓，男性睾丸较小，女性原发性闭经等）
后区（交感神经高级中枢） 前区（副交感神经高级中枢）	自主神经功能障碍：血压不稳、心率改变、多汗、腺体分泌障碍及胃肠功能障碍（甚至胃及十二指肠溃疡和出血）等

(五)脑干

延髓脑桥和中脑，三部合称为脑干；
发出十对脑神经，三四两对连中脑；
五至八对在脑桥，九至十二在延髓；
脑干内部结构多，脑与非脑神经核；
脑干白质四丘系，传导感觉丘脑去；
下行锥体锥外系，躯体运动可调控；
脑干网状纤纵横，灰白混杂界不清；
上行激动皮质醇，调控内脏系生命。

表 2-17 脑干的概况

结构分类	主要结构	生理功能
脑干神经核	中脑有第Ⅲ、Ⅳ对脑神经核团；脑桥有第Ⅴ～Ⅷ对脑神经核团，延髓有第Ⅹ～Ⅻ对脑神经核团	执行相应脑神经的功能
脑干传导束	薄束核、楔束核	传导深感觉的中继核
	红核、黑质等	锥体外系，调节躯体运动
	深浅感觉传导束、锥体束、锥体外通路、内侧纵束等	上行传导感觉、下行传导运动
脑干网状结构	纤维交织成网，有散在神经核团	有上行激活系统，有重要的生命中枢，如心血管中枢、呼吸中枢、呕吐中枢等

脑干病损的表现及定位诊断

病损部位不相同，临床征症有多种。

注：脑干病变大多出现交叉性瘫痪（病灶侧脑神经周围性瘫痪和对侧肢体中枢性瘫痪及感觉障碍），临床上根据受损脑神经确定病灶在脑干中的位置，如第Ⅲ对脑神经麻痹则病灶在中脑，第Ⅴ、Ⅵ、Ⅶ、Ⅷ对脑神经麻痹则病灶在脑桥，第Ⅸ、Ⅹ、Ⅺ、Ⅻ对脑神经麻痹则病灶在延髓

表 2-18 脑干病损的表现及定位诊断

病损部位	病损表现
延髓	①延髓背外侧综合征：见表 2-19 ②延髓内侧综合征：见表 2-20
脑桥	①脑桥腹外侧综合征：见表 2-21 ②脑桥腹内侧综合征：见表 2-22 ③脑桥被盖下部综合征：见表 2-23 ④闭锁综合征：见表 2-24
中脑	①大脑脚综合征：见表 2-25 ②红核综合征：见表 2-26

表 2-19 延髓背外侧综合征

病损结构	表现
前庭神经核损害	恶心、呕吐及眩晕、眼震
疑核及舌咽、迷走神经损害	吞咽困难、构音障碍、同侧软腭低垂及咽反射消失
绳状体及脊髓小脑束，部分小脑半球损害	病灶侧共济失调
交感神经下行纤维损害	Horner综合征（病灶侧瞳孔缩小、眼裂变小、眼球轻微内陷、同侧面部少汗或无汗）
三叉神经脊束核损害，脊髓丘脑侧束损害	交叉性感觉障碍（同侧面部痛、温觉缺失，对侧偏身痛、温觉减退或丧失）

表 2-20 延髓内侧综合征

病损结构	表现
舌下神经损害	病灶侧舌肌瘫痪及肌肉萎缩
锥体束损害	对侧肢体中枢性瘫痪
内侧丘系损害	对侧上下肢触觉、位置觉、震动觉减退或丧失

表 2-21 脑桥腹外侧综合征

病损结构	表现
展神经麻痹	病灶侧眼球不能外展
面神经核损害	周围性面神经麻痹
锥体束损害	对侧中枢性偏瘫
内侧丘系和脊髓后脑束损害	对侧偏身感觉障碍

表 2-22 脑桥腹内侧综合征

病损结构	表现
展神经麻痹	病灶侧眼球不能外展
面神经核损害	病灶侧周围性面神经麻痹
脑桥侧视中枢及内侧纵束损害	两眼向病灶对侧凝视
锥体束损害	对侧中枢性偏瘫

表 2-23 脑桥被盖下部综合征（小脑上动脉综合征）

病损结构	表现
前庭神经核损害	恶心、呕吐、眩晕、眼震
展神经损害	病灶侧眼球不能外展

续表

病损结构	表现
面神经核损害	病灶侧面肌麻痹
脑桥侧视中枢及内侧纵束损害	双眼患侧注视不能
三叉神经脊束损害、脊髓丘脑侧束损害	交叉性感觉障碍（同侧面部痛、温觉缺失、对侧偏身痛、温觉减退或丧失）
内侧丘系损害	对侧偏身触觉、位置觉、振动觉减退或丧失
交感神经下行纤维损害	病侧 Horner 综合征（病灶侧瞳孔缩小、眼裂变小、眼球轻微内陷、同侧面部少汗或无汗）
小脑中脚、小脑下脚和脊髓小脑前束损害	病侧偏身共济失调

表 2-24　闭锁综合征（去传出状态）

病损结构	表现
双侧皮质脊髓束受损	四肢全瘫，可有双侧病理反射
支配三叉神经以下的皮质脑干受损	只能以眼球上下运动示意（动眼神经与滑车神经功能保留），眼球水平运动障碍，不能讲话，双侧面瘫，舌、咽、构音及舌咽运动均障碍，不能转颈耸肩

表 2-25　大脑脚综合征（动眼神经交叉瘫）

病损结构	表现
动眼神经麻痹	除外直肌和上斜肌外的病侧所有眼肌麻痹，瞳孔散大
锥体束损害	对侧中枢性面舌瘫和上下肢瘫痪

表 2-26　红核综合征

病损结构	表现
动眼神经麻痹	除外直肌和上斜肌外的病侧所有眼肌麻痹，瞳孔散大
黑质损害	对侧肢体震颤、强直
红核损害	对侧肢体舞蹈、手足徐动及共济失调
内侧丘系损害	对侧肢体深感觉和精细触觉障碍

（六）小脑

小脑可分三部分，依次分为古旧新；
绒球小结古小脑，前庭小脑是学名；
它与前庭联系紧，维持平衡立功勋；
前叶构成旧小脑，脊髓小脑是大名；

它与脊髓常来往,功能调节肌张力;
后叶大部新小脑,端脑小脑是正名;
它与端脑联系多,协调运动管计划;
小脑生有三对脚,上下联系日夜忙;
小脑如果有病变,共济失调较常见。

注:小脑的主要功能有 4 个:①控制姿势和步态;②维持躯体平衡;③调节肌张力;④协调随意运动

表 2-27 小脑的主要传入、传出纤维

项目	名称	走行	功能
传入纤维	脊髓小脑束	肌腱、关节的深感觉→脊髓小脑前(后)束→小脑上(下)脚→小脑蚓部	传导来自躯干下部和下肢的本体感觉冲动至小脑
	前庭小脑束	前庭细胞核→小脑下脚→同侧绒球小结叶及顶核	传导前庭觉至小脑
	脑桥小脑束	额中回、颞中下回或枕叶→同侧脑桥核→脑桥小脑束交叉至对侧→小脑中脚→对侧小脑皮质	传导大脑皮质发出的运动冲动
	橄榄小脑束	下橄榄核→小脑中脚→对侧小脑皮质	参与运动的调节
传出纤维	齿状核红核脊髓束	齿状核→小脑上脚→对侧红核→红核脊髓束→同侧脊髓前角	参与运动的调节
	齿状核红核丘脑束	齿状核→小脑上脚→对侧红核→丘脑→大脑皮质运动区及运动前区	参与锥体及锥体外系的调节
	顶核脊髓束	顶核→小脑下脚→延髓网状结构和前庭核→网状脊髓束、前庭脊髓束→脊髓前角细胞前庭核与内侧纵束和眼肌神经核	参与运动的调节 参与眼球运动的调节

表 2-28 小脑病变的定位诊断

病损部位	表现	常见病因
小脑蚓部	躯干共济失调(轴性平衡障碍): ①不能保持直立姿势 ②站立不稳、向前或向后倾倒及闭目难立征阳性 ③行走时双足分开、步态蹒跚、左右摇晃,呈醉酒步态 ④睁眼无改善	儿童小脑蚓部的髓母细胞瘤
小脑半球	同侧肢体共济失调 ①上肢比下肢重 ②远端比近端重 ③精细动作比粗略动作重 水平性或旋转性眼震:向病灶侧注视时更加粗大 小脑性语言	小脑脓肿、肿瘤、脑血管病、遗传变性疾病
弥漫性变性	急性病变:言语、躯干、四肢均共济失调 慢性病变:言语、躯干共济失调,四肢共济失调不明显(新小脑的代偿作用)	脑血管病、急性炎症等 慢性炎症、肿瘤等

（七）脊髓

脊髓位于椎管内，上枕大孔接延髓；
成人下端平腰一，再下终系和马尾；
脊髓结构两部分，中央灰质周围白；
纵切灰质三根柱，横切灰质似蝶形；
前角运动后角感，后角核团属联络；
胸一腰三骶二四，侧角交感副交感；
白质位于外围层，纤维成束上下行；
脊髓中枢最基层，上传下达是本分；
调节躯体和内脏，反射中枢也担承；
要使反射完成好，还需高位做决定。

注：脊髓反射包括牵张反射（腱反射和姿势反射）和屈肌反射等

表 2-29　脊髓灰质的结构与功能

结构	功能
前角	主要参与躯干和四肢的运动支配
后角	参与感觉信息的中转
侧角	C_8—L_2 侧角为脊髓交感神经中枢，支配血管、内脏及腺体的活动（其中，C_8—L_2 侧角发出的交感纤维支配同侧的瞳孔扩大肌、睑板肌、眼眶肌、面部血管和汗腺） S_{2-4} 侧角：为脊髓副交感神经中枢，支配膀胱、直肠和性腺
中央灰质	灰质前连合：主要为左右相互交叉的痛、温觉纤维及一部分触觉纤维 灰质后连合：连接两侧后角

表 2-30　脊髓白质的结构与功能

结构	功能
上行纤维束	
薄束和楔束	传导深感觉、皮肤的精细触觉至薄束核和楔束核，进而传至大脑皮质
脊髓小脑束	将下肢和躯干下部的深感觉信息经小脑上、下脚传至小脑皮质，与运动和姿势的调节有关
脊髓丘脑束	是感觉传导通路的重要部分，传入后根的痛温觉、触压觉分别经侧束、前束上传至丘脑膜后外侧核，进而上传至中央后回和旁中央小叶后部进行整合
下行纤维束	
皮质脊髓束	将大脑皮质运动区的冲动传至脊髓前角的运动神经元，支配躯干和肢体的运动
红核脊髓束	将红核发出的冲动传至脊髓前角，支配屈肌的运动神经元，协调肢体运动

续表

结构	功能
前庭脊髓束	将前庭外侧核发出的冲动传至脊髓中间带及前角底部,主要兴奋躯干和肢体的伸肌,以调节身体平衡
网状脊髓束	连接脑桥和延髓的网状结构与脊髓中间带神经元,主要参与躯干和肢体近端肌肉运动的控制
顶盖脊髓束	将中脑上丘的冲动传至上颈髓中间带及前角基底部,兴奋对侧颈肌及抑制同侧颈肌活动,是头颈反射及视听反射的结构基础
内侧纵束	将中脑及前庭神经核的冲动传至脊髓上颈段中间带,继而支配前角运动神经元,协同眼球的运动和头颈部的运动,是眼震和头眼反射的结构基础

脊髓病损表现及定位诊断

脊髓病损四表现:运动感觉有障碍;
自主神经功紊乱,反射活动不正常。

表 2-31 不完全性脊髓损害的病损表现和定位诊断

病损部位	表现	疾病
前角	节段性下运动神经元瘫痪(病变前角支配的肌肉萎缩,腱反射消失,无感觉障碍,常伴有肌束震颤,肌电图出现巨大综合电位)	进行性脊肌萎缩、脊髓前角灰质炎
后角	病灶侧相应皮节出现同侧分离性感觉障碍(痛温觉缺失、触觉保留)	脊髓空洞症、早期髓内胶质瘤
中央管附近	双侧对称的分离性感觉障碍	脊髓空洞症、脊髓中央管积水或出血
侧角	C_8—L_2 侧角受损:出现血管舒缩功能障碍、泌汗障碍和营养障碍等(其中 C_8—T_1 侧角受损病时不生 Horner 综合征);$S_{2\sim4}$ 侧角受损:出现膀胱直肠功能障碍和性功能障碍	血管疾病、肿瘤
前索	脊髓丘脑前束受损造成对侧病变水平以下触觉障碍,刺激性病变出现病灶对侧水平以下难以形容的弥散性疼痛,常伴感觉过敏	肿瘤早期、炎症
后索	薄束、楔束损害时出现感觉性共济失调(震动觉、位置觉障碍),由于精细触觉障碍而不能辨别在皮肤书写的字和几何图形。后索刺激性病变在相应的支配区可出现电击样剧痛	脊髓结核、肿瘤
侧索	对侧肢体病变水平以下上运动神经元性瘫痪和痛温觉障碍	脊髓亚急性联合变性
束性损害	选择性侵犯脊髓内个别传导束,出现相应传导束受损的表现,如薄束、楔束损害可见深感觉障碍,锥体束损害可见中枢性瘫痪	脊髓亚急性联合变性
半侧损害	引起脊髓半切综合征(病变节段以下同侧上运动神经元性瘫痪、深感觉障碍、精细触觉障碍,对侧痛温觉障碍)	髓外肿瘤、脊髓血肿、脊髓蛛网膜炎等

表 2-32　脊髓主要节段横贯性损害的临床表现

病损部位	表现
高颈髓（C_{1-4}）	三大障碍（无反射异常）：损害平面以下各种感觉缺失，四肢呈上运动神经元性瘫痪；括约肌功能障碍，四肢和躯干多无汗 常伴有枕部疼痛及头部活动受损 可能波及的结构： ①C_{3-5}节段受损；膈肌瘫痪，腹式呼吸减弱或消失 ②三叉神经脊束核受损；同侧面部外侧痛、温觉丧失 ③副神经核受累；同侧胸锁乳突肌及斜方肌无力和萎缩 ④病变由枕骨大孔波及颅后窝，可引起延髓及小脑症状（如吞咽困难、饮水呛咳、共济失调和眼球震颤等）
颈膨大（$C_3—T_2$）	四大障碍：两上肢呈下运动神经元性瘫痪，两下肢呈上运动神经元性瘫痪；病灶平面以下各种感觉缺失，可有肩部和上肢的放射性痛；上肢腱反射改变（可定位）；大小便障碍 可能波及的结构：$C_8—T_1$节段侧角细胞受损产生 Horner 综合征
胸髓（T_{3-12}）	T_{4-5}节段受损：双下肢呈上运动神经元性瘫痪；该平面以下各种感觉缺失，受损节段常伴有束带感；括约肌障碍 T_{7-8}、T_{9-10}、T_{11-12}节段受损；分别上、中、下腹壁反射消失 T_{10-11}节段受损；比弗（Becvor）征
腰膨大（$L_5—S_2$）	四大障碍：双下肢下运动神经元性瘫痪；双下肢及会阴部位各种感觉缺失；反射改变；括约肌障碍 可能波及的结构 ①腰膨大上段受损：神经根痛位于腹股沟区或下背部 ②腰膨大下段受损：坐骨神经痛 ③反射定位：L_{2-4}节段受损膝反射消失；S_{1-2}膝踝反射往往消失 ④S_{1-3}节段受损出现阳痿
脊髓圆锥（S_{3-5}和尾节）	三大障碍（无瘫痪）：肛门周围和会阴部感觉缺失，呈鞍状分布，髓内病变可出现分离性感觉障碍，肛门反射消失；性功能障碍 可能波及的结构：圆锥病变可出现真性尿失禁
马尾神经根	两大障碍（无反射异常，括约肌障碍常不明显）；下肢可有下运动神经元性瘫痪；根性疼痛和感觉障碍位于会阴部、股部和小腿

二、脑与脊髓的血管

（一）脑的血液供应

脑内血供分两系，颈内动脉和基底；
顶枕沟是分界线，颈内大脑半球前；
基底小脑和脑干，间脑血供各一半。

表 2-33　颈内动脉的主要分支及供应范围

分支	起始位置	供血范围
眼动脉	颈内动脉在穿出海绵窦处	眼部
脉络膜前动脉	在视束下从颈内动脉分出	①外侧膝状体 ②内囊后肢的后下部 ③大脑脚底的中 1/3 ④苍白球
后交通动脉	在视束下分出,与大脑后动脉吻合	是颈内动脉和椎-基底动脉系的吻合支
大脑前动脉	在视神经上方由颈内动脉分出	皮质支 ①顶枕沟以前的半球内侧面 ②额叶底面的一部分 ③额、顶两叶上外侧面的上部 中央支 ①尾状核 ②豆状核前部 ③内囊前肢
大脑中动脉	为颈内动脉的直接延续	皮质支 ①大脑半球上外侧面的大部分 ②岛叶 中央支 ①尾状核 ②豆状核 ③内囊膝和后肢的前部

注：颈内动脉系统供应眼部和大脑半球前 3/5 部分的血液

表 2-34　椎-基底动脉的主要分支及供血范围

动脉	分支	供血范围
椎动脉	脊髓前、后动脉 迷路动脉（内听动脉）	脊髓 ①小脑底面后部 ②延髓后外侧部
基底动脉	小脑下前动脉 迷路动脉（内听动脉） 脑桥动脉 小脑上动脉 大脑后动脉	小脑下面的前部 内耳迷路 脑桥基底部 小脑上部 皮质支 ①颞叶内侧面和底面 ②枕叶 中央支 ①丘脑 ②内外侧膝状体 ③下丘脑 ④底丘脑

注：①椎-基底动脉系统供应大脑半球后 2/5 部分、丘脑、脑干和小脑的血液
②大脑动脉环（Willis 环）由两侧大脑前动脉起始段、两侧颈内动脉末端、两侧大脑后动脉借前、后交通动脉连通形成，使颈内动脉系与椎-基底动脉系相交通，该环是一种代偿的潜在装置

脑的静脉

脑的静脉分深浅，浅静脉分上中下*；
深静脉入大静脉，大静脉汇入直窦；
直窦汇入颈内静，最后回到右心房。

注：*大脑上、中、下静脉分别汇入上矢状窦、海绵窦、横窦

表 2-35 脑的静脉

脑的静脉	说明
特点	①在分布上，静脉不与动脉伴行 ②分浅、深两组，两者间有较多吻合 ③在结构上无瓣膜，几乎无平滑肌
主要静脉	①浅静脉：收集皮质及皮质下髓质的静脉血，其中大脑上静脉注入上矢状窦，大脑中静脉注入海绵窦；大脑下静脉注入横窦 ②深静脉：收集深部髓质，基底核、间脑、脑室脉络丛等的静脉血，各小静脉汇合成一条大脑大静脉，向后注入直窦

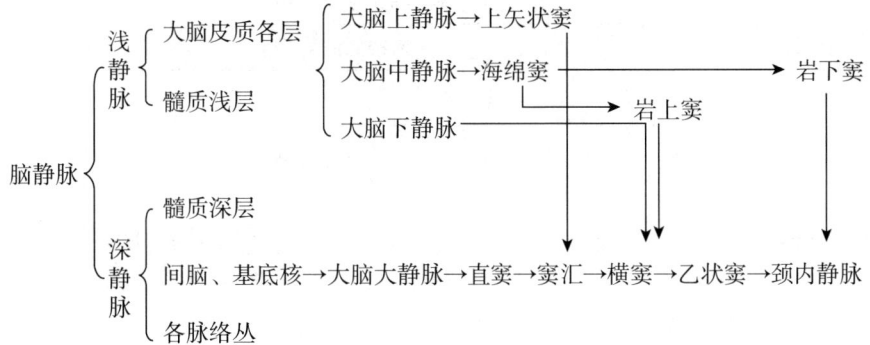

图 2-4 脑的静脉

注：脑的静脉一般不与动脉伴行，并且没有完整的静脉瓣。分为深浅两种

（二）脊髓的血管

脊髓动脉两来源，前后动脉椎动发；
邻近动脉脊髓支*，两者吻合形成网；
共同供应到脊髓，静脉分布伴动行；
脊髓血管若受损，出现相应征或症。

注：*颈升动脉、肋间后动脉、腰动脉发出脊髓支

表 2-36 脊髓的血管

脊髓的血管	基本要点
脊髓的动脉	脊髓的动脉血供来自椎动脉的分支脊髓前动脉和脊髓后动脉、根动脉的分支根前动脉和根后动脉 ①脊髓前动脉：供应脊髓横断面前 2/3 区域（包括脊髓前角、侧角、灰质连合、后角基部、前索和侧索前部）。沟动脉系终末支，侧支循环少，故易发生供血障碍 ②脊髓后动脉：主要供应脊髓横断面后 1/3 区域（包括脊髓后角的其余部分、后索和侧索后部）。脊髓后动脉并未形成一条完整连续的纵行血管，略成网状，分支间吻合较好，故较少发生血供障碍 ③根动脉：进入椎间孔后分为前后两股，即根前动脉、根后动脉，分别与脊髓前动脉与脊髓后动脉吻合，构成围绕脊髓的动脉冠 根据脊髓动脉分布的特点，循环最不充足的节段常位于相邻的两条根动脉分布区交界处，T_4 和 L_1 最易发生供血不足
脊髓的静脉	脊髓的静脉血主要由脊髓前静脉和脊髓后静脉引流至椎静脉丛，再向上与延髓静脉相通。椎静脉丛内压力很低，没有静脉瓣，椎静脉丛是感染及恶性肿瘤转移入颅脑的可能途径

表 2-37 脊髓的血管病损表现及定位诊断

病损的血管	病损后的表现
脊髓前动脉损害	脊髓前动脉闭塞后将产生脊髓前动脉综合征，表现为： ①病灶水平以下的上运动神经元瘫痪 ②分离性感觉障碍（痛温觉缺失而深感觉正常） ③膀胱直肠功能障碍
脊髓后动脉损害	脊髓后动脉闭塞后将产生脊髓后动脉综合征，表现为病变水平以下的深感觉障碍，痛温觉及肌力保存，括约肌功能常不受累
中央动脉损害	中央动脉闭塞后将产生中央动脉综合征，表现为下运动神经元性瘫痪（肌张力减低、肌萎缩），多无感觉障碍和锥体束损害 脊髓出血：常引起急性横贯性脊髓损害，表现为截瘫、病变水平以下感觉缺失、括约肌功能障碍。脊髓动静脉畸形产生脊髓压迫症状，表现为： ①病变节段以下的运动障碍和感觉障碍 ②也可破裂发生局灶性或弥漫性出血，出现脊髓局部损害的症状或横贯性脊髓损害的表现

注：脊髓血管可发生缺血性病变和出血性病变，多发生于脊髓动脉系统，而血管畸形可发生于动静脉系统。因脊髓结构紧密，较小的血管病变就可造成严重的后果

三、脑神经

脑神经共十二对，各自功能有专长；

脑神经若受损伤，相应症状见临床。

表 2-38　脑神经的主要解剖及生理功能

脑神经	进出脑部位	连接脑部位	功能
嗅神经（Ⅰ）	筛孔	端脑　嗅球	司嗅觉
视神经（Ⅱ）	视神经孔	间脑　视交叉	司视觉
动眼神经（Ⅲ）	眶上裂	中脑　脚间窝	支配上睑提肌、上直肌、下直肌、内直肌、下斜肌及瞳孔括约肌
滑车神经（Ⅳ）	眶上裂	中脑　前髓帆	支配上斜肌
三叉神经（Ⅴ）	第1支　眶上裂 第2支　圆孔 第3支　卵圆孔	脑桥　脑桥臂	司面、鼻及口腔皮肤黏膜感觉，支配咀嚼肌
展神经（Ⅵ）	眶上裂	脑桥延髓沟　中部	支配外直肌
面神经（Ⅶ）	内耳门-茎乳孔	脑桥延髓沟　外侧部	支配面部表情肌、泪腺、唾液腺，司舌前2/3味觉及外耳道感觉
前庭蜗神经（Ⅷ）	内耳门	脑桥延髓沟　外侧端	司听觉及平衡觉
舌咽神经（Ⅸ）	颈静脉孔	延髓	橄榄后沟上部，司舌后1/3味觉、咽部感觉，支配咽肌和唾液分泌
迷走神经（Ⅹ）	颈静脉孔	延髓　橄榄后沟中部	支配咽、喉肌和胸腹内脏运动
副神经（Ⅺ）	颈静脉孔	延髓　橄榄后沟下部	支配胸锁乳突肌和斜方肌
舌下神经（Ⅻ）	舌下神经管	延髓　前外侧沟	支配舌肌

（一）嗅神经

感觉嗅觉嗅神经，受损嗅觉不灵敏。

表 2-39　嗅觉障碍的定位诊断

病损部位	表现	疾病
嗅中枢病变	毁损性病变：不引起嗅觉丧失（因左右两侧有较多的联络纤维）	脑血管病
	刺激性病变：可引起幻嗅发作（发作性地嗅到特殊的气味，如臭鸡蛋、烧胶皮的气味）	颞叶癫痫的先兆期、颞叶海马附近的肿瘤
嗅神经、嗅球及嗅束病变	嗅觉障碍伴脑脊液鼻漏	颅前窝颅底骨折累及筛板，撕脱嗅神经
	一侧或两侧嗅觉丧失	额叶底部肿瘤、嗅沟病变
鼻腔局部病变	双侧嗅觉减退或缺失	鼻炎、鼻部肿物、鼻部外伤

（二）视神经

感受光线视神经，受损视物看不清。

表 2-40 视神经的病损表现及定位诊断

病损表现	定位诊断
不同部位损害表现	见表 2-41
视盘异常	①视盘水肿：见表 2-42 ②视神经萎缩

表 2-41 视觉径路病变产生的视野缺损

病变部位	视力障碍及视野缺损	疾病
视神经	同侧单眼全盲	眼动脉或视网膜中央动脉闭塞、球后视神经炎、高颅内压、视神经压迫性病变
视交叉	外侧部：同侧眼鼻侧视野缺损	颈内动脉严重硬化压迫视交叉外侧部
	正中部：双眼颞侧偏盲	垂体瘤、颅咽管瘤和其他鞍内肿瘤
	全部：双眼全盲	垂体瘤卒中
视束	双眼对侧视野同向性偏盲	颞叶肿瘤向内侧压迫
视辐射	全部：双眼对侧视野同向偏盲	病变累及内囊后肢
	下部：双眼对侧视野同向上象限盲	颞叶后部肿瘤或血管病
	上部：双眼对侧视野同向下象限盲	顶叶肿瘤或血管病
视中枢	局限性病变：对侧象限盲 完全损害：对侧偏盲（黄斑回避、偏盲侧对光反射存在）	脑梗死、枕叶出血或肿瘤压迫

表 2-42 视盘水肿与其他眼部疾病的鉴别

症状和体征	视盘水肿	视神经炎	假性视盘水肿	高血压性眼底改变
视力	早期常正常	早期迅速减退	正常	常不受影响
视野	晚期盲点扩大，周边部视野缺损	向心性视野缩小	正常	不定
眼底				
视盘隆起	＞2个屈光度	＜2个屈光度	＜2个屈光度	可达3～6个屈光度
视网膜血管	静脉淤血	动脉、静脉充血	血管充盈	动脉硬化改变明显
出血	可见点片状出血	出血少见	无	多见且广泛

（三）眼球运动神经（动眼、滑车和展神经）

动眼神经

动眼神经最特殊，躯体内脏两传出；
进入眼眶分两支，下支粗来上支细；
上管上直睑上提，下管上内下斜肌；
副交感支特别细，支配瞳括睫状肌；
中枢纤维到睫状，换元再达效应器。

滑车神经

滑车神经细而长，经眶上裂入眼眶；
向前越过睑上提，专门支配上斜肌。

展神经

展神经，最单纯，属于躯体运动性；
唯一支配外直肌，其他部分没有份。

表 2-43　眼球运动神经的概况

神经	基本要点
动眼神经	动眼神经（Ⅲ）为支配眼肌的主要运动神经，包括运动纤维和副交感纤维两部分。动眼神经起自中脑上丘的动眼神经核。动眼神经核及相关结构、功能见表2-44
滑车神经	滑车神经（Ⅳ）起自滑车神经核，其纤维经眶上裂入眶后，支配上斜肌
展神经	展神经（Ⅵ）起自展神经核，其纤维由眶上裂入眶，支配外直肌

注：动眼、滑车和展神经共同支配眼外肌，管理眼球运动，故合称眼球运动神经

表 2-44　动眼神经核相关结构及功能

动眼神经核	神经	眼外肌	眼内肌	功能
外侧核	动眼神经纤维	上直肌、下直肌、内直肌、下斜肌、上睑提肌	—	眼球运动
正中核	动眼神经副交感纤维	内直肌	—	两眼的辐辏运动
埃-魏核（E-W核）	—	—	瞳孔括约肌、睫状肌	缩瞳、调节反射

病损表现及定位诊断

不同部位的眼肌损害

多个神经管眼肌，受损引起肌麻痹。

表 2-45 眼肌受损的临床表现

损伤部位	临床表现
周围性眼肌麻痹	动眼神经麻痹：完全损害时表现为 ①上睑下垂 ②眼球向外下斜视（由于外直肌及上斜肌的作用） ③眼球只能外展（展神经支配），向下看时产生向内旋转运动（滑车神经支配） ④复视 ⑤瞳孔散大，光反射及调节反射均消失 滑车神经麻痹：多合并动眼麻痹。其单纯损害表现为 ①眼球位置稍偏上 ②向外下方活动受限 ③下视时出现复视 展神经麻痹： ①患侧眼球内斜视 ②外展运动受限或不能 ③复视 动眼、滑车及展神经合并麻痹：此时眼肌全部瘫痪，表现为 ①眼球只能直视前方，不能向任何方向转动 ②瞳孔散大 ③光反射及调节反射消失。常见于海绵窦血栓及眶上裂综合征
核性眼肌麻痹	是指眼球运动神经核（动眼、滑车和展神经核）损害（脑干血管病、炎症、肿瘤等）所引起的眼球运动障碍。核性眼肌麻痹与周围性眼肌麻痹的临床表现类似，但有以下3个特点： ①双侧眼球运动障碍 ②脑干内部结构的损害，如同侧的周围性面神经麻痹、三叉神经麻痹和对侧偏瘫 ③分离性眼肌麻痹：核性眼肌麻痹可表现为个别神经核团选择性损害，称为分离性眼肌麻痹
核间性眼肌麻痹	病变主要损害脑干的内侧纵束，故又称内侧纵束综合征。内侧纵束是眼球水平性同向运动的重要联络通路。可表现为3种类型，即前核间性眼肌麻痹、后核间性眼肌麻痹和一个半综合征
核上性眼肌麻痹	亦称中枢性眼肌麻痹，是指由于大脑皮质眼球同向运动中枢、脑桥侧视中枢及其传导束损害，出现双眼同向注视运动障碍（凝视麻痹）。与核性眼肌麻痹的鉴别见表 2-46

表 2-46 动眼神经核与核下性麻痹的鉴别

特征	动眼神经核性麻痹	动眼神经核下性麻痹
损伤范围	动眼神经核位于中线，两侧靠近，核性损伤多双侧	动眼神经除起始部外双侧距离较远，损伤多单侧
损伤程度	核群呈长柱状且分散，较小损害多呈部分损伤，呈分离性眼肌麻痹	完全性损害，呈全眼肌麻痹

特征	动眼神经核性麻痹	动眼神经核下性麻痹
眼轮匝肌	动眼神经核有部分纤维至面神经核而支配眼轮匝肌，核性损害可伴有眼轮匝肌麻痹	不伴有眼轮匝肌麻痹
瞳孔括约肌	瞳孔括约肌受E-W核副交感纤维支配，核性损害可不累及E-W核，瞳孔括约肌正常	损伤E-W核加入动眼神经的副交感纤维，瞳孔括约肌受累
其他结构	多伴有脑干邻近结构受累，出现相应症状	多伴有动眼神经邻近结构受累，出现相应症状

不同部位损害所致的瞳孔改变

交感神经副交感，调节瞳孔大与小；
损伤部位若不同，瞳孔改变不正常。

表2-47 不同部位损害所致的瞳孔改变

瞳孔及其反射	瞳孔变化及其机制
瞳孔大小	在普通光线下瞳孔的直径为3～4mm，一般认为瞳孔直径小于2mm为瞳孔缩小，大于5mm为瞳孔散大。动眼神经的副交感神经纤维支配瞳孔括约肌，引起瞳孔变小；颈上交感神经节发出的节后神经纤维支配瞳孔开大肌，引起瞳孔变大
瞳孔缩小	颈上交感神经径路损害将出现瞳孔缩小；一侧颈上交感神经径路损害常见于Horner综合征（病灶侧瞳孔缩小、眼裂变小、眼球轻微内陷、同侧面部少汗或无汗）
瞳孔散大	①见于动眼神经麻痹。由于动眼神经的副交感神经纤维在动眼神经的表面，所以当颞叶沟回疝时（沟回压迫动眼神经），可首先出现瞳孔散大而无眼外肌麻痹②视神经病变失明及阿托品类药物中毒时瞳孔也可散大
瞳孔反射异常	瞳孔对光反射途径上任何一处损害均可引起瞳孔反射消失和瞳孔散大
辐辏及其调节反射异常	辐辏反射丧失见于帕金森综合征（由于肌强直）及中脑病变；调节反射丧失见于白喉（损伤睫状神经）及脑炎（损伤中脑）
阿-罗瞳孔（Argyll-Robertson pupil）	表现为两侧瞳孔均缩小，且大小不等，边缘不整，光反射消失（因顶盖前区的光反射径路受损），调节反射存在（因顶盖前区内支配调节反射的神经纤维受损）。常见于神经梅毒。偶见于多发性硬化及带状疱疹等
埃迪瞳孔（Adie pupil）	又称强直性瞳孔（tonic pupil）。表现有：①一侧瞳孔散大②瞳孔光反射异常，在普通光线下检查，病变瞳孔光反射消失；但在暗处强光持续照射，瞳孔可出现缓慢的收缩，光照停止后瞳孔又缓缓散大③调节反射反应慢，以一般方法检查瞳孔不缩小，但较长时间注视一近物后，瞳孔可缓慢缩小，而且比正常侧还小，停止注视后可缓慢恢复④伴有全身腱反射（特别是膝反射和踝反射）减弱或消失⑤若同时伴有节段性无汗及直立性低血压等，称为埃迪综合征（Adie syndrome），其病因和发病机制尚不清楚

(四)三叉神经

> 三叉神经混合性,躯体感运两部分;
> 节前发出三大支,上颌下颌眼神经;
> 每支又分数小支,以下分别细说明:
> 额与鼻膜和泪腺,三根小支来自眼;
> 翼腭眶下颧上槽,四支来源于上颌;
> 下颌分支有五条,耳颞颊舌和咀嚼;
> 还有一支下牙槽,主感头面躯体感。
> 运动纤维入下颌,咀嚼管理是同侧。

表 2-48 三叉神经的 3 个分支分布范围及入颅位置

分支	分布范围	入颅位置
眼神经(第 1 支)	颅顶前部头皮、前额、鼻背、上睑的皮肤,鼻腔上部、额窦、角膜与结膜等处的黏膜	眶上裂
上颌神经(第 2 支)	眼与口裂之间的皮肤、上唇、上颌牙齿和牙龈、硬腭和软腭、扁桃体窝前部、鼻腔、上颌窦及鼻咽部黏膜	圆孔
下颌神经(第 3 支)	耳颞区和口裂以下的皮肤、下颌部的牙齿及牙龈、舌前 2/3 及口腔底部黏膜、外耳道和鼓膜	卵圆孔

表 2-49 三叉神经周围性损害的病损表现和定位诊断

病损部位	表现	疾病
半月节、三叉神经根	破坏性: ①分布区的感觉障碍 ②角膜反射减弱或消失 ③咀嚼肌瘫痪 ④多数合并有第Ⅶ、Ⅷ对脑神经和同侧小脑损伤的症状和体征 刺激性:三叉神经痛	颅中窝脑膜瘤 鼻咽癌颅底转移
三叉神经分支	①各分支分布范围内的痛、温、触觉均减弱或消失 ②眼神经病变可合并角膜反射减弱或消失 ③下颌神经病变合并同侧咀嚼肌无力或瘫痪,张口下颌向患侧偏斜	三叉神经节带状疱疹病毒感染等

表 2-50 三叉神经核性损害的病损表现和定位诊断

病损部位	表现	疾病
感觉核(脊束核)	同侧面部洋葱皮样分离性感觉障碍: ①洋葱皮样分布,三叉神经脊束核很长,当三叉神经脊束核上部损害时,出现口鼻周围痛温觉障碍,而下部损害时,面部周边区及耳郭区域痛温觉障碍,可产生面部洋葱皮样分布的感觉障碍 ②分离性感觉障碍,痛温觉缺失而触觉和深感觉存在	延髓空洞症、延髓背外侧综合征、脑干肿瘤
运动核	同侧咀嚼肌无力或瘫痪,可伴肌萎缩,张口下颌向患侧偏斜	脑桥肿瘤

（五）面神经

面神经是混合性，四种成分要记清：
特内运动管面肌，特内感觉舌前份；
一般内运副交感，控制泪腺颌下腺；
一般躯体感觉检，发出纤维到外耳；
管内分支有两条，岩大镫骨和鼓索；
颅外分支有五条，颞颧颊颈和下颌；
神经损伤面瘫痪，中枢周围分两拨。

表 2-51 面神经损伤（麻痹）的表现及定位诊断

面神经损伤	基本要点
损伤表现	①面部表情肌瘫痪（面瘫）：见表 2-52 ②舌前 2/3 味觉障碍、内耳及外耳道等处皮肤感觉障碍 ③舌下腺、颌下腺、泪腺分泌障碍
定位诊断	见表 2-53 和表 2-54

表 2-52 中枢性面瘫和周围性面瘫的比较

比较项目	中枢性面瘫	周围性面瘫
特征	病灶对侧下面部表情肌瘫痪	病灶同侧全部面肌瘫痪
额纹	双侧额纹对称，皱眉及皱额正常	病灶侧额纹变浅或消失，不能皱眉及皱额
眼裂	双侧眼裂正常，闭眼正常	病灶侧眼裂变大，贝尔（Bell）征
鼻唇沟	病灶对侧鼻唇沟变浅	病灶侧鼻唇沟变浅
口角	病灶对侧口角下垂	病灶侧口角下垂并歪向健侧，鼓腮漏气，不能吹口哨，食物易残存于颊部与齿龈之间

表 2-53 中枢性面神经麻痹和周围性面神经麻痹的鉴别

特征	中枢性面神经麻痹	周围性面神经麻痹
面瘫程度	轻	重
症状表现	①病灶对侧下面部表情肌瘫痪（鼻唇沟变浅和口角下垂），额支无损（两侧中枢支配→皱额、皱眉、闭眼等动作无障碍） ②病灶对侧面部随意动作丧失而哭笑等动作仍保存 ③常伴有病灶对侧偏瘫和中枢性舌下神经瘫	面部表情肌瘫痪使表情动作丧失
恢复速度	轻	重
常见病因	脑血管疾病及脑部肿瘤	特发性面神经麻痹

表 2-54 周围性面神经麻痹的定位诊断

病损部位	表现	疾病
面神经受损	面神经核： ①面神经麻痹，常伴有展神经麻痹 ②对侧锥体束征；脑干肿瘤及脑血管病；膝状神经节； 亨特综合征（Hunt syndrome）	脑干肿瘤及脑血管病
面神经管内	①周围性面瘫 ②舌前 2/3 味觉及泪腺、唾液腺分泌障碍（鼓索受累） ③听觉过敏（镫骨肌神经受累） ④耳后剧烈疼痛，鼓膜和外耳道疱疹	特发性面神经麻痹
茎乳孔以外	周围性面瘫	特发性面神经麻痹、吉兰-巴雷综合征、神经莱姆病

（六）前庭蜗神经

位听神经是别名，特殊躯体感觉性；
蜗部前庭部组成，传递听觉和平衡；
前庭来自位觉器，椭圆球囊壶腹嵴；
蜗部来自位听器，位于内耳蜗管里；
前庭蜗神经受损，相应症状会引起。

表 2-55 前庭、蜗神经病损的表现及定位诊断

神经	损害时的表现
蜗神经	听力障碍、耳鸣
前庭神经	眩晕、眼球震颤及平衡障碍

（七）舌咽、迷走神经

舌咽神经

橄榄后上九舌咽，五种纤维共包含。
特殊内运发疑核，支配肌肉茎突咽。
一般内运副交感，发自脑干下泌涎。
到达耳节换元后，节后纤维布腮腺。
舌根味觉特内运，分布黏膜是一般。
躯感纤维比较细，周围分布耳后面。

表 2-56　舌咽神经各种成分的解剖及生理功能

成分	解剖及生理功能
感觉纤维	
特殊内脏感觉纤维	舌后 1/3 味蕾的味觉→下神经节→孤束核
一般内脏感觉纤维	①咽、扁桃体、舌后 1/3、咽鼓管和鼓室等处黏膜的感觉→下神经节→孤束核 ②颈动脉窦和颈动脉小球→窦神经→下神经节→孤束核
一般躯体感觉纤维	耳后皮肤感觉→上神经节→三叉神经脊束核
特殊内脏运动纤维	延髓疑核→经颈静脉孔出颅→茎突咽肌（提高咽穹隆，与迷走神经共同完成舌咽动作）
一般内脏运动纤维 （副交感纤维）	下泌涎核→鼓室神经、岩浅小神经→耳神经节→腮腺

迷走神经

迷走分布最广泛，遍布颈部胸腹腔；
颈部分支有五支：喉上颈心耳咽脑；
胸部分支共有三：气管食管与喉返；
腹壁分支也有四：胃后腹腔胃前肝；
迷走主要副交感，迷走神经背核连，
器官旁内换元后，节后纤维布肌腺；
特内运纤疑核起，支配软腭咽喉肌；
内脏感觉胸腹脏，咽喉黏膜也能感；
躯体感觉硬脑膜，耳道皮肤和耳郭。

表 2-57　迷走神经各种成分的解剖及生理功能

成分	解剖及生理功能
感觉纤维	
一般躯体感觉纤维	外耳道、耳郭凹面的一部分皮肤（耳支）、硬脑膜的感觉→上神经节（颈静脉神经节）→三叉神经脊束核
一般内脏感觉纤维	咽、喉、食管、气管及胸腹腔内诸脏器→下神经节（结状神经节）→孤束核
特殊内脏运动纤维	疑核→经颈静脉孔出颅→软腭、咽及喉部的横纹肌
一般内脏运动纤维 （副交感纤维）	迷走神经背核→迷走神经丛的副交感神经节→胸腹腔内诸脏器（控制平滑肌、心肌和腺体的活动）

表 2-58　舌咽、迷走神经病损的表现及定位诊断

损伤或麻痹	临床表现
共同损伤	可出现发声困难，言语困难（构音障碍），进食困难（吞咽困难、饮水呛咳、咽反射消失），称为延髓麻痹（真性延髓麻痹），临床上习惯称为球麻痹。当双侧皮质延髓束损伤时也可能出现上述"3个困难"，称为假性球麻痹。真性球麻痹与假性球麻痹的鉴别见表2-59
单独受损	
舌咽神经麻痹	①咽部感觉减退或丧失、咽反射消失、舌后1/3味觉丧失 ②咽肌轻度瘫痪
迷走神经麻痹	①声音嘶哑、构音障碍、软腭不能提升、吞咽困难、咳嗽无力 ②心动过速等

表 2-59　真性球麻痹与假性球麻痹的鉴别

特征	真性球麻痹	假性球麻痹
病变部位	舌咽、迷走神经（一侧或两侧）	双侧皮质延髓束
下颌反射	消失	亢进
咽反射	消失	存在
强哭强笑	无	有
舌肌萎缩	可有	无
双锥体束征	无	常有

（八）副神经

副神经有两部分，脑和脊髓各一根；
两根在颅内合作，伴随舌咽迷走行；
颈静脉孔出颅腔，再分支到咽喉颈；
颅根支配咽喉肌，脊髓根向下延续；
斜方胸锁乳头肌，受损颈动有问题。

表 2-60　副神经病损的定位诊断

病损表现及定位诊断	说明
一侧副神经核或其神经损害	一侧副神经核或其神经损害时可出现： ①病变侧胸锁乳突肌和斜方肌萎缩 ②向病变对侧转颈不能 ③病变侧肩下垂并耸肩无力 ④颅后窝病变时，常与迷走神经和舌咽神经同时受损（颈静脉孔综合征）
双侧副神经核或其神经损害	双侧副神经核或其神经损害可出现双侧胸锁乳突肌及斜方肌均力弱，表现为： ①向两侧转头困难 ②患者头前屈无力，直立困难，多呈后仰位，仰卧位时不能抬头

(九) 舌下神经

舌下神经运动时,支配舌肌内外群。

如果一侧有病变,伸舌向着患侧偏。

表 2-61　舌下神经病损的表现及定位诊断

病损部位	病损表现
舌下神经核上性病变	一侧舌下神经核上性病变时,可出现中枢性舌下神经麻痹: ①伸舌偏向病灶对侧 ②无舌肌萎缩及肌束颤动
舌下神经及核性病变	舌下神经及核性病变时,可出现: ①周围性舌下神经麻痹;一侧病变,患侧舌肌瘫痪,伸舌偏向患侧;两侧病变则伸舌受限或不能,同时伴有舌肌萎缩 ②舌下神经核的病变可伴有肌束颤动

四、周围神经

(一) 脊神经

三十一对脊神经,分布具有节段性;

脊髓如果受损伤,定位诊断有意义。

表 2-62　皮肤感觉的脊髓节段性支配

脊髓节段	皮肤区域	脊髓节段	皮肤区域
C_2	枕部	T_6	剑突水平
C_3	颈部	T_8	肋弓下缘
C_4	肩胛部	T_{10}	脐水平
C_5—C_7	上肢桡侧面	T_{12}—L_1	腹股沟水平
C_8—T_1	上肢尺侧面	L_1—L_5	下肢前面
T_2	胸骨角	S_1—S_3	下肢后面
T_4	乳头平面	S_4—S_5	臀内侧面、会阴部、肛门、外生殖器

注:脊神经在皮肤的分布有明显的节段性,尤其是颈神经和胸神经的分布。这种分布规律对临床上判断脊髓损伤的节段定位具有重要的应用价值

表 2-63 脊神经病损的表现及定位诊断

病损表现及定位诊断	说明
病损表现	①运动障碍 ②感觉障碍 ③反射异常 ④自主神经功能障碍
运动障碍	见表 2-64
感觉障碍	见表 2-65
自主神经功能障碍	如黏膜苍白或发绀、多汗或无汗、膀胱直肠功能障碍、直立性低血压等
其他症状	如动作性震颤、周围神经肿大、马蹄足、Charcot 关节等

表 2-64 脊神经不同部位病变运动障碍的特点

病变部位	运动障碍的特点
前根	支配节段下运动神经元性瘫痪,不伴有感觉障碍
神经丛和神经干	支配区内的运动、感觉、自主神经功能障碍
神经末梢	四肢远端对称性下运动神经元性瘫痪,如 C_3—C_5 的神经根受累可能出现呼吸肌麻痹引起呼吸困难

表 2-65 脊神经不同部位病变感觉障碍的特点

病变部位	感觉障碍的特点
后根	呈节段分布,常有剧烈神经根疼痛
神经丛和神经干	分布区的感觉障碍,常伴有疼痛、下运动神经元性瘫痪和自主神经功能障碍
神经末梢	四肢远端对称分布的手套-袜套样感觉障碍,常伴有运动和自主功能障碍

(二)自主神经

交感神经副交感,自主神经分两类;

纤维节前与节后,节后纤维布肌腺;

自主神经受损伤,相应症状可出现。

表 2-66　自主神经的概况

自主神经	基本要点
组成	中枢自主神经： ①大脑皮质自主神经代表区，如旁中央小叶 ②下丘脑，是自主神经皮质下中枢 ③脑干的副交感神经核团 ④脊髓 T_1—L_3，S_2—S_4 侧角区 周围自主神经：包括交感神经和副交感神经，支配心肌、平滑肌和腺体
病损表现及定位诊断	交感神经病损：可出现副交感神经亢进的症状，表现为 ①瞳孔缩小 ②唾液分泌增加 ③心率减慢、血管扩张、血压降低 ④胃肠蠕动和消化腺分泌增加 ⑤肝糖原储存增加以增加吸收功能 ⑥膀胱与直肠收缩促进废物的排除 副交感神经病损：可出现交感神经功能亢进的症状，表现为 ①瞳孔散大、眼裂增宽、眼球突出 ②心率加快、内脏和皮肤血管收缩、血压升高、周围血容量增加 ③呼吸加快、支气管扩张 ④胃肠道蠕动分泌功能受抑制 ⑤血糖升高等
周围神经损伤的病理类型	可分为 4 种：瓦勒变性、轴突变性、神经元变性、节段性脱髓鞘

五、肌肉

骨骼肌属运动器，受损瘫痪肌无力。

表 2-67　骨骼肌病损的表现及定位诊断

病损表现及定位诊断	说明
病损表现	肌无力（最常见）、病态性疲劳、肌痛与触痛、肌肉萎缩、肌肉肥大及肌强直等。神经-肌肉接头及肌肉本身病变都可引起骨骼肌运动异常，可见于重症肌无力累及神经肌肉接头或炎症、离子通道或代谢障碍等累及肌肉本身
神经-肌肉接头损伤	突触（由突触前膜、突触间隙及突触后膜构成）病变影响了乙酰胆碱功能，进而导致运动冲动的电-化学传递障碍，可导致骨骼肌运动障碍。特点为病态性疲劳、晨轻暮重
肌肉损伤	肌肉本身病变临床表现的特点： ①进行性发展的对称性肌肉萎缩和无力 ②可伴有肌肉假性肥大 ③不伴有明显的失神经支配或感觉障碍的表现

六、运动系统

运动系统四部分，锥体外系锥体系；
脊髓前角与小脑，受损症状各不同。

表 2-68 运动系统的组成

分部	组成	损伤后的表现
锥体系	额叶中央前回大锥体细胞轴突组成，皮质脑干束和皮质脊髓束	产生中枢性（痉挛性）瘫痪
锥体外系	纹状体系统（尾核、壳核、苍白球、红核、黑质、丘脑底核），总称为基底节	肌张力变化和不自主运动（表2-69）
小脑	由古小脑、旧小脑和新小脑组成	共济失调和平衡障碍
下运动神经元	由脑神经运动核及脊髓前角细胞发出的轴突组成的周围神经	可产生周围性（弛缓性）瘫痪

注：锥体系又称上运动神经元

表 2-69 锥体外系损伤后的主要症状

病变部位	表现	疾病
旧纹状体（苍白球）、黑质	运动减少、肌张力增高	帕金森病
新纹状体（尾状核和壳核）	运动增多、肌张力减低	小舞蹈病
丘脑底核	偏侧投掷运动	脑血管病

表 2-70 上、下运动神经元性瘫痪的鉴别

特点	上运动神经元性瘫痪	下运动神经元性瘫痪
别名	中枢性瘫痪、痉挛性瘫痪、硬瘫	周围性瘫痪、弛缓性瘫痪、软瘫
病损部位	皮质运动区、锥体束	脑神经运动核及其纤维、脊髓前角细胞或前角、脊神经
肌萎缩	早期无，晚期为失用性萎缩	早期即有萎缩
皮肤营养障碍	多数无	常有
肌张力	增高	减轻
肌阵挛	可能存在	无
肌束震颤	无	可有
瘫痪范围	广泛，单瘫、偏瘫、截瘫、四肢瘫	局限，单个肌肉或肌群受累，或四肢瘫
反射	腱反射亢进，浅反射消失	腱反射减弱或消失，浅反射消失
病理反射	(+)	(−)
肌电图	神经传导速度正常，无失神经电位	神经传导速度减低，有失神经电位
肌肉活检	正常，后期呈失用性萎缩	失神经性改变
疾病举例	脑血管病	多发性神经病

表 2-71　上运动神经元性瘫痪的定位诊断

病损部位	特点	疾病
皮质运动区	单瘫（一个上肢、下肢或面部的中枢性瘫痪）	肿瘤压迫、动脉皮质支梗死
内囊	"三偏"综合征（偏瘫、偏身感觉障碍和偏盲）	急性脑血管病
脑干	交叉性瘫痪（病变侧脑神经麻痹和对侧肢体中枢性瘫痪）	脑干肿瘤和（或）脑干血管闭塞
脊髓	横贯性损害出现双侧肢体瘫痪，如截瘫或四肢瘫	脊髓炎、外伤、脊髓压迫症

注：运动系统病变时，临床上常常产生肌萎缩、肌张力改变、瘫痪、不自主运动和共济失调等症状（详见第三章）。其中运动传导通路受损可以分为上运动神经元性瘫痪和下运动神经元性瘫痪两大类

表 2-72　下运动神经元性瘫痪的定位诊断

病损部位	特点	疾病
脊髓前角细胞	节段性、弛缓性瘫痪而无感觉障碍，如 C_8—T_1 损害引起手部小肌肉萎缩	脊髓灰质炎、运动神经元病
前根	损伤节段里弛缓性瘫痪，无感觉障碍。常同时损害后根而出现根性疼痛和节段性感觉障碍	髓外肿瘤的压迫、脊膜有炎症或椎骨病变
神经丛	常累及一个肢体的多数周围神经，引起弛缓性瘫痪、感觉障碍及自主神经功能障碍，可伴有疼痛	臂丛神经痛
周围神经	神经支配区的肌肉出现弛缓性瘫痪，同时伴有感觉及自主神经功能障碍或疼痛	多发性神经病

七、感觉系统

感觉障碍的定位诊断

一般感觉有障碍，障碍类型分八种；
发生疾病有多种，定位诊断记心中。

表 2-73　感觉障碍的定位诊断

类型	类型	疾病
末梢型	四肢对称性的末端各种感觉障碍，呈手套-袜套样分布，远端重于近端，常伴有自主神经功能障碍	多发性神经病
神经干型	神经干分布区内各种感觉均减退或消失	各种单神经病
后根型	单侧节段性感觉障碍，感觉障碍范围与神经根的分布一致，常伴有剧烈的放射性疼痛（神经痛）	腰椎间盘脱出、髓外肿瘤

续表

类型	类型	疾病
髓内型	后角型：损伤侧节段性分离性感觉障碍（病变侧痛、湿觉障碍，而触觉和深感觉保存）	脊髓空洞症、脊髓内肿瘤
	后索型：受损平面以下深感觉障碍和精细触觉障碍，出现感觉性共济失调	糖尿病、脊髓痨或亚急性联合变性
	侧索型：病变对侧平面以下痛、温觉缺失而触觉和深感觉保存（分离性感觉障碍）	肌萎缩侧索硬化症
	前连合型：受损部位双侧节段性分布的对称性分离性感觉障碍（痛、温觉消失而深感觉和触觉存在）	脊髓空洞症和髓内肿瘤早期
	脊髓半离断型：脊髓半切综合征（病变侧损伤平面以下深觉障碍及上运动神经元性瘫痪，对侧损伤平面以下痛、温觉缺失）	髓外占位性病变、脊髓外伤
	横贯性损害型：病变平面以下所有感觉均缺失或减弱，平面上部可能有过敏带；如在颈胸段可伴有锥体束损伤的体征，表现为截瘫或四肢瘫、大小便功能障碍	脊髓炎和脊髓肿瘤
	马尾圆锥型：肛门周围及会阴部呈鞍状感觉缺失，马尾病变，现后根型感觉障碍并伴剧烈疼痛	肿瘤、炎症
脑干型	交叉性感觉障碍	脑干炎症、血管病
丘脑型	对侧偏身（包括面部）完全性感觉缺失或减退，其特点是深感觉和触觉障碍重于痛、温觉，远端重于近端，并常伴发患侧肢体的自发性疼痛（丘脑痛）	脑血管病
内囊型	三偏综合征（对侧偏身感觉缺失或减退、偏瘫、偏盲）	脑血管病
皮质型	①出现病灶对侧的复合感觉（精细感觉）障碍 ②单肢感觉减退或缺失 ③如为刺激性病灶，则出现局限性感觉性癫痫（发作性感觉异常）	脑血管病、占位、炎症等

注：感觉包括特殊感觉（视、听、味和嗅觉）和一般感觉（浅感觉、深感觉和复合感觉）这里只讨论一般感觉

八、反射

神经系统管调节，调节方式是反射；
结构基础反射弧，基本组成五部分；
深反射与浅反射，生理反射两类型；
病理反射有多种，协助诊断立功勋。

表 2-74 反射的概况

反射	基本要点
反射的解剖基础	反射弧：由感觉器、传入神经、中枢（中间神经元）、传出神经和效应器 5 部分组成（图 2-5）
生理反射分类	①深反射：亦称腱反射、肌肉牵张反射，是指刺激肌腱、骨膜的本体感受器引起的肌肉迅速收缩反应。临床上常做的腱反射有肱二头肌反射、肱三头肌反射、桡骨膜反射、膝腱反射、跟腱反射等（表 2-75） ②浅反射：是指刺激皮肤、黏膜及角膜引起的肌肉快速收缩反应。中枢神经系统病变及周围神经系统病变均可出现浅反射的减弱或消失。临床上常做的有腹壁反射、提睾反射、跖反射、肛门反射、角膜反射和咽反射等（表 2-76）
病理反射	是指锥体束病损时，大脑失去了对脑干和脊髓的抑制作用而出现的异常反射，常与下肢腱反射亢进、浅反射消失同时存在。Babinski（巴宾斯基）征是最重要的病理征，可由刺激下肢不同部位而产生。有时巴宾斯基征虽为阴性，但可引出其他形式的病理反射。常用的有 Chaddock 征、Oppenheim 征、Gordon 征、Schaeffer 征和 Gonda 征等。病理反射的检查法及表详见第四章 脊髓完全横贯性损害时可出现脊髓自动反射（又称防御反应或回缩反应），它是巴宾斯基征的增强反应。表现为刺激下肢任何部位，出现双侧巴宾斯基征和双下肢回缩（髋膝屈曲、踝背曲）。若反应更加强烈时，还可合并大小便排空、射精、下肢出汗、竖毛及皮肤发红，此称为总体反射

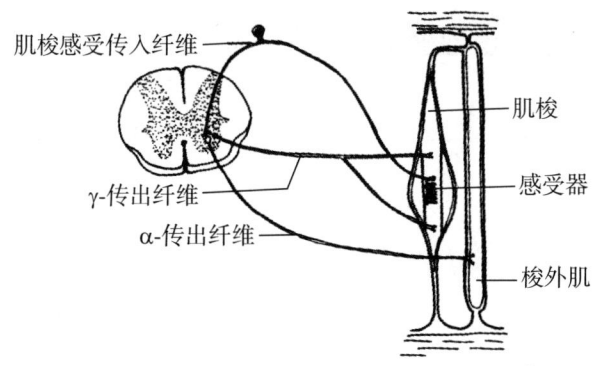

图 2-5 牵扯张反射弧

表 2-75 深反射定位

反射	神经	节段定位
下颌反射	三叉神经下颌支	脑桥
肩胛反射	肩胛下神经	$C_{5\sim6}$
肱二头肌反射	肌皮神经	$C_{5\sim6}$
肱三头肌反射	桡神经	$C_{6\sim5}$

续表

反射	神经	节段定位
桡骨膜反射	正中、桡、肌皮神经	C_{5-8}
膝反射	股神经	L_{2-4}
跟腱反射	坐骨神经	S_{1-2}
Hoffmann 征	正中神经	C_7-T_1
Rossolimo 征	胫神经	L_5-S_1

表 2-76　浅反射定位

反射	神经	节段定位
角膜反射	三叉神经、面神经	脑桥
咽反射	舌咽神经、迷走神经	延髓
上腹壁反射	肋间神经	T_{7-8}
中腹壁反射	肋间神经	T_{9-10}
下腹壁反射	肋间神经	T_{11-12}
提睾反射	生殖股神经	L_{1-2}
跖反射	坐骨神经	S_{1-2}
肛门反射	肛尾神经	S_{4-5}

第三章 神经系统疾病的常见症状

一、意识障碍

意识障碍分数种，最轻嗜睡可唤醒；
最重昏迷三阶段，反射有无可确定；
病因感染非感染，颅脑疾病或全身。

表 3-1 神经系统疾病的常见类型

意识障碍	基本要点
以觉醒度改变为主	
嗜睡	过度睡眠，可被唤醒，能勉强配合检查及正确回答简单问题，但停止刺激后又立即进入睡眠状态
昏睡	沉睡状态，较强烈刺激方可唤醒，回答含糊不清或答非所问，停止刺激后又很快入睡
昏迷	①浅昏迷：对疼痛等强烈刺激可有痛苦表情及回避防御动作，但不能觉醒。仍有较少的无意识自发动作，生理反射存在，生命体征无明显改变 ②中昏迷：对强刺激的防御反射及生理反射减弱，大小便潴留或失禁。自发动作很少，生命体征已有改变 ③深昏迷：对外界任何刺激均无反应，眼球固定，瞳孔散大，全身肌肉松弛，大小便失禁，无任何自主运动，各种反射消失，生命体征明显改变
以意识内容改变为主	
意识模糊	有简单的精神活动，但低于正常水平，主要表现为注意力减退，思维迟钝、情感淡漠、定向力障碍，语言欠流畅，活动减少
谵妄	是一种以兴奋性增高为主的急性中枢高级功能障碍，表现为意识清晰度及反应能力降低，出现错觉、幻觉，言语杂乱，躁动不安，甚至可有冲动和攻击行为，并睡眠周期紊乱。引起谵妄的常见疾病有脑炎、脑血管病、脑外伤、酸碱平衡及水电解质紊乱、高热、中毒等

特殊类型的意识障碍

意识障碍特殊型，四种类型记心上：
无动缄默去皮质，植物状态脑死亡。

表 3-2 特殊类型的意识障碍

特殊的意识障碍	临床表现
去皮质综合征	表现为无意识地睁闭眼,但眼球不能视物追踪,貌似清醒但对外界刺激无反应。生理反射及防御反射均存在,可有吸吮、强握等原始反射,但无自发动作,大小便失禁,睡眠和觉醒周期存在。四肢肌张力增高,上肢屈曲内收,腕及手指屈曲,双下肢伸直,足屈曲,双侧锥体束征阳性。常见于缺氧性脑病、脑炎、中毒和严重颅脑外伤等
无动性缄默症	又称睁眼昏迷,患者能注视周围环境及人物,貌似清醒,但不能活动驱遣言语,二便失禁,存在觉醒-睡眠周期。肌张力减低,无锥体束征。常见于脑干梗死
植物状态	患者意识丧失,有自发或反射性睁眼,偶有视物追踪,无意义哭笑,存在吸吮、咀嚼和吞咽等原始反射,大小便失禁,有觉醒-睡眠周期
脑死亡状态	患者对外界任何刺激均无反应,无任何自主运动,但脊髓反射可以存在;脑干反射完全消失,瞳孔散大固定,自主呼吸停止,需要人工呼吸机维持换气;脑电图提示脑电活动消失,呈一直线;经颅多普勒超声提示无脑血流灌注现象;体感诱发电位提示脑干功能丧失,上述情况持续时间至少12小时,经各种抢救无效;需除外急性药物中毒、低温和内分泌代谢疾病等

表 3-3 伴发不同症状或体征意识障碍的常见病因

伴随症状或体征	可能病因
头痛	脑炎、脑出血、蛛网膜下腔出血、巴比妥类药物中毒
体温过低	低血糖、肝性脑病、甲状腺功能减退
呼吸缓慢	吗啡、巴比妥类、有机磷杀虫药等中毒、银环蛇咬伤
心动过缓	颅内高压症、房室传导阻滞、甲状腺功能减退及吗啡类、毒蕈等中毒
高血压	高血压脑病、脑卒中、肾炎尿毒症
低血压	各种原因的休克
瞳孔散大	脑疝、癫痫、低血糖状态及颠茄类、乙醇、氰化物等中毒
瞳孔缩小	脑干卒中及吗啡类、巴比妥类、有机磷杀虫药等中毒
视盘水肿	高血压脑病、颅内占位性病变
瘫痪	脑卒中、脑外伤、颅内占位性病变
脑膜刺激征	脑膜炎、蛛网膜下腔出血、脑炎
痫性发作	脑炎、脑出血、脑外伤、低血糖
发热	脑炎、脑膜炎、败血症

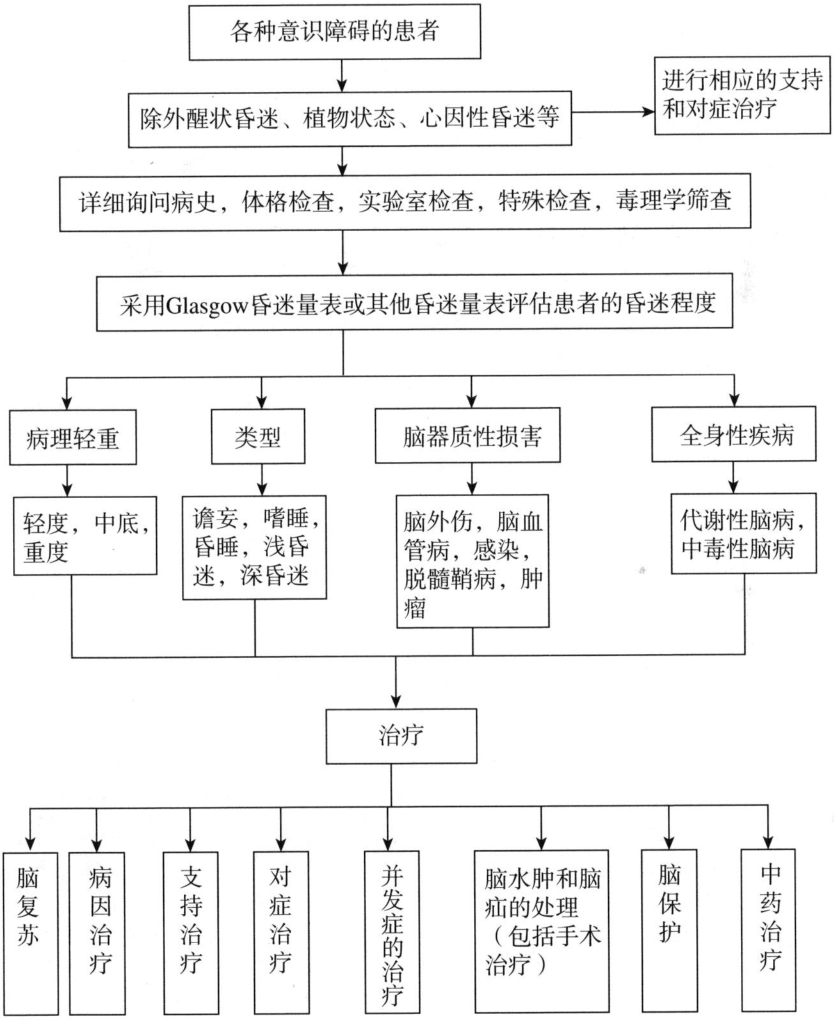

图 3-1 意识障碍的诊治流程

二、认知障碍

（一）记忆障碍

大脑皮质受损伤，智能加工不正常；
失语失用或失忆，学习记忆有障碍；
精神神经活动变，病情严重会痴呆。

表 3-4 记忆障碍的概况

记忆障碍	临床表现
遗忘	①顺行性遗忘:是指回忆不起在疾病发生以后一段时间内所经历的事件,而远期记忆尚保存。常见于阿尔茨海默病的早期、癫痫、双侧海马梗死、间脑综合征、严重的颅脑外伤等 ②逆行性遗忘:是指回忆不起疾病发生之前某一阶段的事件。常见于脑震荡后遗症、缺氧、中毒、阿尔茨海默病的中晚期、癫痫发作后等
记忆减退	是指识记、保持、再认和回忆功能普遍减退。临床上常见于阿尔茨海默病、血管性痴呆、代谢性脑病等
记忆错误	①记忆恍惚:是指似曾相识、旧事如亲、重演性记忆错误等。常见于颞叶癫痫、中毒、神经症、精神分裂症等 ②错构:是指记忆有时间顺序上的错误。常见于更年期综合征、精神发育迟滞、乙醇中毒性精神病和脑动脉硬化症 ③虚构:是指将过去事实上从未发生的事或体验回忆为确有其事。常见于柯萨科夫综合征、脑外伤、乙醇中毒、感染性脑病等
记忆增强	是指对远事记忆的异常性增加。多见于躁狂症、妄想或服用兴奋剂过量

(二)失语

失语可分五类型,病同机制略不同。

表 3-5 失语的类型及表现

失语的类型	临床表现
外侧裂周围失语综合征	① Broca 失语:又称表达性失语或运动性失语,突出表现为口语表达障碍,为非流利型。由优势侧额下回后部病变引起。常见于脑梗死、脑出血等 ② Wernicke 失语:又称听觉性失语或感觉性失语,表现为严重听理解障碍,口语表达为流利型。由优势侧颞上回后部病变引起。常见于脑梗死、脑出血等 ③传导性失语:表现为流利性口语,听理解障碍较轻,复述障碍较自发谈话和听理解障碍重,两者损害不成比例,是本症的最大特点。由外侧裂周围弓状束损害所致
经皮质性失语综合征	①经皮质运动性失语:呈非流利性失语,类似于 Broca 失语,但程度较 Broca 失语轻,患者复述功能完整保留。多见于优势侧额叶分水岭区的脑梗死 ②经皮质感觉性失语:表现为听觉障碍,类似于 Wernicke 失语,但障碍程度较 Wernicke 失语轻。复述功能相对完整,但常不能理解复述的含义。多见于优势侧颞、顶叶分水岭区的脑梗死 ③经皮质混合性失语:又称语言区孤立,突出特点是复述相对好,其他语言功能均严重障碍或完全丧失。多见于优势侧大脑半球分水岭区的大片病灶,累及额、顶、颞叶
完全性失语	又称混合性失语,以所有语言功能均严重障碍或完全丧失为特点,是最严重的一种失语。患者限于刻板言语,听理解严重缺陷,命名、复述、阅读和书写均不能

续表

失语的类型	临床表现
命名性失语	又称遗忘性失语，主要特点为命名不能，自发谈话为流利型，缺实质词。听理解、复述、阅读和书写障碍轻。由优势侧颞中回后部病变引起。常见于脑梗死、脑出血等
皮质下失语	①丘脑性失语：表现为急性期有不同程度的缄默和不语，以后出现言语流利性受损，音量减小，阅读理解障碍，命名不能，复述功能可保留。由丘脑及其联系通路受损所致，多见于脑血管病、脑炎等 ②内囊、基底节损害所致的失语：表现类似于 Broca 失语、Wernicke 失语

注：失语是指在神志清楚、意识正常、发音和构音没有障碍的情况下，大脑皮质语言功能区病变导致的言语交流能力障碍，表现为自发谈话、听理解、复述、命名、阅读和书写 6 个基本方面能力的残缺或丧失

（三）其他几种认知障碍

其他认知障碍症、临床类型有多种。

表 3-6　其他几种认知障碍的概况

认知障碍	基本要点
视觉空间障碍	是指患者因不能准确地判断自身及物品的位置而出现的功能障碍
执行功能障碍	执行功能是指确立目标、制订计划、实施计划等进行有目的活动的能力。执行功能障碍常见于血管性痴呆、阿尔茨海默病、帕金森病痴呆、进行性核上性麻痹、路易体痴呆和额颞叶痴呆等
计算力障碍	是指计算能力减退，以前能作的简单计算无法正确作出。计算障碍是优势半球顶叶特别是角回操作的表现
失用	失用是指在意识清楚、语言理解功能及运动功能正常的情况下，患者丧失完成有目的的复杂活动的能力 ①观念性失用：是指不能把一组复杂精细动作按逻辑次序分解组合。该类患者模仿动作一般无障碍。常由双侧大脑半球受累引起 ②观念运动性失用：是指在自然状态下，患者可以完成相关动作，可以口述相关动作的过程，但不能按指令去完成这些动作。病变多位于优势半球顶叶 ③肢体运动性失用：表现为肢体，多为上肢远端，失去执行精细熟练动作的能力，自发动作、执行口令及模仿均受到影响。病变多位于双侧或对侧皮质运动区 ④结构性失用：是指对空间分析和对动作概念化的障碍。病变多位于非优势半球顶叶或顶枕联合区 ⑤穿衣失用：穿衣失用是指丧失了习惯而熟悉的穿衣操作能力。病变位于非优势侧顶叶

续表

认知障碍	基本要点
失认	失认是指患者无视觉、听觉和躯体感觉障碍，在意识正常情况下，不能辨识以往熟悉的事物 视觉失认：包括 ①物体失认 ②面容失认 ③颜色失认。病变多位于枕叶 听觉失认：病变多位于双侧颞上回中部及其听觉联络纤维 触觉失认：病变多位于双侧顶叶角回及缘上回 体象障碍：是指患者基本感知功能正常，但对自身的存在、空间位置及各部位之间的关系失去辨别能力，可表现为 ①偏侧忽视 ②病觉缺失 ③手指失认 ④自体认识不能 ⑤幻肢现象。病变多位于非优势半球顶叶
轻度认知障碍	是介于正常衰老和痴呆之间的一种中间状态，患者存在轻度认知功能减退，但日常生活能力没有受到明显影响。分为两大类：①遗忘型轻度认知障碍；②非遗忘型轻度认知障碍
痴呆	是由于脑功能障碍而产生的获得性、持续性智能损害综合征，可由脑退行性变引起，也可由其他原因导致。分为变性病性痴呆和非变性病性痴呆。痴呆患者除认知症状外，还可以伴发精神行为的异常。其分类见表3-7

（四）痴呆的分类

痴呆可分两类型：非变性病变性病。

表3-7 痴呆的分类

分类	常见疾病
变性病性痴呆	阿尔茨海默病、额颞叶痴呆、路易体痴呆、帕金森病痴呆、苍白球黑质色素变性、亨廷顿舞蹈病、进行性核上性麻痹
非变性病性痴呆	血管性痴呆：脑缺血性痴呆、脑出血性痴呆、皮质下白质脑病、伴有皮质下梗死和白质脑病的常染色体显性遗传性脑动脉病、淀粉样血管病、炎性动脉病（如结节性多动脉炎、红斑狼疮等） 正常颅内压脑积水 脑外伤性痴呆 抑郁和其他精神疾病所致的痴呆综合征 感染性疾病所致痴呆：病毒性脑炎、朊蛋白病、真菌和细菌性脑膜炎/脑炎 脑肿瘤或占位性病变所致的痴呆 代谢与中毒导致的痴呆：甲状腺及甲状旁腺功能减退，维生素B_{12}缺乏，叶酸缺乏，代谢性脑病、药物、乙醇或毒品中毒，一氧化碳中毒，重金属中毒

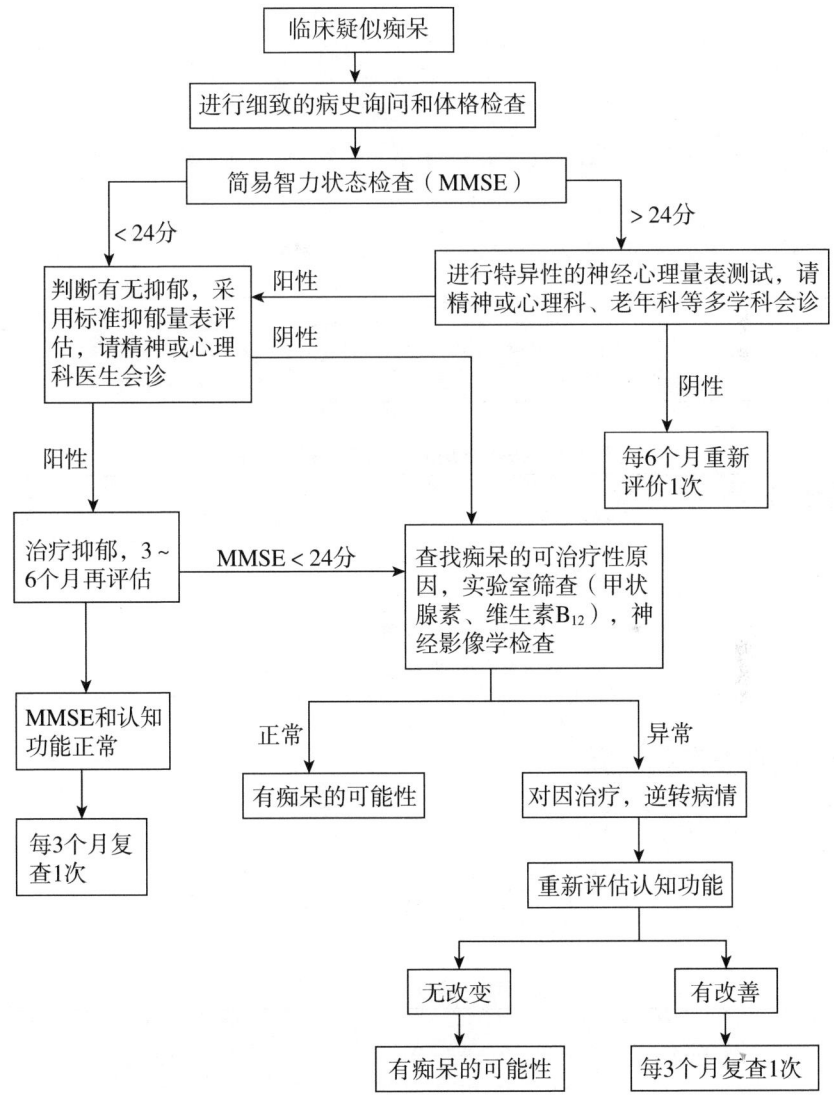

图 3-2 痴呆的初步诊治流程

三、头痛

头痛是个常见症，头痛病因多方面；
多为颅内外病变，全身官能较少见。

表 3-8 头痛部位与疾病的可能关系

头痛部位	病因
全头	脑肿瘤、颅内出血、颅内感染、紧张性头痛、低颅内压性头痛
偏侧头部	血管性偏头痛、鼻窦炎性头痛、耳源性头痛、牙源性头痛
前头部	后颅窝肿瘤、小脑幕上肿瘤、鼻窦炎性头痛、丛集性头痛
眼部（单侧或双侧）	高颅内压性头痛、丛集性头痛、青光眼、一氧化碳中毒性头痛
双侧颞部	垂体瘤、蝶鞍附近肿瘤
枕颈部	蛛网膜下腔出血、脑膜炎、后颅窝肿瘤、高颅内压性头痛、高血压头痛、颈性头痛、肌挛缩性头痛

表 3-9 头痛发病的快慢与疾病的关系

头痛的发病形式	病因
急性	蛛网膜下腔出血、脑梗死、脑出血、脑炎、脑膜脑炎、癫痫、高血压脑病、腰椎穿刺导致的低颅内压、青光眼、急性虹膜炎
亚急性	颅内占位病变、良性颅内压增高、高血压性头痛
慢性	偏头痛、丛集性头痛、紧张性头痛、药物依赖性头痛、鼻窦炎

四、痫性发作和晕厥

（一）痫性发作

大脑神经元放电，高度同步又异常；
突发抽搐与阵挛，多项功能不正常。

表 3-10 痫性发作的概况

痫性发作	基本要点
病因	①原发性神经系统疾病：特发性癫痫、脑外伤、脑卒中或脑血管畸形、脑炎或脑膜炎 ②系统性疾病：低血糖、低血钠、低血钙、高渗状态、尿毒症、肝性脑病、高血压脑病、药物中毒、高热
临床表现	①意识障碍：发作初始，可有突发意识丧失，发作结束后，可有短暂的意识模糊、定向力障碍等 ②运动异常：常见有肢体抽搐、阵挛等，依发作性质（如局限性或全面性）可有不同表现，如单手不自主运动、口角及眼睑抽动、四肢强直阵挛等 ③感觉异常：可表现为肢体麻木感和针刺感，多发生于口、角、舌、手指、足趾等部分 ④精神异常：表现为记忆恍惚，如似曾相识和旧事如新等，情感异常，如无名恐惧和抑郁等，以及幻觉错觉等 ⑤自主神经功能异常：可表现为面部及全身苍白、潮红、多汗、瞳孔散大及小便失禁等

（二）晕厥

大脑供血暂不足，意识暂时会丧失；
常见病因分四类，临床表现分三期。

表 3-11　晕厥的概况

晕厥	基本要点
定义	是指由一过性广泛性脑供血不足导致的伴有姿势张力丧失的发作性意识丧失
病因	①反射性晕厥：如单纯性晕厥、直立性低血压、颈动脉窦综合征等 ②心源性晕厥：如心律失常、病态窦房结综合征、心肌梗死等 ③脑源性晕厥：如严重脑动脉粥样硬化、短暂性脑缺血发作、高血压脑病等 ④血液成分异常：低血糖、过度换气综合征、重症贫血等
临床表现	①晕厥前期：头晕、视物模糊、耳鸣、面色苍白、乏力、多汗、肢冷、上腹部不适、恶心、神志恍惚、焦虑不安、打哈欠等 ②晕厥期：意识丧失，肌张力消失，跌倒，伴有血压下降、脉弱、瞳孔散大及对光反射减弱，角膜反射消失，尿失禁 ③恢复期：意识恢复或仍有模糊，可留有头晕、头痛、面色苍白、乏力、恶心、腹部不适，有便意感或排大便，偶有精神紊乱。经休息后症状可完全消失
与痫性发作的鉴别	见表 3-12

表 3-12　晕厥与痫性发作的鉴别要点

临床特点	晕厥	痫性发作
诱因	情绪紧张、屏气、直立性低血压、心源性原因等	通常没有
先兆症状	疲劳、恶心、出汗等可较长	无或短
发作时体位	通常直立性	不定
发作时间	白天较多	白天夜间均有，睡眠时多
面部表现	苍白	青紫或正常，口吐白沫
肢体抽搐	无或少见	常见
伴有舌咬伤、尿失禁	无或少见	常见
发作后头痛或意识模糊	无或少见	常见
心血管系统异常	无	常见
发作间期脑电图	多正常	异常

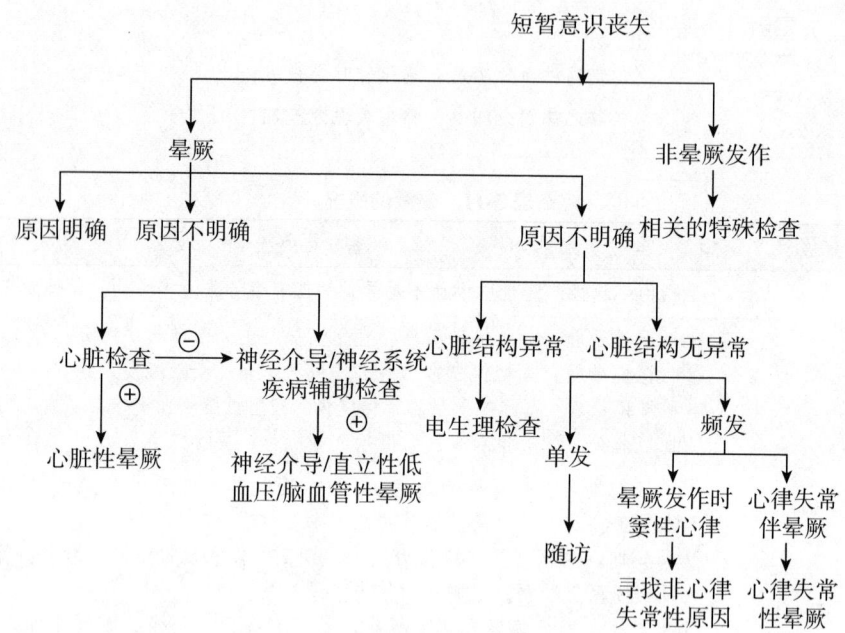

图 3-3 晕厥的诊断流程

五、眩晕

眩晕旋转非头晕，诊断步骤应遵循；
主因脑干小脑病，前庭迷路有病损；
分类中枢周围性，他如躯体心眼神。

表 3-13 眩晕的概况

分类	临床表现
系统性眩晕	是眩晕的主要病因，按照病变部位和临床表现不同又可分为： ①周围性眩晕 ②中枢性眩晕（表 3-14）
非系统性眩晕	通常表现为头重足轻、眼花、站立不稳等，有时似觉颅内在转动而并无外界环境或自身旋转的感觉，很少伴有恶心、呕吐、听力减退、眼球震颤及耳鸣，有原发病的表现，常见于屈光不正、眼肌麻痹、高血压、低血压、心律失常、贫血、急性发热性疾病、神经症等

注：眩晕是指患者感到自身或周围环境物体旋转、倾倒或摇晃、起伏的一种主观感觉障碍，是一种运动性或位置性错觉，常伴有客观的平衡障碍，一般无意识障碍

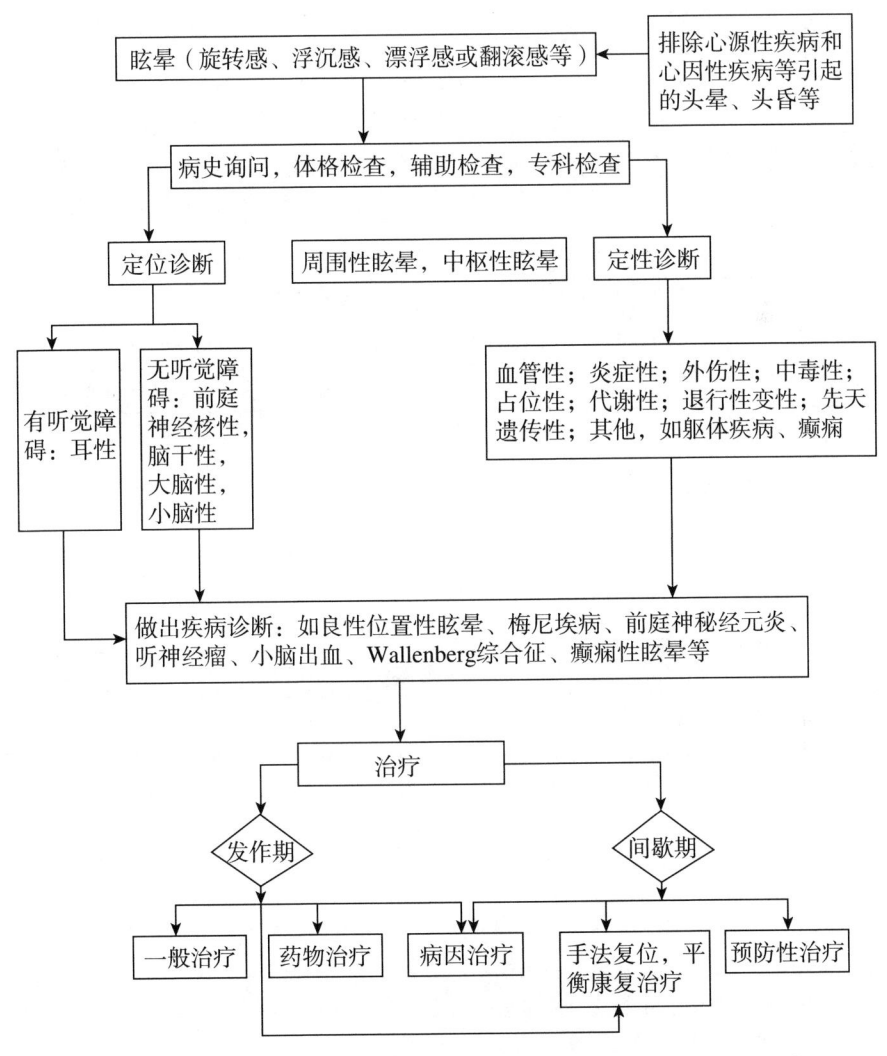

图 3-4 眩晕的诊治流程

表 3-14 周围性眩晕与中枢性眩晕的鉴别

临床特点	周围性眩晕	中枢性眩晕
病变部位	前庭感受器及前庭神经颅外段（未出内听道）	前庭神经颅内段、前庭神经核、核上纤维、内侧纵束、小脑、大脑皮质
常见疾病	迷路炎、中耳炎、前庭神经元炎、梅尼埃病、乳突炎、咽鼓管阻塞、外耳道耵聍等	椎-基底动脉供血不足、颈椎病、小脑肿瘤、脑干（脑桥和延髓）病变、听神经瘤、第四脑室肿瘤、颞叶肿瘤、颞叶癫痫等
眩晕程度及持续时间	发作性、症状重、持续时间短	症状轻、持续时间长

续表

临床特点	周围性眩晕	中枢性眩晕
眼球震颤	幅度小、多水平或水平加速旋转、眼震快相向健侧或慢相向病灶侧	幅度大，形式多变、眼震方向不一致
平衡障碍	倾倒方向与眼震慢相一致、与头位有关	倾倒方向不定，与头位无一定关系
前庭功能试验	无反应或反应减弱	反应正常
听觉损伤	伴有耳鸣、听力减退	不明显
自主神经症状	恶心、呕吐、出汗、面色苍白等	少有或不明显
脑功能损害	无	脑神经损害、瘫痪和抽搐等

六、视觉障碍

视觉障碍两类型：视力障碍视野损。

表 3-15 视觉障碍的概况

视觉障碍	基本要点
视力障碍	单眼视力障碍 ①突发视力丧失：眼动脉或视网膜中央动脉闭塞，颈内动脉系统的短暂性脑缺血发作 ②进行性单眼视力障碍：视神经炎；巨细胞（颞）动脉炎；视神经压迫性病变 双眼视力障碍 ①一过性双眼视力障碍：双侧枕叶视皮质的短暂性脑缺血发作；双侧枕叶皮质视中枢病变 ②进行性视力障碍：原发性视神经萎缩；颅内高压；中毒或营养缺乏性视神经病
视野缺损	是指视野的某一区域出现视力障碍而其他区域视力正常 双眼颞侧偏盲：由视交叉中部病变所致，常见于垂体瘤及颅咽管瘤 双眼对侧同向性偏盲：由一侧视束、外侧膝状体、视辐射及视皮质病变所致，常见于内囊区脑血管病。枕叶视皮质受损时，患者视野中心部常保留 双眼对侧同向上象限盲及双眼对侧同向下象限盲：双眼对侧同向上象限盲主要由颞叶后部病变引起；双眼对侧同向下象限盲主要由顶叶病变引起。常见于颞、顶叶的肿瘤及血管病等

第三章 神经系统疾病的常见症状 51

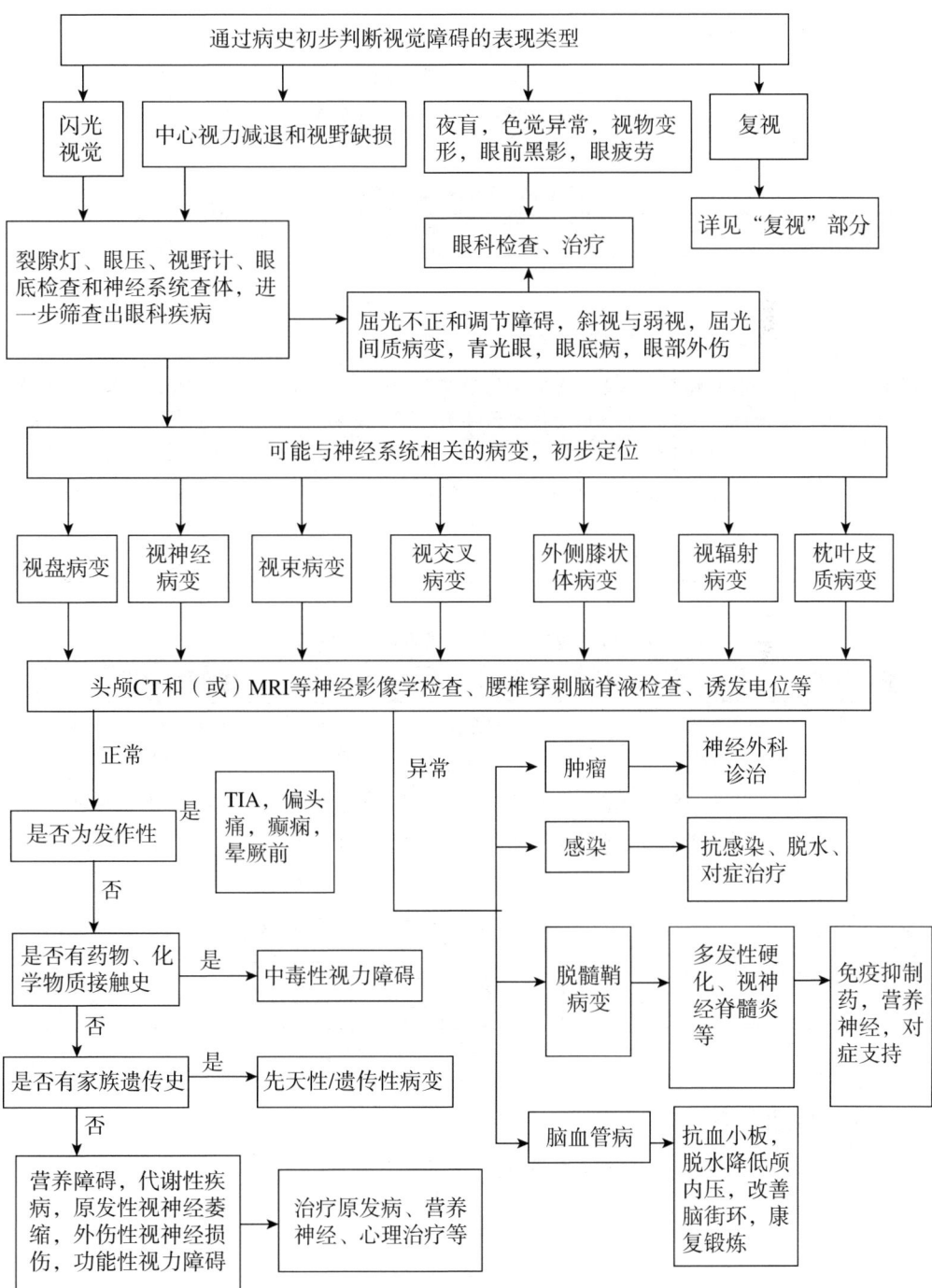

图 3-5 视觉障碍的诊治流程

七、听觉障碍

听觉障碍三类型：耳鸣耳聋听过敏；
耳聋又可分两种：感音性聋传导聋。

表 3-16 听觉障碍的概况

听觉障碍	基本要点
耳聋	即听力的减退或丧失，分为： ①传导性耳聋 ②感音性耳聋。两者鉴别见表3-17
耳鸣	是指在没有任何外界声源刺激的情况下，患者听到的一种鸣响感。听觉传导通路上任何部位的刺激性病变可引起耳鸣。分为主观性耳鸣和客观性耳鸣。神经系统疾病引起的耳鸣多表现为高音调，而外耳和中耳的病变多为低音调
听觉过敏	是指患者对于正常的声音感觉比实际声源的强度大。中耳炎早期三叉神经鼓膜张肌肌支刺激性病变，可有听觉过敏。另外，面神经麻痹时，镫骨肌瘫痪使镫骨紧压在前庭窗上，小的振动即可引起内淋巴的强烈振动，产生听觉过敏

表 3-17 传导性耳聋与感音性耳聋的鉴别

临床特点	传导性耳聋	感音性耳聋
病变部位	外耳和中耳向内耳传递声波的系统病变	Corti器、耳蜗神经和听觉通路病理改变
常见疾病	中耳炎、鼓膜穿孔、外耳道耵聍堵塞等	迷路炎、听神经瘤、松果体瘤
听力减退	低调的听力明显减弱，而高调的呼力正常	高调的听力明显减损，低调听力基本正常
前庭功能障碍	无	可伴有
Rinne试验	骨导＞气导	气导＞骨导（均缩短）
Weber试验	偏向患侧	偏向健侧

八、眼球震颤

眼球震颤两类型：眼源性与前庭性。

表 3-18 眼球震颤的概况

眼球震颤	基本要点
眼源性眼震	是指由眼外肌麻痹或视觉系统疾病引起的眼震,表现为水平摆动性眼震,幅度细小,持续时间长。多见于视力障碍、先天性弱视、严重屈光不正、先天性白内障、色盲、高度近视和白化病等,另外长期在光线不足的环境下工作也可导致眼源性眼震
前庭性眼震	是指由于前庭终末器、前庭神经或脑干前庭神经核及其传导通路、小脑等的功能障碍导致的眼震,分为周围性和中枢性两类(表 3-19)

表 3-19 前庭周围性和中枢性眼震的鉴别

临床特点	前庭周围性眼震	前庭中枢性眼震
病变部位	内耳或前庭神经颅外段	多为脑干、小脑,少数为中脑
常见疾病	梅尼埃病、良性发作性位置性眩晕、前庭神经元炎、迷路卒中等	脑干或小脑卒中、脑干炎、多发性硬化、第四脑室占位等
眼球震颤	多水平眼震、眼震快相向健侧	可为水平(脑桥病变)、垂直(中脑病变)、旋转(延髓病变)和形式多变(小脑病变)
持续时间	较短,多呈发作性	较长
与眩晕关系	一般	不一致
前庭功能障碍	明显	无或不明显
听觉异常	常有	不明显
自主神经症状	恶心、呕吐、面色苍白、出汗等	少有或不明显
中枢神经症状与体征	无	常有脑干和小脑受损体征

九、构音障碍

口语声音难形成,构音障碍语不清;
病变部位有多处,临床表现各不同。

表 3-20 不同病变部位的构音障碍特点

病变部位	构音障碍的特点	常见疾病
单侧上运动神经元损害	辅音部分不清晰	脑出血、脑梗死
双侧上运动神经元损害(假性球麻痹)	说话带鼻音、声音嘶哑、言语缓慢。常伴有吞咽困难、饮水呛咳、咽反射亢进和强哭强笑	双侧多发脑梗死、皮质下血管性痴呆、肌萎缩侧索硬化、多发性硬化、进行性核上性麻痹

续表

病变部位	构音障碍的特点	常见疾病
基底核病变	说话缓慢而含糊、声调低沉、发音单调、音节颤抖样融合、言语断节及口吃样重复	帕金森病、肝豆状核变性
小脑病变	构音含糊，音节缓慢拖长呈吟诗样，声音强弱不等甚至呈暴发样，言语不连贯呈分节样	小脑蚓部的梗死或出血、小脑变性疾病和多发性硬化
下运动神经元损害（真性球麻痹）	发音费力、声音强弱不等、舌音不清、说话带鼻音、声嘶哑、语句变短等。常伴有吞咽困难、饮水呛咳、咽反射消失	进行性延髓麻痹、急性脊髓炎、吉兰-巴雷综合征、脑干肿瘤、延髓空洞、副肿瘤综合征及各种原因导致的颅底损害等
肌肉病变	类似下运动神经元损害，伴有其他肌肉病变表现	重症肌无力、进行性肌营养不良和强直性肌病

十、瘫痪

瘫痪肌肉难收缩，分类方法有五种；
上下运动神经元，病变瘫痪症不同；
上瘫痉挛下弛缓，相应表现记心中。

表 3-21 瘫痪的分类

分类根据	瘫痪的临床表现
按病因分类	神经源性、神经肌肉接头性、肌源性
按瘫痪分布分类	偏瘫、截瘫、交叉瘫、单瘫、四肢瘫
按瘫痪肌张力状态分类	痉挛性、弛缓性
按瘫痪程度分类	不完全性、完全性
按运动传导通路的不同部位分类	上运动神经元性瘫痪、下运动神经元性瘫痪，它们之间的差别见表 3-22

表 3-22 上运动神经元与下运动神经元性瘫痪的比较

临床表现	上运动神经元性瘫痪	下运动神经元性瘫痪
瘫痪分布	整个肢体	肌群
肌张力	增高，呈痉挛性瘫痪	降低，呈弛缓性瘫痪
浅反射	消失	消失
腱反射	增强	减弱或消失

续表

临床表现	上运动神经元性瘫痪	下运动神经元性瘫痪
病理反射	阳性	阴性
肌萎缩	无或有轻度失用性萎缩	明显
皮肤营养障碍	无	常有
肌束颤动或肌纤维颤动	无	可有
肌电图	神经传导速度正常，无失神经电位	神经传导速度异常，有失神经电位

十一、肌萎缩

肌肉萎缩两型分：神经源性肌源性。

表 3-23　肌萎缩的概况

分类	神经源性萎缩	肌源性肌萎缩
概念	是指神经肌肉接头之前的神经结构病所引起的肌萎缩	是指神经肌肉接头的接头后膜以后，包括肌膜、线粒体、肌丝等病变所引起的肌萎缩
临床表现	此类肌萎缩常起病急，进展快，肌萎缩因病变位置不同而呈现神经节段性、干性、根性或某一周围神经支分布。肌电图呈神经源性损害，肌肉活检可见肌纤维数量减少并变细，细胞核集中和结缔组织增生	肌萎缩分布不能以神经节段性、干性、根性或某一周围神经支配所能解释。多无皮肤营养障碍和感觉障碍，无肌束颤动。肌酸磷酸激酶等不同程度升高。肌电图呈肌源性损害。肌肉活检可见病变部位肌纤维肿胀、坏死、结缔组织增生和炎细胞浸润等
常见疾病	常见于外伤、颈腰椎病、急性脊髓灰质炎、运动神经元病等	常见于进行性肌营养不良、强直性肌营养不良和肌炎等

十二、躯体感觉障碍

感觉障碍两类型：刺激性与抑制性。

表 3-24　躯体感觉障碍的概况

常见症状	说明
抑制性症状	感觉径路破坏引起的感觉减退或缺失
完全性感觉缺失	某部位各种感觉均缺失
离性感觉障碍	某部位出现某种感觉障碍而其他感觉保存
皮质感觉缺失	无注视下，对刺激部位、物体形状、重量等不能辨别

续表

常见症状	说明
痛性痛觉减退或痛性麻痹	某神经分布区有自发痛,同时又存在痛觉减退
刺激性或激惹性症状	感觉传导径路受到刺激时出现的感觉过敏或感觉障碍
感觉过敏	是指轻微刺激,却引起非常强烈的感觉,甚至难以忍受。见于浅感觉障碍
感觉过度	特点: ①潜伏期长 ②兴奋阈增高 ③定位不明确 ④不适感强烈 ⑤扩散性 ⑥延时性。见于丘脑病变、烧灼性神经痛、带状疱疹疼痛
感觉倒错	是指对刺激产生的错误感觉。见于顶叶病变或癔症
感觉异常	是指在无任何外界刺激情况下出现自发性异常感觉。见于周围神经或自主神经病变
疼痛	是感觉纤维刺激时的躯体感受,是机体的防御机制。常见的有: ①局部疼痛 ②放射性疼痛 ③扩散性疼痛 ④牵涉性疼痛 ⑤幻肢痛 ⑥灼烧性神经痛

十三、共济失调

共济失调分四型,常见类型小脑性;
大脑感觉前庭性,各型表现有特征。

表 3-25 共济失调的类型及临床表现

共济失调类型	临床表现
小脑性共济失调	①姿势和步态异常:表现为站立不稳,行走时两腿分开,步态蹒跚,向前、向后或患侧倾倒 ②随意运动协调障碍:表现为辨距不良、意向性震颤、书写时字迹愈来愈大及笔画不匀等 ③言语障碍:表现为说话缓慢、发育不清和声音断续、顿挫、暴发性或吟诗样语言 ④眼球运动障碍:表现为双眼粗大眼震,少数患者可见下跳性眼震、反弹性眼震等 ⑤肌张力减低及腱反射减弱或消失

续表

共济失调类型	临床表现
大脑性共济失调	①额叶性共济失调：表现类似于小脑性共济失调，但症状较轻，Romberg征、辨距不良和眼震很少见，常伴有肌张力增高、病理反射阳性、精神症状及强握反射等额叶损害表现 ②颞叶性共济失调：表现为对侧肢体的共济失调，症状较轻，早期不易发现，可伴有颞叶受损的其他症状或体征 ③顶叶性共济失调：表现为对侧患肢不同程度的共济失调，闭眼时症状明显，深感觉障碍多不重或呈一过性 ④枕叶性共济失调：表现为对侧肢体的共济失调，症状轻，常伴有深感觉障碍，闭眼时加重，可同时伴有枕叶受损的其他症状或体征
感觉共济失调	由于深感觉传导路径的损害导致患者不能辨别肢体的位置及运动方向，出现感觉性共济失调。表现为站立不稳，迈步辨距不良，落足不知深浅，踩棉花感。睁眼时，症状较轻，黑暗中或闭目时症状加重。无眩晕、眼震和言语障碍
前庭性共济失调	由于前庭损害导致身体空间定向能力丧失。表现为站立不稳，改变头位可使症状加重，行走时向患侧倾倒。伴有明显的眩晕、恶心、呕吐、眼球震颤。四肢共济运动及言语功能正常

十四、步态异常

步态异常分七种，原因机制各不同。

表 3-26 步态异常的概况

分类	临床表现	发生机制	常见疾病
痉挛性偏瘫步态	表现为病侧上肢屈曲、内收、旋前，不能自然摆动，下肢伸直、外旋，迈步时患侧盆骨部提高，并向外做半圆形划圈运动	为单侧皮质脊髓束受损所致	见于脑血管病或脑外伤
痉挛性截瘫步态	表现为用足尖走路，交叉前进，似剪刀状	为双侧皮质脊髓束受损所致	见于脊髓压迫症、遗传性痉挛截瘫等
慌张步态	表现为头颈及身体前屈，肘、腕、膝关节屈曲；行走时起步迟缓，随后加快，小碎步前冲，上肢自然摆臂减少，停步及转身困难，易跌倒		见于帕金森病及帕金森综合征
摇摆步态	表现为行走时躯干部，特别是臀部左右交替舞动	为躯干及臀部肌群肌力减退所致	见于进行性肌营养不良、进行性脊肌萎缩等
跨阈步态	表现为向前迈步抬腿过高，足尖下垂，并先触及地面	为胫前肌群病变或腓总神经损害所致	常见于腓总神经损伤、脊髓灰质炎或进行性腓骨肌萎缩等

分类	临床表现	发生机制	常见疾病
感觉性共济失调步态	表现为腿部运动过大,双足触地粗重,夜间行走不能	为关节位置觉或肌肉运动觉受损所致	多见于脊髓亚急性联合变性、多发性硬化、脊髓痨、脊髓小脑变性等
小脑步态	表现为行走时两腿分开,步基宽大、站立、行走不稳,向一侧倾倒	为小脑受损所致	见于遗传性小脑性共济共调、小脑血管病和炎症等

十五、不自主运动

躯体运动不自主,漫无目标异常动;

临床表现六类型,多因基底核受损。

表 3-27 不自主运动的概况

不自主运动	临床表现及常见疾病
震颤	震颤是主动肌与拮抗肌交替收缩引起的人体某一部位有节律的振荡运动。震颤分类详见表 3-28
舞蹈样运动	为头面部及肢体不规则、无节律和无目的的不自主运动。特点为上肢比下肢重,远端比近端重,随意运动或情绪激动时加重,安静时减轻,入睡后消失。为尾状核和壳核的病变所致。见于小舞蹈病、亨廷顿病、脑血管病、肝豆状核变性及脑炎等
手足徐动症	为手腕及手指做缓慢交替性的伸屈动作。见于脑炎、核黄疸和肝豆状核变性等
扭转痉挛	为躯干和四肢发生的不自主的扭曲运动。为基底节病变所致,见于肝豆状核变性及某些药物反应等
偏身投掷	为一侧肢体猛烈的投掷样不自主运动。为对侧丘脑底核损害所致。见于脑血管病、肿瘤
抽动症	为头面及肢体单个或多个肌肉的快速收缩动作,固定或呈游走性。可由基底节病变引起或与精神因素有关,常见于儿童

表 3-28 震颤的分类

分类	特点	见于
生理性震颤	震颤细微	老年人
功能性震颤		
强生理性震颤	震颤幅度较大	剧烈运动、恐惧、焦虑、气愤
癔症性震颤	幅度不等、形式多变	癔症
其他功能性震颤	精细动作或疲劳时出现	精细工作,如修表工、外科医生
病理性震颤		
静止性震颤	静止时出现,幅度小	帕金森病等
动作性震颤	特定姿势或运动时出现,幅度大	小脑病变、肝豆状核变性、乙醇中毒

十六、大小便障碍（表 3-29）

排便排尿有障碍，各有类型四五种；
发生机制有差异，临床表现各不同。

表 3-29　大小便障碍的概况

尿便障碍	基本要点
排尿障碍	由排尿中枢或周围神经病变所致，也可由膀胱或尿路病变引起。由神经系统病变导致的称为神经源性膀胱，有以下类型
感觉障碍性膀胱	无尿意，尿潴留或充盈性尿失禁。病变损害脊髓后索或骶神经后根，见于多发性硬化、亚急性联合变化，也可见于昏迷、脊髓休克期
运动障碍性膀胱	尿意存在，严重时有疼痛感，尿潴留或充盈性尿失禁。病变损害骶髓前角或前根。见于急性脊髓灰质炎、吉兰-巴雷综合征等
自主性膀胱	膀胱不能完全排空，压力性及充盈性尿失禁。为脊髓排尿中枢或马尾神经损害所致。见于腰骶段的损伤、肿瘤或感染
反射性膀胱	间歇性不自主排尿，又称自动排尿。为骶段以上脊髓横贯性损害所致，见于横贯性脊髓炎、脊髓高位完全性损伤或肿瘤
无抑制性膀胱	尿频、尿急、尿失禁，每次尿量少，排完后膀胱膨胀感存在。为旁中央小叶和锥体束病变所致。见于脑肿瘤、脑血管病、多发性硬化、颅脑手术后及脊髓高位损伤
排便障碍	可由神经系统病变引起，也可为消化系统或全身性疾病引起。由神经系统病变引起的排便障碍如下
便秘	是指 2～3 天或数日排便 1 次，粪便干硬。见于脑血管病、脑外伤、脊髓炎、帕金森病等
大便失禁	是指肛门内、外括约肌弛缓，大便不能自控，不时地流出。见于深昏迷、癫痫、脊髓炎
自动性排便	是指不受意识控制的排便，每日自动排便 4～5 次以上。见于脊髓外伤、脊髓炎等
排便急迫	由神经系统病变引起的排便急迫较为罕见，多由躯体疾病引起，有时可见于腰骶部神经刺激性病变，此时常伴有鞍区痛觉过敏

十七、颅内压异常和脑疝

（一）颅内压增高

头痛呕吐喷射性，视神经盘见水肿；
库欣反应意识障，CT 及 MRI 能助诊；
病因治疗与对症，利尿脱水甘露醇。

表 3-30　急性和慢性颅内压增高的临床表现

临床特点	急性颅内压增高	慢性颅内压增高
头痛	极剧烈	持续钝痛，阵发性加剧，夜间明显
视盘水肿	不一定出现	典型
单侧或双侧展神经麻痹	多无	较常见
意识障碍及生命体征改变	出现早，表现明显，甚至去大脑强直	不一定出现，或为缓慢进展
癫痫发作	常见，可为强直阵挛发作	可有，多为部分性发作
脑疝	发生快	缓慢或不发生
常见病因	脑出血、蛛网膜下腔出血、脑炎等	颅内肿瘤、炎症及出血后粘连

表 3-31　良性颅内压增高的概况

良性颅内压增高	基本要点
定义	是指以颅内压增高为特征的一组综合征，又称"假脑瘤"
病因	①内分泌和代谢紊乱 ②颅内静脉窦血栓形成 ③药物及毒物 ④血液及结缔组织病 ⑤脑脊液蛋白含量增高 ⑥其他疾病 ⑦原因不明
临床表现	颅内压增高，有头痛、呕吐及视力障碍，神经系统检查除视盘水肿、展神经麻痹外，无其他神经系统定位体征，头颅 CT 或 MRI 显示无脑室及大脑或颅内占位病变。多数患者可自行缓解

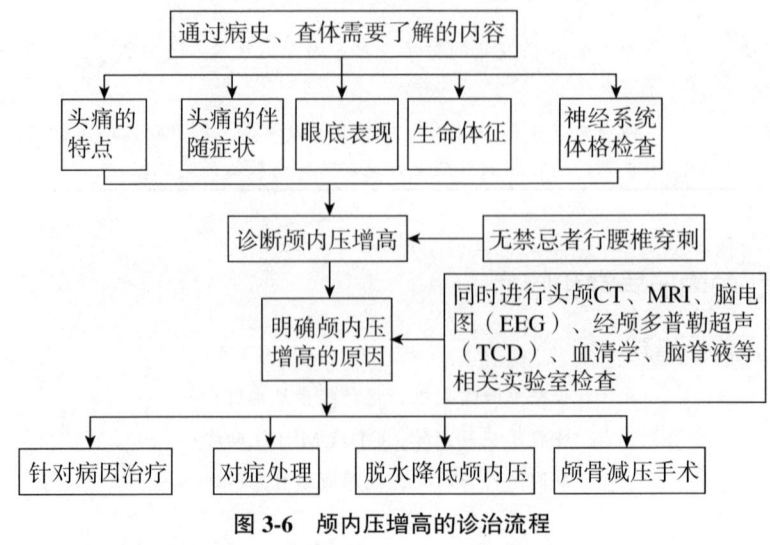

图 3-6　颅内压增高的诊治流程

（二）脑水肿与脑疝

毛细血管通透高，细胞间隙液量大；
细胞缺氧有水肿，重者导致高颅压；
头痛呕吐视盘肿，脑疝危机后继发；
脱水利尿补能量，还加激素多疗法。

📖 小儿急性脑水肿

感染脑病颅压高，呕吐囟隆极烦躁；
眼底改变颈强直，CT超声检查脑；
呼吸不齐瞳不等，提示脑疝快治疗；
给氧脱水和激素，能量营养脑细胞；
降温镇静除病因，头位抬高水盐少。

📖 脑疝

脑疝类型分三种，颅压增高三大症；
库欣反应很明显，头痛呕吐视盘肿；
神经受压功能紊，瞳孔散大呼吸停；
甘露醇降颅内压，手术引流可施行。

表 3-32 脑疝的概况

脑疝	基本要点
小脑幕裂孔疝	①沟回疝：颞叶内侧海马回及沟回等结构疝入小脑幕裂孔而形成。表现为颅内压增高及意识障碍进行性加重，瞳孔散大可为早期体征，出现双侧锥体束征，继而出现去脑强直及生命体征的改变。最常继发于大脑半球的脑卒中 ②中心疝：丘脑下部和中脑上部疝入小脑幕裂孔而形成，并使脑干逐层受累。表现为意识障碍进行性加重，呼吸改变较明显，瞳孔改变到中晚期才出现，较易出现去皮质或去大脑强直。多见于中线或大脑深部占位性病变，也可见于弥漫性颅内压增高
枕骨大孔疝	小脑扁桃体及邻近小脑组织向下移位经枕骨大孔疝入颈椎管上端称为枕骨大孔疝。表现为枕、颈部疼痛，颈强直或强迫头位，意识障碍，伴有后组脑神经受累表现。主要见于后颅窝占位、颅内弥漫性病变。慢性枕骨大孔疝症状相对轻，而急性枕骨大孔疝可有明显的生命体征改变。急性枕骨大孔疝多突然发生或在慢性脑疝基础上，由某些诱因，如用力排便、不当的腰椎穿刺等操作导致

第四章 神经系统疾病的病史采集和体格检查

一、病史采集

一问常项二主诉，三现四既五回顾；
六问个人生活史，七问家族可绘图。

表 4-1 病史采集

病史采集项目	内容
主诉	主诉是患者就诊的最主要原因，包括主要症状、体征及发病或持续时间。主诉要求简明扼要，能给疾病定位和定性诊断提供第一线索
现病史	①症状的发生情况 ②症状的特点 ③症状的发展和演变 ④伴随症状及相互关系 ⑤既往诊治情况 ⑥与现病有关的其他疾病情况 ⑦病程中的一般情况 神经系统的常见症状包括头痛、眩晕、晕厥、感觉异常、抽搐、瘫痪、视力障碍、意识丧失等，必须重点加以询问。详见第三章相关症状的临床表现内容
既往史	神经系统疾病应着重询问以下内容： ①头颅或脊柱外伤、手术史等 ②颅内感染病史及上呼吸道感染、麻疹及腮腺炎等 ③心脏病、高血压、糖尿病、胃肠道疾病、风湿病、甲状腺功能亢进和血液病等 ④颈椎病和腰椎管狭窄病等 ⑤过敏及中毒史等
个人史	包括出生地、居住地、文化程度、职业、是否到过疫区、生活习惯、性格特点、不良嗜好、左（或右）利手等。女性患者应询问月经史和婚育史等。儿童应注意围生期、疫苗接种和生长发育情况等
家族史	许多神经系统疾病是遗传性疾病或与遗传有关，询问家族史对于确定诊断有重要价值。发现遗传病后，应绘制家系图谱，供临床参考

二、体格检查

（一）一般检查

一般先过[1]，头颈胸腹；
脊柱四肢，肛门生殖；

注：[1] 意指一般检查项目，如体温、脉搏等先检查之

两侧对比，神经反射；

从上到下，从右到左；

前后内外，避免重复。

表 4-2　一般检查内容

检查项目	检查内容
生命体征	体温：正常人体温在 36～37℃，24 小时内体温波动不超过 1℃。高热提示感染性或炎症性疾病、中暑或中枢性高热；体温过低提示为休克、革兰氏阴性菌败血症、一氧化碳中毒、低血糖、第三脑室肿瘤、甲状腺功能减退、肾上腺皮质功能减退及冻伤或镇静安眠药过量 脉搏：增快见于感染性疾病或甲状腺功能亢进危象；细数或不规则见于中毒和休克；缓慢而有力见于急性颅内压增高；严重节律失常提示心源性因素 呼吸：观察呼吸方式、节律和频率等。不同水平脑损害出现特殊的呼吸节律异常： ①潮式呼吸 ②中枢神经源性过度呼吸 ③长吸式呼吸 ④丛集式呼吸 ⑤共济失调性呼吸 血压：升高见于颅内压增高、高血压脑病或卒中；过低可能为脱水、休克、心肌梗死、甲状腺功能减退等
体味或呼吸气味	酒味提示饮酒或乙醇中毒；烂苹果味提示糖尿病酮酸症中毒；肝臭味提示肝性疾病；氨味或尿味提示尿毒症；大蒜味提示有机磷中毒等
发育和体型	通常以年龄、智力、身高、体重和第二性征之间的关系来判断。身材矮小，可见于线粒体脑肌病和某些遗传代谢病的患者
营养状态	根据皮肤、皮下脂肪、毛发及肌肉发育情况等综合判断。检查方法：用拇指和示指将前臂内侧和上臂背侧下 1/3 的皮下脂肪捏起来观察其充实程度
面容表情	正常人表情自然、神态安怡。表情呆板见于帕金森病
体位	常见自主体位、被动体位及强迫体位
语言	语言中枢受损可致失语，见于脑卒中、脑外伤等；语调异常见于发音器官及其支配的神经病变；语态异常见于帕金森病、舞蹈病、肝豆状核变性和口吃等；构音障碍见于延髓性麻痹、小脑病变和帕金森病等
姿势与步态	当患某些疾病时，可使姿态发生特征性改变（详见第三章步态异常）
皮肤黏膜	皮肤黏膜黄染见于肝性脑变或药物中毒；发绀见于心肺疾病；苍白见于休克、贫血或低血糖；樱红色见于一氧化碳中毒；潮红见于高热、乙醇中毒、阿托品类药物中毒等；多汗见于甲状腺功能亢进、低血糖或有机磷中毒

检查项目	检查内容
头颈部	头颅部：观察头颅大小、外形，检查是否有触痛、压痛、隆起、凹陷、叩击痛、空瓮音及血管杂音 面部及五官：观察面部五官外形、皮疹、面肌抽动等。面部血管痣见于脑-面血管瘤病；面部皮脂腺瘤见于结节性硬化；眼睑下垂见于动眼神经损伤或重症肌无力；角膜缘绿褐色色素环见于肝豆状核变性；双瞳孔缩小见于有机磷或安眠药中毒；双瞳孔散大见于阿托品类药物中毒或深昏迷状态；双瞳孔不等大可能有脑疝形成；视盘水肿见于颅内压增高；外耳疱疹伴口角歪斜见于Hunt综合征 颈部：强迫头位见于后颅窝肿瘤；颈部活动受限见于脑膜炎、颈椎病变等；颈项粗短、后发际低见于颅底凹陷症和颈椎融合症；颈动脉狭窄者可闻及血管杂音 头颅外伤体征：①眶周瘀斑；②Battle征；③鼓膜血肿；④颅底骨折所致脑脊液鼻漏或耳漏。触诊可以证实凹陷性颅骨骨折或软组织肿胀
胸腹部	观察胸腹外形、包块，注意有无触压痛、叩痛、肺部啰音、心律异常、心脏或血管杂音等
躯干和四肢	注意有无脊柱畸形、脊膜膨出；四肢有无畸形、肌萎缩。皮下瘤结节和皮肤牛奶咖啡斑见于神经纤维瘤病；肌束震颤见于运动神经元病、有机磷中毒；双手扑翼样震颤多见于肝性脑病

（二）昏迷的检查

昏迷程度有深浅，格氏定量可评分；

昏迷浅者分数高，昏迷深者分数低。

表 4-3 Glasgow 昏迷评定量表

检查项目	临床表现	评分
A 睁眼反应	自动睁眼	4
	呼之睁眼	3
	疼痛引起睁眼	2
	不睁眼	1
B 语言反应	定向正常	5
	应答错误	4
	言语错乱	3
	言语难辨	2
	不语	1
C 运动反应	能按指令发出动作	6
	对刺激能定位	5
	对刺激能躲避	4
	刺痛肢体屈曲反应	3
	刺痛肢体过伸反应	2
	无动作	1

(三)意识障碍的检查

检查眼征痛反应,脑干反射瘫痪征;
呼吸形式有意义,还查脑膜刺激征。

表 4-4 意识障碍的检查

检查项目	基本要点
眼征	①瞳孔:检查其大小、开关、对称性及直接、间接对光反射。瞳孔变化与病变部位及疾病关系见表 4-5 ②眼底:是否有视盘水肿、出血。视盘水肿见于颅内高压等;玻璃体膜下片状或块状出血见于蛛网膜下腔出血等 ③眼球位置:是否有突出或凹陷。突出见于甲状腺功能亢进、动眼神经麻痹和眶内肿瘤等;凹陷见于 Horner 征、颈髓病变及瘢痕收缩等 ④眼球运动:眼球运动凝视障碍与病变部位关系见表 4-6
对疼痛刺激的反应	用力按压眶上缘、胸骨检查。出现单侧面部痛苦表情及肢体退缩等防御反应,提示瘫痪对侧大脑半球或脑干病变。引起去皮质强直提示丘脑或大脑半球受损;去脑强直提示上位脑干受损。脑桥和延髓病变患者通常对疼痛反应,偶可见膝部屈曲(脊髓反射)
瘫痪体征	通过观察自发活动、面部表情肌运动判断昏迷患者的瘫痪部位。偏瘫侧活动少,肌张力多降低,下肢外旋,疼痛刺激下肢回缩反应差或消失,可出现病理征。另外坠落试验亦可发现瘫痪的部位:检查上肢时,将患者双上肢同时提举至相同高度后突然放开任其坠落,瘫痪侧较无瘫痪侧坠落迅速,且沉重;检查下肢时,将患者下肢屈膝立于床面,突然松手时瘫痪肢体不能自动伸直,并外旋转倾倒,无瘫痪侧呈弹跳式伸直,并能保持足垂直位
脑干反射	见表 4-7
呼吸形式	其表现和定位见表 4-8
脑膜刺激征	包括颈强直、Kernig 征、Brudzinski 征等,见于脑膜炎、蛛网膜下腔出血、脑炎及颅内压增高等,深昏迷时脑膜刺激征可消失
意识障碍的其他体征	可出现营养不足、肺部或泌尿系统感染、大小便失禁、口腔炎、结膜炎、角膜炎、角膜溃疡和压疮等,久卧者还可发生关节僵硬和肢体挛缩畸形等

表 4-5 瞳孔变化与病变部位及疾病的关系

瞳孔变化	病变部位	疾病
一侧瞳孔散大、固定	该侧动眼神经	颞叶沟回疝
双侧瞳孔散大和对光反应消失	中脑	脑缺氧、阿托品类药物中毒
双瞳孔针尖样缩小	脑桥被盖	脑桥出血、有机磷中毒、吗啡类中毒
一侧瞳孔缩小	延髓、颈交感神经	Horner 征、延髓背外侧综合征、颈内动脉夹层

表 4-6　眼球运动凝视障碍与病变部位的关系

眼球凝视	病变
双眼同向向肢体瘫痪的对侧性凝视	大脑半球
双眼同向向肢体瘫痪的同侧性凝视	脑干
双眼垂直向上或向下凝视	中脑上丘
双眼向内下凝视	丘脑底部、中脑首端
分离性眼球运动	小脑
眼球浮动	脑干下部尚未达到中部

表 4-7　脑干反射

脑干反射	反射表现及意义
睫脊反射	疼痛刺激颈部皮肤可引起双侧瞳孔散大，反射消失提示下位脑干、颈髓及颈交感神经功能异常
角膜反射	由三叉神经的眼支与面神经共同完成。一侧角膜反射消失见于同侧面神经病变（同侧脑桥）；双侧角膜反射消失见于一侧三叉神经受损或双侧面神经受损（中脑或脑桥），提示昏迷程度较深
头眼反射	轻扶患者头部向左右、上下转动时眼球向头部运动相反方向移动，然后逐渐回到中线位。在婴儿为正常反射，成人被抑制。在大脑半球弥漫性病变昏迷时出现并加强；脑干病变时此反射消失，如一侧脑干病变，头向该则转动时无反射，向对侧仍存在
眼前庭反射	用注射器向一侧外耳道注入 1ml 冰水，半球弥漫性病变而脑干功能正常时出现双眼向注水侧强直性同向运动；中脑病变时，灌注对侧眼球内收不能，同侧眼外展正常；脑桥病变时反应完全丧失

表 4-8　不同呼吸模式的表现和定位

呼吸模式	损害水平	瞳孔	反射性眼球运动	疼痛反应
潮式呼吸	间脑	小，对光反应（+）	头眼反射存在	伸展过度
神经源性过度呼吸	中脑被盖部	不规则，对光反应（±）	病变侧头眼反射消失	去皮质强直
长呼气呼吸	中脑下部和脑桥上部	针尖大小，对光反应（±）	病变侧头眼反射消失	去大脑强直
丛集式呼吸	脑桥下部	针尖大小，对光反应（±）	眼前庭反射消失	去大脑强直
共济失调性呼吸	延髓上部	针尖大小，对光反应（±）	眼前庭反射消失	弛缓或下肢屈曲

(四)精神状态和高级皮质功能检查

认知功能的检查

记忆计算定向力,失语六项与失用;
失认分为视听触,视空技能执行功。

表 4-9 认知功能的检查

检查项目	检查内容
记忆	瞬时记忆检查方法:用顺行性数字广度测验 短时记忆检查方法:先让患者记一些非常简单的事物,或更为复杂的一些短句,约 5 分钟后再次询问患者对这些词条的回忆情况 长时记忆检查方法:包括在学校学习的基础知识、当前信息、自己的相关信息等
计算力	计算力可通过让患者正向或反向数数、数硬币、找零钱来进行检查。一般常从最简单的计算开始。常用的方法是从 100 中连续减 7
定向力	定向力检查时可细分为时间定向力、地点定向力和人物定向力。该检查需要患者在注意力集中的状态下进行
失语	失语检查前应首先确定患者意识清楚,检查配合 口语表达: ①语言流畅性,言语流利程度 ②语音障碍,在发声器官无障碍的情况下言语含糊不清或音调和韵律异常 ③找词困难,不能自由联想恰当的词汇或找词的时间延长 ④错语、新语、无意义杂乱语及刻板言语 ⑤语法障碍,如失语症,语法错乱 听理解:听理解障碍患者可听到声音,但不能理解语义或理解不完全。具体检查方法:要求患者执行简单的口头指令 复述:要求患者重复检查者所用的词汇或短语等 命名:让患者说出指示的常用物品或身体部分的名称,说不出时可描述物品的用途 阅读:让患者朗读书报和执行书面指令等,判定患者对文字的朗读和理解能力 书写:让患者书写姓名、地址、数字和简要叙事及听写或抄写等判定其书写能力
失用	检查时可给予口头和书面命令,观察患者执行命令、模仿动作和实物演示能力等
失认	视觉失认:让患者看一些常用物品,令其辨认并用语言或书写进行表达 听觉失认:辨认熟悉的声音 触觉失认:令患者闭目,让其触摸手中的物体加以辨认
视空间技能和执行功能	让患者画一个钟面,填上数字,并在指定的时间上画出表针。此项检查需视空间功能和执行功能相互协助,若出现钟面缺失或指针不全,提示两者功能障碍

（五）运动功能的检查

> 运动功能查六种，临床意义记分明；
> 瘫痪分类各不同，肌力张力应区分。

表 4-10　运动功能的检查

检查项目	检查内容
肌容积	观察有无肌肉萎缩、假性肥大，比较双侧对称部位肌肉体积，两侧肢体相同部位的周径相差大于 1cm 为异常。下运动神经元损害和肌肉疾病可见肌萎缩；进行肌营养不良可见假性肌肉肥大
肌张力	检查时嘱患者肌肉放松，触摸感觉肌肉硬度，并被动屈伸肢体感知阻力 肌张力减低：见于周围神经病变、小脑病变、某些肌源性病变及脑和脊髓性病变的休克期等 肌张力增高：见于锥体系和锥体外系病变。前者表现为折刀样肌张力增高；后者表现为铅管样肌张力增高
肌力	六级肌力记录法：见表 4-11 肌群肌力测定：可分别选择下列运动。 ①肩，外展、内收 ②肘，屈、伸 ③腕，屈、伸 ④指，屈、伸 ⑤髋，屈、伸、外展、内收 ⑥膝，屈、伸 ⑦踝，背屈、跖屈 ⑧颈，前屈、后伸 ⑨躯干，仰卧位抬头和肩，检查者给予阻力，观察腹肌收缩力；俯卧位抬头和肩，检查脊旁肌收缩力 各主要肌肉肌力检查方法：见表 4-12 轻瘫检查法：见表 4-13
不自主运动	观察患者有无不能随意控制的舞蹈样动作、手足徐动、肌束震颤、肌痉挛、震颤和肌张力障碍等，以及部位、范围、程度和规律与情绪、动作、寒冷、饮酒等的关系，并注意询问既往史和家族史
共济失调	检查试验见表 4-14
姿势与步态	检查时需从前面、后面和侧面分别观察患者的姿势、步态、起步情况、步幅和速度等。要求患者用足跟或足尖行走，以及双足一前一后地走直线。走直线时可令患者首先睁眼然后闭眼。站立时的阔基底和行走时的双足距离宽提示平衡障碍，见于小脑和感觉性共济失调、弥漫性脑血管病变和额叶病等 常见异常步态详见第三章步态异常

肌力分级

0级全瘫与正常，卒中观察用途广；
1级收缩无动作，2级平移不离床；
3级抬高阻难抗，4级抗阻但差强。

表 4-11　肌力的六级记录法

分级	说明
0级	完全瘫痪、肌肉无收缩
1级	肌肉可收缩，但不能产生动作
2级	肢体能在床面上移动，但不能抬起离开床面
3级	肢体能抵抗重力离开床面，但不能抵抗阻力
4级	肢体能做抗阻力动作，但不完全
5级	正常肌力

表 4-12　肌肉肌力检查方法

肌肉	节段	神经	功能	检查方法
三角肌	C_{5-6}	腋神经	上臂外展	上臂水平外展位，检查者将肘部向下压
肱二头肌	C_{5-6}	肌皮神经	前臂屈曲和外旋	前臂外旋，之后屈肘，检查者施加阻力
肱桡肌	C_{5-6}	桡神经	前臂屈曲、旋前	前臂旋前，之后屈肘，检查者增加阻力
肱三头肌	C_{7-8}	桡神经	前臂伸直	肘部做伸直动作，检查者增加阻力
腕伸肌	C_{6-8}	桡神经	腕部伸直	维持腕部背屈位，检查者自手背下压
腕屈肌	C_6-T_1	正中神经、尺神经	腕部屈曲	维持腕部掌屈位，检查者自手掌上抬
伸指总肌	C_{6-8}	桡神经	第2～5指掌指关节伸直	维持指部伸直，检查者在近端指节处加压
拇指伸肌	C_{7-8}	桡神经	拇指关节伸直	伸拇指，检查者加阻力
拇屈肌	C_7-T_1	正中神经、尺神经	拇指关节屈曲	屈拇指，检查者加阻力
指屈肌	C_7-T_1	正中神经、尺神经	指关节屈曲	屈指，检查者于指节处上抬
桡侧腕屈肌	C_{6-7}	正中神经	腕屈曲和外展	维持腕部屈曲，检查者在桡侧掌部加压
尺腕屈肌	C_7-T_1	尺神经	腕屈曲和内收	维持腕部屈曲，检查者在尺侧掌部加压

续表

肌肉	节段	神经	功能	检查方法
髂腰肌	L_{2-4}	腰丛、股神经	髋部屈曲	仰卧,屈膝,维持髋部屈曲,检查者将大腿往足部推
股四头肌	L_{2-4}	股神经	膝部伸直	仰卧,伸膝,检查者屈曲之
股内收肌	L_{2-5}	闭孔神经、坐骨神经	股部内收	仰卧,下肢伸直,两膝并拢。检查者分开之
股二头肌	L_4-S_2	坐骨神经	膝部屈曲	仰卧,维持膝部屈曲,检查者加阻力
臀大肌	L_3-S_2	臀下神经	髋部伸直	仰卧,膝部屈曲90°将膝部抬起,检查者增加阻力
胫前肌	L_{4-5}	腓深神经	足部背屈	足部背屈,检查者加阻力
腓肠肌	L_5-S_2	胫神经	足部跖屈	膝部伸直,跖屈足部,检查者加阻力
拇伸肌	L_4-S_{11}	腓深神经	拇趾伸直和足部背屈	拇趾背屈,检查者增加阻力
拇屈肌	L_5-S_2	胫神经	拇趾跖屈	拇趾跖屈,检查者增加阻力
趾伸肌	L_4-S_1	腓深神经	第2~5足趾背屈	伸直足趾,检查者增加阻力
趾屈肌	L_5-S_2	胫神经	足趾跖屈	跖屈足趾,检查者增加阻力

表4-13 轻瘫检查法

检查项目	检查方法及结果分析
上肢平伸试验	双上肢平举,掌心向上,轻瘫侧上肢逐渐下垂和旋前(掌心向内)
Barre分指试验	相对分开双手五指并伸直,轻瘫侧手指逐渐并拢屈曲
小指征	双上肢平举,手心向下,轻瘫侧小指常轻度外展
Jackson征	仰卧位双腿伸直,轻瘫侧下肢呈外旋位
下肢轻瘫试验	俯卧位,双膝关节均屈曲成直角,轻瘫侧小腿逐渐下落

表4-14 共济失调的检查

检查项目	检查方法及结果分析
指鼻试验	嘱患者用示指指尖触及前方距其0.5m检查者的示指,再触自己的鼻尖,用不同方向、速度、睁眼与闭眼反复进行,两侧比较。指鼻不准见于小脑半球病变、感觉性共济失调闭眼时
反击征	嘱患者握拳、收肘屈肘,前臂旋后,检查者用力拉其腕部,受试者屈肘抵抗,检查者突然松手。正常为屈肘立即停止,不会击中自己。小脑病变者则不然

检查项目	检查方法及结果分析
跟-膝-胫试验	取仰卧位,上举一侧下肢,用足跟触及对侧膝盖,再沿胫骨前缘下移。小脑损害、感觉性共济失调出现摇晃不稳、辨距不良或意向性震颤
轮替试验	嘱患者用前臂快速旋前和旋后,或一手用手掌、手背连续交替拍打对侧手掌,或用足趾反复快速叩击地面等。小脑性共济失调患者动作笨拙
起坐试验	取仰卧位,双手交叉置于胸前设法坐起。正常人躯干屈曲并双腿下压,小脑病变患者髋部和躯干屈曲,双下肢向上抬离床面,起坐困难
闭目难立征试验	患者双足并拢站立,双手向前平伸、闭目。出现摇摆不稳,称为Romberg征阳性,见于感觉性共济失调;睁眼闭眼均不稳见于小脑或前庭病变

(六)脑神经的检查

顺序检查脑神经,问诊视嗅与动诊;

感觉神经嗅视听,借助仪器立竿影;

五对运动混合四,循名责实双侧行。

表4-15 嗅神经的检查

嗅神经检查	检查方法
检查方法	检查前先应排除鼻腔阻塞及鼻黏膜病变,并询问有无嗅觉减退或幻嗅等主观嗅觉障碍,然后嘱患者闭目,先压住一侧鼻孔,用牙膏、香皂或香油等置于另一侧鼻孔下,让患者辨别嗅到的气味。然后,同法检查另一侧鼻孔
异常表现	①嗅觉丧失或减退:见于前颅凹肿瘤、颅脑外伤、帕金森病等 ②嗅觉过敏:多见于癔症 ③幻嗅:见于嗅中枢的刺激性病变(颞叶癫痫)、精神分裂症、乙醇戒断等

表4-16 视神经的检查

视神经	检查方法
视力	远视力:采用国际标准视力表,被检者距视力表5m,被检眼与1.0这一行在同一高度,两眼分别检查 近视力:常用标准视力表,被检眼距离视标30cm,在充足的照明下,两眼分别检查 正常远视力标准为1.0,如在视力表前1m处仍不能识别最大视标,可从1m开始逐渐移近,以前辨认指数或眼前手动的距离表示视力。若不能辨认手动,可在暗室中用手电筒照射眼,记录看到光亮为光感,光感消失为失明

续表

视神经	检查方法
视野	周边视野检查：①手动法粗略测试，患者与检查者相距1m，相对而坐，测试左眼时，受试者遮右眼，左眼注视检查者右眼，检查者遮左眼，用示指或视标在两人中间等距离处分别从上、下、颞侧和鼻侧等方位自周围向中央移动，嘱患者看到后告知，可与检查者的正常视野比较；②周边视野计精确测定，常用直径3mm的白色视标、半径为330mm的视野计，其范围是鼻侧约60°、颞侧约90°、上方约55°、下方约70°，外下方视野最大 中心视野检查：目标可以是检查者的面部，患者遮住一只眼睛，然后询问是否可以看到整个检查者的面部。如果能看到一只眼睛或没看到口部，则可能存在中心视野缺损。必要时可用精确的视野计检查
眼底	眼底检查时患者背光而坐，眼球正视前方。检查右眼时，医生站在患者右侧，右手持检眼镜用右眼观察眼底；左眼相反。观察时检眼镜要紧贴患者面部，一般不需散瞳
异常表现和定位	视力障碍和视野缺损：视力减退或丧失见于视神经、视中枢病变；偏盲和黄斑回避见于枕叶病变；双颞侧偏盲见于垂体瘤；同向性偏盲为对侧视束或外侧膝状体病变；同向性上象限盲为对侧视辐射下部受损；同向性下象限盲为对侧视辐射上部受损 视盘异常：①视盘水肿，提示颅内高压；②视神经萎缩，见于中毒、眶后肿瘤直接压迫、球后视神经炎及视盘水肿和视盘炎的晚期等

表4-17 动眼神经、滑车神经和展神经的检查

动眼神经、滑车神经和展神经	检查方法
外观	观察睑裂是否对称，是否上睑下垂，眼球有否前突或内陷、斜视、同向偏斜及眼震等
眼球运动	让患者头部固定，两眼注视检查者的手指，并随之向各方向转动，并检查辐辏动作。观察有否眼球运动受限及受限方向和程度，有无复视和眼球震颤
瞳孔及其反射	正常瞳孔位置居中，呈正圆形，双侧等大，直径为3~4mm，小于2mm为瞳孔缩小，大于5mm为瞳孔扩大 对光反射：是光线刺激引起的瞳孔收缩，感光瞳孔缩小称为直接对光反射，对侧未感光瞳孔也收缩称为间接光反射。检查时嘱患者注视远处，用电筒光从侧方分别照射瞳孔。如直接和间接光反射均消失，提示受检测视神经损害；如直接光反射消失，间接光反射保留，提示受检测动眼神经损害 调节反射：两眼注视远方再突然注视近物（辐辏动作），出现两眼合聚、瞳孔缩小
异常表现和定位	眼睑下垂：单侧眼睑下垂见于Horner综合征、动眼神经麻痹、外伤；双侧眼睑下垂见于Miller-Fisher综合征；单侧或双侧眼睑下垂也可见于重症肌无力 眼外肌麻痹：其表现和定位见表4-18 眼震：按节律分为①钟摆样眼震；②急动性眼震。按方向分为①水平性眼震；②垂直性眼震；③旋转性眼震；④跷跷板样眼震等。见于前庭和小脑病变等。检查时应记录出现眼震时的凝视位置、方向、幅度，是否有头位改变等诱发因素和眩晕等伴随症状 瞳孔：一侧瞳孔扩大见于中脑顶盖区病变、动眼神经麻痹、睫状肌及其神经节内副交感神经病变；缩小见交感神经通路病变、阿-罗瞳孔等

表 4-18　不同眼外肌麻痹的表现和定位

眼外肌麻痹定位	异常表现	常见疾病
中枢性眼肌麻痹		
核上性	双眼向偏瘫侧水平凝视麻痹	脑外伤、脑卒中
核间性		
水平性		脑卒中、多发性硬化
前核间性	病侧眼球不能内收，对侧眼球可以外展	
后核间性	病侧眼球不能外展，对侧眼球可以内收	
一个半综合征	病侧眼球内收、外展均不能，对侧眼球内收不能，仅可以外展	
垂直性		松果体瘤
上丘前半部	双眼向上垂直运动不能	
上丘后半部	双眼向下垂直运动不能	
周围性眼肌麻痹		
核性	眼球向外或向内或向上或向下不能，伴其他脑神经损害表现	海绵窦病变、脑功能瘤、脑干炎
核下性		脑动脉瘤、蛛网膜炎、糖尿病
动眼神经	上睑下垂、外斜视、眼球向上、向内及向下运动受限、复视	
滑车神经	眼球向外下方运动受限、复视	
展神经	眼球向外运动不能、内斜视、复视	

表 4-19　三叉神经的检查

三叉神经检查	检查方法
面部感觉	嘱患者闭眼，可用钝针、棉絮和盛有冷水或热水的试管分别检查面部的痛、触和温度觉
咀嚼肌运动	先观察有无颞肌、咀嚼肌萎缩，然后用双手触压患者颞肌、咀嚼肌，嘱患者做咀嚼动作，感觉双侧肌力强弱；再嘱患者做张口运动，观察下颌有无偏斜
反射	①角膜反射：用细棉絮从患者视野外接近并轻触角膜外缘，避免触及睫毛及巩膜，正常反应为双眼瞬目，受试侧瞬目称为直接角膜反射，对侧瞬目称为间接角膜反射 ②下颌反射：嘱患者略张口，检查者将拇指置其下颌中央，然后轻叩拇指，引起患者下颌快速上提，正常人一般引不出
异常表现及定位	三叉神经三支分布区各种感觉缺失见于周围性病变；葱皮样感觉障碍见于核性病变。中枢性三叉神经损害下颌偏向病灶对侧，周围性三叉神经损害下颌偏向病灶同侧。直接与间接角膜反射均消失，见于受试侧三叉神经病变；直接角膜反射消失，间接角膜反射存在，见于受试侧面神经瘫痪。下颌反射活跃，见于双侧锥体束病变

表 4-20　面神经的检查

面神经检查	检查方法及意义
面肌运动	先观察双侧额纹、眼裂、鼻唇沟和口角是否对称、有无肌痉挛。然后,嘱患者做蹙额、皱眉、闭眼、露齿、鼓腮或吹哨动作,观察有无瘫痪,是否对称
感觉	嘱患者伸舌,用棉签将少量食糖、食盐、食醋溶液于一侧舌前 2/3 处,患者不能讲话、缩舌和吞咽,再让患者用手指出示先写在纸上的甜、咸或酸 3 个字之一。先试可疑侧,再试另侧。每种溶液试验完后,要用温水漱口。面神经损害者舌前 2/3 的味觉丧失。此外,需观察外耳道和耳后皮肤有无疱疹;询问是否有过听觉过敏
反射	①角膜反射:见三叉神经检查 ②眼轮匝肌反射:检查者的拇、示指将患者的外眦拉向一侧,用诊锤敲击拇指可引起同侧闭目。周围性面瘫时眼轮匝肌反射减低,中枢性面瘫面肌痉挛时此反射增强 ③掌颏反射:敲击或划手掌引起同侧颏肌收缩,为病理反射,提示锥体束受损。双侧掌颏反射阳性也可见于正常老年人
副交感	膝状神经节或其附近病变可导致同侧泪液减少,膝状神经节远端病变可导致同侧泪液增多
主要异常表现及定位	①周围性面瘫:患侧皱纹、鼻唇沟变浅、瞬目减慢及眼睑闭合不全,见于面神经炎、Hunt 综合征等。刺激性病变可表现为面肌痉挛 ②中枢性面瘫:只造成眼裂以下的面肌瘫痪,见于脑血管病

表 4-21　位听神经的检查

位听神经检查	检查方法及意义
蜗神经	①常用耳语、表声或音叉进行检查,声音由远及近,测量患者单耳(另侧塞住)能够听到声音的距离,再同另侧耳比较。用电测听计检查可获得准确资料 ② Weber 试验:将振动的音叉置于患者额顶正中,比较双侧骨导。正常时两耳感受到的声音相同,传导性耳聋时患侧较响,为 Weber 试验阳性;感音性耳聋时健侧较响,为 Weber 试验阴性
前庭神经	先观察患者有无眩晕等自发性症状,再进行冷热水试验和转椅试验。冷热水试验患者仰卧,头部抬起 30°,灌注热水时眼震快相向同侧,冷水时快相向对侧,正常时眼震持续 1.5~2 秒,前庭神经受损时该反应减弱或消失。转椅试验时让患者闭眼坐在旋转椅上,头部前屈 80°,向一侧快速旋转后突然停止,让患者睁眼注视远处,正常出现快相与旋转方向相反的眼震,持续约 30 秒,如 < 15 秒提示前庭功能障碍
异常表现和定位	蜗神经的刺激性病变出现耳鸣,破坏性病变出现耳聋。传导性耳聋见于外耳或中耳病变;感音性耳聋见于内耳或耳蜗神经病变。眩晕、呕吐、眼球震颤和平衡障碍见于前庭神经病变;冷热水试验和转椅试验有助于前庭功能障碍的评价

表 4-22　舌咽神经和迷走神经的检查

舌咽神经、迷走神经检查	检查方法及意义
运动	注意患者有无发音嘶哑、鼻音或失音，是否呛咳，有无吞咽困难。然后嘱患者张口发"啊"音，观察悬雍垂是否居中，两侧软腭上抬是否一致。当一侧神经受损时，该侧软腭上抬减弱，悬雍垂偏向健侧，双侧神经麻痹时，双侧软腭上抬受限
感觉	用棉签轻触两侧软腭和咽后壁，询问患者的感觉
味觉	舌咽神经支配舌后 1/3 味觉，检查法同面神经
反射	①咽反射：嘱患者张口，用压舌板轻触两侧咽后壁，正常表现为咽部肌肉收缩和舌后缩。当神经受损时，患侧反射减弱或消失 ②眼心反射：检查者用中指与示指对两侧眼球逐渐施加压力 20～30 秒，正常人脉搏可减少 10～12 次/分。此反射由三叉神经眼支传入，迷走神经心神经支传出。迷走神经功能亢进者反射加强（脉搏减少 12 次/分以上），迷走神经麻痹者反射减退或消失 ③颈动脉窦反射：检查者用示指与中指压迫一侧颈动脉分叉处引起心率减慢，反射由舌咽神经传入，迷走神经传出。颈动脉窦过敏患者须谨慎行之
异常表现和定位	①真性球麻痹：由舌咽神经、迷走神经及发出神经损害引起，或肌肉本身的无力。咽反射减弱或消失，肌肉萎缩明显。一侧舌咽神经、迷走神经麻痹时吞咽困难不明显 ②假性球麻痹：由双侧皮质脑干束受损引起。咽反射存在或亢进，肌肉萎缩不明显，常伴下颌反射活跃和强哭强笑 ③迷走神经受刺激：可出现咽肌、舌肌和胃痉挛

表 4-23　副神经和舌下神经的检查

副神经、舌下神经检查	检查方法及意义
副神经	检查时让患者对抗阻力向两侧转颈和耸肩。副神经损害时向对侧转颈和同侧耸肩无力或不能，同侧胸锁乳突肌和斜方肌萎缩、垂肩和斜颈
舌下神经	检查时嘱患者伸舌，注意观察有无伸舌偏斜、舌肌萎缩及肌束颤动。一侧舌下神经麻痹时，伸舌舌尖偏向病侧，双侧麻痹者则不能伸舌
异常表现及定位	①核下性病变：伸舌偏向患侧，伴同侧舌肌萎缩。双侧舌下神经麻痹时舌不能伸出口外，有吞咽困难和构音障碍 ②核性损害：除上述核下性病变的表现外，还可见于舌肌束颤 ③一侧核上性损害：伸舌偏向病灶对侧，无舌肌萎缩或肌束颤动

（七）感觉系统的功能检查

感觉功能深浅辨，皮质感觉闭目明。

表 4-24　感觉系统的功能检查

感觉系统检查	检查方法
浅感觉	①痛觉：用大头针的尖端和钝端交替轻刺皮肤，询问是否疼痛 ②触觉：患者闭目，用棉花捻成细条轻触皮肤，询问触碰部位 ③温度觉：用装冷水（0～10℃）和热水（40～50℃）的玻璃试管分别接触皮肤，辨别冷、热感。如痛、触觉无改变，一般可不必再查温度觉
深感觉	①运动觉：患者闭目，检查者用拇指和示指轻轻夹住患者手指或足趾末关节两侧，上下移动，让患者辨别移动方向 ②位置觉：患者闭目，检查者将其肢体摆成某一姿势，请患者描述该姿势或用对侧肢体模仿
皮质感觉	①定位觉：患者闭目，用手指或棉签轻触患者皮肤后，让其指出接触部位 ②两点辨别觉：患者闭目，用分开一定距离的钝双脚规接触皮肤，如患者感觉为两点时再缩小间距，直至感觉为一点为止。正常值指尖为 2～4mm，手背为 2～3cm，躯干为 6～7cm ③图形觉：患者闭目，用钝针在皮肤上画出简单图形，让患者辨出 ④实体觉：患者闭目，嘱其用单手触摸常用物品并说出物品形状和名称

（八）反射检查

🌱 生理深反射的检查

肱二肱三膝跟腱，桡骨膜与霍夫曼；
阵挛并归新观点，反射程度六级按；
亢进见于"锥上"损，锥束以下反射减。

表 4-25　生理深反射的检查

深反射名称	检查方法及意义
肱二头肌反射	患者取坐位或卧位，肘部屈曲成直角，检查者左拇指（坐位）或左中指（卧位）置于患者肘部肱二头肌肌腱上，右手持叩诊锤叩击左拇指或中指，反射为肱二头肌收缩，引起屈肘。由 C_{5-6} 支配，经肌皮神经传导。
肱三头肌反射	患者坐位或卧位，上臂外展，肘部半屈，检查者托其上臂，用叩诊锤直接叩击鹰嘴上方肱三头肌肌腱，反射为肱三头肌收缩，引起前臂伸展。由 C_{6-7} 支配，经桡神经传导
桡骨膜反射	患者坐位或卧位，前臂半屈半旋前位，检查时叩击桡骨下端，反射为肱桡肌收缩，引起肘部屈曲、前臂旋前。由 C_{5-8} 支配，经桡神经传导
膝反射	患者取坐位时膝关节屈曲 90°，小腿自然下垂，仰卧位时检查者用左手从双膝后托起膝头节呈 120°，右手用叩诊锤叩击髌骨下股四头肌肌腱，反射为小腿伸展。由 L_{2-4} 支配，经股神经传导

续表

深反射名称	检查方法及意义
踝反射	患者取仰卧位，屈膝约90°，并外展，检查者用左手使足背屈曲成直角，右手用叩诊锤叩击跟腱，反射为足跖屈；或俯卧位，屈膝90°，检查者用左手按足跖，再叩击跟腱；或患者跪于床边，足悬于床外，叩击跟腱。由S_{1-2}支配，经胫神经传导
阵挛	①髌阵挛：患者仰卧，下肢伸直，检查者用拇、示指捏住髌骨上缘，突然而迅速地向下方推动，髌骨发生连续节律性上下颤动 ②踝阵挛：检查者用左手托患者腘窝，使膝关节半屈曲，右手捏足前部，迅速而突然用力，使足背屈，并用手持续压于足底，跟腱发生节律性收缩，使足部交替性屈伸
霍夫曼征	患者手指微屈，检查者左手握患者腕部，右手示指和中指夹住患者中指，以拇指快速地向下拨动其中指指甲，阳性反应为拇指屈曲内收和其他各指屈曲。由C_7—T_1支配，经正中神经传导
Rossolimo征	患者仰卧，双下肢伸直，检查者用叩诊锤快速地叩击足趾跖面，阳性反应为足趾向跖面屈曲。由L_5—S_1支配，经胫神经传导

生理浅反射的检查

角膜腹壁与肛门，提睾"跖反"共五种；
棉絮竹签轻刺激，反射中枢要记清；
消失具为昏迷深，局部病变锥束征。

表4-26 生理浅反射的检查

浅反射名称	检查方法及意义
腹壁反射	患者仰卧位，双下肢略屈曲，用棉签杆沿肋弓下缘（T_{7-8}）、脐孔水平（T_{9-10}）和腹股沟上（T_{11-12}）平行方向，由外向内轻划两侧腹壁皮肤，反射为该侧上、中、下腹肌收缩，脐孔向刺激部分偏移。由T_{7-12}支配，经肋间神经传导
提睾反射	用棉签杆自上向下划大腿上部内侧皮肤，反射为该侧睾丸上提。由L_{1-2}支配，经生殖神经传导
跖反射	用棉签杆自足底外侧由足跟向前划至小趾跖关节时转向内侧，反射为足趾跖屈，由S_{1-2}支配，经胫神经传导
肛门反射	用棉签杆轻划肛门周围皮肤，反射为肛门外括约肌收缩。由S_{4-5}支配，经肛尾神经传导
角膜反射	见表4-19

病理反射的检查

病理反射锥体病，八种体征分三层；
霍夫曼征为上肢，最有价值巴氏征；
查奥戈贡余四种，两种阵挛踝与髌。

表 4-27 病理反射的检查

病理反射名称	检查方法及意义
巴宾斯基征	检查方法同跖反射，阳性反应为踇趾背屈，可伴其他足趾扇形展开。提示锥体束受损
巴宾斯基等位征	① Chaddock 征：由外踝下方向前划至足背外侧 ② Oppenheim 征：用拇指和示指沿胫骨前缘自上向下用力下降 ③ Scheffer 征：用手挤压跟腱 ④ Gordon 征：用手挤压腓肠肌 ⑤ Gonda 征：用力下压第 4～5 足趾，数分钟后突然放松 ⑥ Pussep 征：轻划足背外侧缘。阳性反应均为踇趾背屈。意义同巴宾斯基征
强握反射	是指检查者用手指触摸患者手掌时被强直性握住的一种反射。见于新生儿及额叶病变者
脊髓自主反射	脊髓横贯性病变时，针刺病变平面以下皮肤引起单侧或双侧髋、膝、踝部屈曲和巴宾斯基征阳性。若双侧屈曲并伴腹肌收缩，膀胱及直肠排空，病变以下竖毛、出汗、皮肤发红等，称为总体反射

（九）脑膜刺激征的检查

脑膜刺激征

被动屈颈颈强直，三种连同克布氏；
屈髋屈膝伸阻痛，克氏阳性最应知；
布氏又有腿颈征，"蛛下"脑膜炎提示。

拉塞克（Casague）征

拉氏直腿抬高征，阳性三十度内痛；
正常可达七十度，病理刺激神经根；
间盘突出腰骶炎，常见坐骨神经痛。

表 4-28 脑膜刺激征的检查

脑膜刺激征检查	基本要点
屈颈试验	患者仰卧位，检查者托其枕部并使头部前屈，若表现为不同程度的抵抗称为颈强直，但需排除颈椎病
克匿格征	患者仰卧位，屈髋、膝关节成直角，检查者试行伸直小腿，如伸直受限并出现疼痛，大、小腿间夹角<135°，为阳性
布鲁津斯基征	患者仰卧屈颈时出现双侧髋、膝部屈曲

（十）自主神经功能的检查

自主神经反射多，眼心划痕位立卧；

竖毛发汗与握拳，瓦氏动作算心搏；

分析心率变异性，"括约"功能亦应测。

表 4-29 自主神经功能的检查

自主神经检查	基本要点
一般检查	观察皮肤黏膜、毛发、指甲的颜色、质地等，汗液分泌情况及瞳孔反射
内脏及括约肌功能	胃肠功能、大小便功能障碍及性质等
自主神经反射	①竖毛试验：皮肤受寒冷或搔划刺激，可引起局部出现毛囊隆起竖毛反应，逐渐向周围扩散的竖毛反应一般扩展至脊髓横贯性损害的平面停止，可帮助判断脊髓损害的部位 ②皮肤划痕试验：用钝竹签在皮肤适度加压画一条线，数秒后出现白线条，稍后变为红条纹，为正常反应；若白线条持续较久为交感神经兴奋性增高，红条纹持续较久且明显增宽为副交感神经兴奋性增高或交感神经麻痹 ③眼心反射及颈动脉窦反射：详见脑神经检查
自主神经试验检查	①卧立位试验：患者平卧位测血压和脉搏，直立后2分钟复测。若收缩压降低≥20mmHg，舒张压降低≥10mmHg，脉搏次数减少超过10~12次/分，提示自主神经兴奋性增高 ②发汗试验：将碘2g，蓖麻油10ml与96%乙醇100ml配制成碘液，涂满全身，待干后再涂淀粉，皮下注射毛果芸香碱10mg使全身出汗。淀粉遇汗液变蓝，由此可识别无汗皮肤分布，提示交感神经功能障碍的范围

第五章　神经系统疾病的辅助检查

神经系统辅助检查

疾病定位与定性，辅助检查好帮手；
检查方法有多种，正确选择有讲究。

表 5-1　神经系统主要辅助检查的适应证和优缺点

检查方法	适应证	优点	缺点
脑脊液检查	颅脑、脊髓疾病，如脑炎、蛛网膜下腔出血、脑膜癌（病）、吉兰-巴雷综合征、多发性硬化及颅内压的判断	简便，价廉，对中枢神经系统感染的定性有其他检查无可取代的价值	有创
头颅X线片	颅骨病变：头颅畸形、骨折等	简便，价廉	分辨率低
CT扫描	颅脑、脊椎疾病，如脑出血、脑梗死、脑内钙化病灶、脑肿瘤、脊椎骨折、椎间盘突出等。螺旋CT可以血管成像	快速，安全，显示组织结构优于X线。对于钙化和出血显影清楚	存在骨伪影，对幕下结构分辨率差
磁共振成像（MRI）	颅脑、脊髓疾病，如脑梗死、脑肿瘤、多发性硬化、椎管内占位病变等。可以血管成像	无放射线辐射，显示组织结构清晰，对幕下和椎管内病灶分辨率高	耗时，费用高。患者体内有金属置入物时不能检查。对钙化灶和急性期脑出血的诊断不如CT
单光子发射计算机体层扫描成像（SPECT）	脑功能障碍疾病，如癫痫、痴呆等	能反映脑血流量，显示结构性影像尚不能显影的病灶	组织结构显示满意，接触放射性物质
正电子发射计算机体层扫描成像（PET）	脑功能障碍性疾病，如癫痫、痴呆、帕金森病等	可反映脑代谢和功能情况	费用高，组织结构显示不满意，接触放射性物质
数字减影血管造影（DSA）	颅内外血管疾病，如动静脉畸形、动脉瘤、动脉夹层、脑静脉窦血栓等	显示血管结构清楚，是脑血管性疾病诊断的"金标准"	有创，费用高，需用造影剂
经颅多普勒超声（TCD）	脑血管疾病、颅内压高、重症监护等	简便，价廉，无创	检测结果受操作者和操作过程影响

续表

检查方法	适应证	优点	缺点
脑电图（EEG）	癫痫、脑炎、代谢性脑病等	简便，价廉，无创，可动态监测	诊断特异性较差
脑磁图	癫痫病灶的确定，认知活动的研究等	对脑内生理和病理活动的空间定位好，灵敏度高	费用昂贵
肌电图和神经传导速度	肌源性疾病、神经源性疾病	鉴别肌源性疾病与神经源性疾病，对前角、神经根与周围神经病变进行定位，发现亚临床病变	对定性诊断价值小，需结合临床和其他辅助检查
诱发电位（EP）	神经传导通路病变	简便，价廉，无创，对定位有帮助	对定性诊断无价值
活组织检查	某些脑部、周围神经和肌肉病变	对定性诊断帮助大	有创，有些疾病即使做病理检查亦不能确诊
基因诊断	遗传性疾病	诊断水平提升到基因水平，提高了诊断速度和准确性	基因诊断尚不能脱离临床诊断

辅助检查方法举例

1. X 线检查

　　透视摄影最常用，图像特点全不同；
　　透视器官动态观，微变难察不永久；
　　摄片清晰见微病，像虽静态可长存。

2. X 线计算机体层成像（CT）

　　断层扫描三类型，螺旋超速与普通；
　　后者又有三方法：平扫增强和造影；
　　中枢疾病最普遍，其余系统皆堪用。

3. 头颅正常 X 线表现

　　头颅平片侧"后前"，颅壁颅缝与蝶鞍；
　　内耳两侧几对称，松果钙化最常见；
　　造影颈内动脉征，结合解剖二位片。

4. 正常脑 CT 表现

　　以眦耳线为基础，依次上扫各平面；
　　八标准层是基础，颅底层面与蝶鞍；
　　鞍上池与三脑室，侧脑室及脑沟显。

5. 脑瘤的 CT 诊断

　　　　　　　胶质脑膜垂体三，胶质呈形最常见；
　　　　　　　Ⅰ级Ⅱ级瘤结节，Ⅲ级Ⅳ级易囊变；
　　　　　　　脑膜瘤常钙化点，"垂瘤"上"池"下侵蝶[*]。

注：*垂体瘤 CT 检查显示蝶鞍扩大，鞍内肿块向上生长，突入鞍上池，向下可侵入蝶窦

6. 脑出血的 CT 诊断

　　　　　　　团块高密急性期，破入脑室多血积；
　　　　　　　3 至 7 天吸收期，水肿带宽密度低；
　　　　　　　囊变期在 2 月后，大小不等有脑萎。

7. 脑梗死的 CT 诊断

　　　　　　　脑梗分为三类型，缺血出血与"腔梗"[*]；
　　　　　　　缺血低密呈扇形，模糊效应半月生；
　　　　　　　斑片高密出血性，腔梗低密边清影。

注：*腔梗是指腔隙性梗死

第六章　神经系统疾病的诊断原则

一、诊断程度

（一）定位诊断

临床诊断神经病，定位诊断首确定；
病变部位不相同，临床表现则相异。

表 6-1　神经系统疾病的定位诊断

病变部位	临床特点
大脑病变	根据各脑叶功能的不同，病变亦各有不同特点，主要表现有意识障碍、精神障碍、失语、偏瘫、偏身感觉障碍、偏盲、癫痫发作等
脑干病变	一侧脑干病变多表现为交叉性瘫痪、交叉性感觉障碍。脑干两侧或弥漫性损害时常引起双侧多数脑神经和双侧锥体束受损症状
小脑病变	小脑蚓部损害主要引起躯干的共济失调，小脑半球损害则引起同侧肢体的共济失调。可出现小脑性语言和辨距不良
脊髓病变	脊髓横贯性损害常造成受损部位以下的运动、感觉及括约肌三大功能障碍，呈完全或不完全的截瘫或四肢瘫，传导束型的感觉障碍和大小便功能障碍。根据感觉障碍的最高平面、运动障碍、深浅反射的改变和自主神经功能障碍，可以大致确定脊髓损害的范围。脊髓的单侧损害可引发脊髓半切损害综合征。脊髓的部分性损害可仅有锥体束和前角损伤症状，亦可仅有锥体束及后索损害症状，或可因后角、前联合受损仅出现节段性痛觉和温度觉障碍
周围神经病变	由于脊神经是混合神经，受损时在其支配区有运动、感觉和自主神经的症状。前、后根的损害分别出现根性分布的运动、感觉障碍；多发性神经病出现四肢远端的运动、感觉障碍
肌肉病变	病变损害肌肉或神经-肌肉连续点时，最常见的症状是肌无力，另外还有病态性疲劳、肌痛与触痛、肌肉萎缩、肌肉肥大及肌强直等，无明显的感觉障碍

（二）定性诊断

定位诊断确定后，定性诊断应考虑；
起病形式和病程，辅助诊断有意义。

表 6-2 神经系统疾病的定性诊断

疾病类型	疾病类型
脑血管病	起病急骤，症状在几秒至几天达到高峰。多见于中老年人，既往有高血压、动脉粥样硬化、心脏病、糖尿病及高脂血症等病史。表现为头痛、头晕、呕吐、肢体瘫痪、意识障碍、失语等。CT、MRI、DSA等影像学检查有助于诊断脑血管病
感染性疾病	起病呈急性或亚急性，病情于数日至数周内达高峰，神经系统症状较广泛弥散，伴有畏寒发热、白细胞增加等全身感染中毒的症状。血及脑脊液的微生物、免疫学等有关检查可进一步明确感染的性质
变性疾病	起病及病程经过缓慢，呈进行性加重。各年龄段均可发病，临床症状各异，有认知障碍、运动障碍、延髓麻痹、肢体无力及肌萎缩等
外伤	多有明确外伤史，呈急性起病。X 线及 CT 检查有助于诊断
脱髓鞘疾病	脱髓鞘疾病起病常呈急性或亚急性，有缓解和复发倾向，部分疾病起病缓慢，呈进行性加重。常见疾病有多发性硬化、急性播散性脑脊髓炎等。MRI、脑脊液检查和诱发电位检查有助于诊断
代谢和营养障碍性疾病	代谢和营养障碍性疾病常发病缓慢，病程较长，在全身症状的基础上出现神经症状。代谢和营养障碍常引起较固定的神经症状
其他	有中毒和遗传性疾病等。诊断中毒时必须结合病史调查及必要的化验检查方能确定。神经系统遗传病多于儿童及青年期发病，家族中可有同样疾病，其症状和体征繁多，部分具有特征性，为诊断提供了重要依据

二、临床思维方法

诊断疾病有原则，首推病理一元说；
常见多发流行病，器质可治思虑多；
简化思维抓关键，尤其危重与沉疴。

表 6-3 临床思维方法的概况

临床思维方法	基本要点
诊断思维原则	①一元说（论）：尽可能用一种疾病去解释多种临床表现。确实不能用一种疾病解释时，可再考虑其他 ②首先考虑常见病、多发病、流行病 ③首先考虑器质性疾病 ④首先考虑可治性疾病 ⑤简化思维，抓住关键

续表

临床思维方法	基本要点
临床思维步骤	①养成认真、细致和全面的习惯，通过详细的问诊、查体及实验室检查，收集可靠翔实的临床资料 ②运用神经解剖学、生理学知识综合分析临床资料，进行定位诊断 ③根据病史、体征、相关的实验室检查结果及病变部位分析病因，做出定性诊断 ④疾病性质明确后，制订合理有效的治疗方案 ⑤根据疾病的性质、部位、患者的综合状态等因素评定患者的预后
注意事项	应始终把握"具体问题具体分析"的总原则，强调真实全面地获取临床资料，注意观察，勤于思考，善于综合分析，透过现象看本质，抓住疾病的主要矛盾，减少误诊和误治，提高诊断的准确率和治愈率

第七章 头 痛

头痛的概况

头痛病因两方面，多为颅内外病变；
原发继发其他等，国际分为三大类；
临床问诊很重要，辅助检查可挑选；
病因对症预防治，镇痛药物效果显。

表 7-1 头痛的概况

头痛	基本要点
病因	①原发性：不能归同于某一确切病因 ②继发性：各种颅内病变，如脑血管疾病、颅内感染、颅脑外伤、全身性疾病、内环境紊乱、药物滥用等
分类	见表 7-2
诊断思路	①详细询问患者的头痛家族史、平素的心境和睡眠情况 ②头痛发病的急缓，发作的时间、性质、部位、缓慢及加重的因素 ③先兆症状及伴发症状等 ④详细进行体格检查，选择合适的辅助检查，如颅脑 CT 或 MRI 检查、腰椎穿刺脑脊液检查等（图 7-1）
治疗	①病因治疗 ②镇痛及对症治疗 ③预防性治疗

头痛的分类

头痛疾病三类型：原发继发其他等。

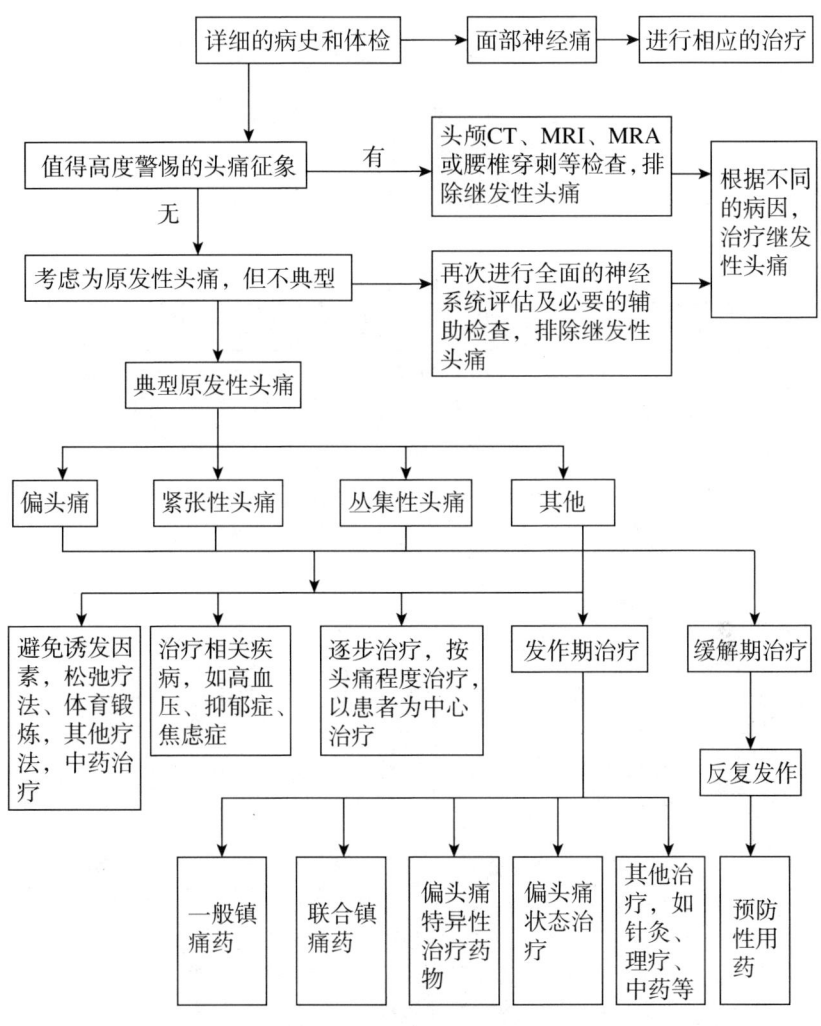

图 7-1 头痛的诊治流程

表 7-2 头痛的分类

头痛分类	常见疾病
Ⅰ. 原发性头痛	偏头痛、紧张型头痛、丛集性头痛和其他三叉自主神经头痛、其他原发性头痛
Ⅱ. 继发性头痛	头颈部外伤引起的头痛、头颈部血管性病变引起的头痛、非血管性颅内疾病引起的头痛、某一物质或某一物质戒断引起的头痛、感染引起的头痛、内环境紊乱引起的头痛；头颅、颈、眼、耳、鼻、鼻窦、牙齿、口或其他颜面部结构病变引起的头面痛；精神疾病引起的头痛
Ⅲ. 脑神经痛、中枢和原发性头面痛和其他头痛	

一、偏头痛

偏头痛的诊断

情绪紧张是诱因,有无先兆定类型;
常有家族遗传史,神经检查无阳征;
诊断标准遵国际,不典型者用反证。

表 7-3　偏头痛的诊断

偏头痛	基本要点
临床类型及表现	偏头痛多在儿童和青年期（10～30岁）发病,女性多于男性,常有遗传背景 根据国际头痛协会（1988）的分类,偏头痛的主要临床类型及其临床表现见表 7-4
诊断	1. 无先兆的（普通型）偏头痛诊断标准 （1）符合下述 2～4 项,发作至少 5 次以上 （2）如果不治疗,每次发作持续 4～72 小时 （3）具有以下特征,至少 2 项: ①单侧性 ②搏动性 ③中或重度头痛 ④日常活动后头痛加重,或活动被强烈抑制,甚至不敢活动 （4）发作期间有下列之一: ①恶心和（或）呕吐 ②畏光和畏声 （5）不能归因于其他疾病 2. 有先兆的（典型）偏头痛 （1）符合下述 2～4 特征的发作至少 2 次 （2）先兆至少有下列 1 种表现,但没有运动无力症状: ①完全可逆的视觉症状,包括阳性表现和（或）阴性表现 ②完全可逆的感觉异常,包括阳性表现和（或）阴性表现 ③完全可逆的言语功能障碍 （3）至少满足以下 2 项: ①同向视觉障碍和（或）单侧感觉症状 ②至少有一个先兆症状,逐渐发展,持续 5 分钟以上 ③每个先兆症状持续时间 5～60 分钟 （4）在先兆症状发生的同时或先兆发生后 60 分钟内出现头痛,头痛符合无先兆的偏头痛诊断标准 2～4 项 （5）不能归因于其他疾病 3. 慢性偏头痛诊断标准 （1）符合无先兆的偏头痛诊断标准中的（3）和（4）项,且每月发作超过 15 天,持续 3 个月以上 （2）不能归因于其他疾病
鉴别诊断	见表 7-5

表 7-4 偏头痛的常见类型及临床表现

偏头痛类型	临床表现
无先兆的偏头痛	又称普通型偏头痛,是偏头痛最常见的类型,约占80%,临床表现为反复发作性的一侧或双侧额颞部疼痛,多呈搏动性,疼痛持续时伴颈肌收缩,可使状态复杂化,常伴有恶心、呕吐、畏光、畏声、出汗、全身不适、头皮触痛等症状,本型头痛与月经有明显关系
有先兆的偏头痛	以往又称典型偏头痛,临床上典型病例可分以下4期。 ①前驱期:精神症状如抑郁、欣快、不安和倦睡等。神经症状如畏光、畏声、嗅觉过敏等,以及厌食、腹泻、口渴等,出现在发作前数小时至数日 ②先兆期:最常见为视觉先兆,如闪光、暗点、视野缺损、视物变形和物体颜色改变等;其次为感觉先兆,语言、运动先兆少见先兆症状可持续数分钟至1小时,复杂性偏头痛病例的先兆症状可持续时间较长 ③头痛期:多为一侧眶后或额颞部搏动性头痛或钻痛,可扩展至一侧头部或全头部 ④头痛后期:头痛消退后常有疲劳、倦怠、烦躁、注意力不集中、不愉快感等症状 伴典型先兆的偏头痛性头痛:为最常见,先兆表现为完全可逆的视觉、感觉或言语症状,无肢体无力表现。与先兆同时或先兆后60分钟内发生的头痛表现不符合偏头痛特征,称为伴先兆典型的非偏头痛性头痛,当先兆后60分钟内不出现头痛,则称为典型先兆不伴头痛 散发性偏瘫性偏头痛:偏瘫可为偏头痛的先兆症状,还可伴有偏侧麻木、失语,亦可单独发生,偏头痛消退后偏瘫可持续5分钟至24小时。可分家族型和散发型两种 基底型偏头痛:又称基底动脉型偏头痛。先兆症状多为视觉症状如闪光、暗点、视物模糊、黑矇、视野缺损等,脑干症状如眩晕、复视、眼球震颤、耳鸣、构音障碍、双侧肢体麻木及无力、共济失调等,亦可出现意识模糊和跌倒发作。先兆症状多持续20~30分钟,然后出现枕颈部疼痛,常伴有恶心和呕吐
视网膜性偏头痛	为反复发生的完全可逆的单眼视觉障碍,包括闪烁、暗点或失明,并伴偏头痛发作,在发作期间眼科检查正常 常为偏头痛前驱的儿童周期性综合征 可视为偏头痛等位发作,出现周期性呕吐、反复发作性腹痛、腹泻、良性儿童期发作性眩晕等,患者可无头痛发作或与头痛发作交替出现
偏头痛并发症	慢性偏头痛:每月头痛发作超过15天,连续3个月或3个月以上,需排除药物过量引起的头痛 偏头痛持续状态:偏头痛持续发作≥72小时,而且疼痛程度较严重,但其间可有因睡眠或药物应用获得的短暂缓解期 无梗死的持续先兆:是指有先兆偏头痛患者在一次发作中出现一种先兆或多种先兆症状持续1周以上,多为双侧性,本次发作其他症状与以往发作类似,需经神经影像学检查排除脑梗死病灶 偏头痛性脑梗死:极少数情况下在偏头痛先兆症状后出现颅内相应供血区域的缺血性梗死,此先兆症状持续60分钟以上,而且缺血性梗死病灶为神经影像学所证实 偏头痛诱发的痫样发作:极少数情况下偏头痛先兆症状可触发痫性发作,且痫性发作发生在先兆症状中或后1小时以内

表 7-5 偏头痛的鉴别诊断

疾病名称	与偏头痛相鉴别的要点
丛集性头痛	是一种少见的伴有一侧眼眶周围严重疼痛的发作性头痛,具有反复密集发作的特点,持续 15 分钟至 3 小时,男性患者居多,疼痛始终为单侧,眼眶周围剧烈的钻痛,常有结膜充血、流泪、流涕、面部出汗异常、眼睑水肿和 Horner 征
紧张型头痛	是双侧枕部或整个头部紧缩性或压迫性头痛,常为持续性,很少伴有恶心、呕吐,多见于青、中年女性,情绪障碍或心理因素可加重症状
痛性眼肌麻痹	又称 Tolosa-Hunt 综合征,是一种伴有头痛和眼肌麻痹的特发性眼眶和海绵窦炎性疾病,头痛发作常表现为眼球后及眶周的顽固性胀痛、刺痛和撕裂样疼痛,常伴有恶心和呕吐,头痛数天后出现疼痛侧动眼、滑车和(或)展神经麻痹,病变多为单侧,表现为上睑下垂、眼球运动障碍和瞳孔光反射消失。持续数日至数周缓解,数月至数年后又复发。皮质类固醇治疗有效
症状性偏头痛	头颈部血管性疾病如缺血性脑血管性头痛、脑出血、高血压或低血压、未破裂的颅内动脉瘤或动静脉畸形、脑动脉硬化症、慢性硬膜下血肿等均可出现类似偏头痛样头痛,但常无典型偏头痛发作过程,部分病例有局限性神经功能缺失、癫痫发作或认知功能障碍,颅脑 CT、MRI、MRA 及 DSA 检查可显示病变
药物过度使用性头痛	头痛发生与药物过度使用有关,可呈类似偏头痛样或同时有偏头痛和紧张型头痛的混合性头痛;头痛在药物停止使用后 2 个月缓解或回到原来的头痛模式

偏头痛的治疗

首选麦胺治中重,轻度抗炎非甾醇;
严重阿片可待因,神经安定氯丙嗪;
对症止吐奋乃静,头晕莨菪眩晕停;
预防治疗很重要,多种药物可选用。

表 7-6 偏头痛的治疗

治疗	基本要点
治疗目的	减轻或终止头痛发作,缓解伴发的症状,预防头痛的复发
发作期治疗	通常应在症状起始时立即服药,治疗药物包括非特异性镇痛药如非甾体类抗炎药(NSAIDs)和阿片类药,特异性药物如麦角类制剂和曲普坦类药物(表 7-7 和表 7-8) ①轻至中度头痛:宜在光线较暗的房间内安静休息。如无禁忌证可选用复方对乙酰氨基酚(acetaminophen)或非类固醇类抗炎药,如阿司匹林(aspirin)、萘普生(naproxen)、布洛芬(ibuprofen)。症状减轻后可减量,亦可选用拟肾上腺素药物握克丁胶囊(isometheptene) ②中至重度头痛:宜首选麦角衍生物类,如酒石酸二氢麦角胺 1～2mg 口服或肌内或静脉注射;麦角胺 1～2mg 口服,或 2mg 舌下或直肠给药;曲普坦类如舒马曲普坦(sumatdptan)25～50mg,口服或 6mg 皮下注射 ③严重头痛:宜选用酒石酸二氢麦角胺 1.0mg,肌内或静脉注射;阿片类药物,如哌替啶(pethidine)50～100mg,肌内注射,可待因(codeine)15～60mg,口服;神经安定药如氯丙嗪(clorpromazine)25mg,肌内注射 ④伴随症状治疗:伴严重恶心、呕吐者可给予小剂量奋乃静、氯丙嗪、眩晕或头晕可给予眩晕停或东莨菪碱等治疗

续表

治疗	基本要点
预防性治疗	目的是预防头痛的发作或降低头痛发作的频率和强度，通常用药持续6个月，之后缓慢减量或停药。首先应消除或减少偏头痛的诱因，如避免情绪紧张，不服用血管扩张药或利血平等药物，不饮用红酒、进食含奶酪食物等。仍有头痛发作者可酌情给予下列药物治疗： ①β受体阻滞药，常用普萘洛尔10～40mg，每日2～4次口服 ②钙拮抗药，氟桂利嗪（flunarizine）5mg，每晚1次口服，或尼莫地平20～40mg，每日2～3次，口服 ③抗组织胺药物，如赛庚啶0.5～4mg，每日2～4次口服 ④麦角衍生物，麦角胺1mg，每日2次口服，或二氢麦角胺1.0mg口服等 ⑤其他药物，如曲普坦类、抗抑郁药（左洛复、百忧解等）、抗惊厥药（卡马西平、丙戊酸钠和妥泰）、非类固醇抗炎药（萘普生、双氯芬酸钠）等

表7-7 偏头痛的特异性治疗药物

药物	用法用量	日最大剂量	半衰期（小时）
麦角类制剂			
麦角胺	1～2mg PO/SL/PR	6mg PO/SL/PR3.0	2.0
二氢麦角胺	1～2mg IM PO	4mg IM	2.5
曲普坦类			
舒马曲普坦	6mg SC	12mg SC	2.0
	25～100mg PO	300mg	
那拉曲普坦	2.5mg PO	5mg PO	5.0～6.3
利扎曲普坦	5～10mg PO	30mg PO	2.0
佐米曲普坦	2.5～5mg PO	10mg PO	3.0
阿莫曲普坦	6.25～12.5mg PO	25mg PO	3.5

注：PO. 口服；SL. 舌下含服；PR. 经直肠给药；IM. 肌内注射；SC. 皮下注射

表7-8 偏头痛的预防性治疗常用药物

药物	用法用量	不良反应	注意事项
β肾上腺素能受体阻滞药			
普萘洛尔	10mg/次，2次/日	抑郁、低血压、不能耐受活动、阳痿等	应从小剂量开始，缓慢增加剂量，以心率不低于60次/分为限；哮喘、房室传导阻滞、心力衰竭者禁用
美托洛尔	100～200mg/次，1次/日		
钙离子拮抗药			

续表

药物	用法用量	不良反应	注意事项
氟桂利嗪	5~10mg/次，1次/睡前	疲劳感、体重增加、抑郁、锥体外系症状	
维拉帕米	160~320mg/d	便秘、下肢水肿、房室传导阻滞	从小剂量开始用药
抗癫痫药			
丙戊酸	400~600mg/次，2次/日	嗜睡、体重增加、脱发、震颤、肝功能损害	
托吡酯	25~200mg/d	意识模糊、感觉异常、认知障碍、体重减轻、肾结石	
加巴喷丁	900~1800mg/d	疲劳感、头晕	
抗抑郁药			
阿米替林	25~75mg/d，睡前	嗜睡	
5-HT受体拮抗药			
苯噻啶	0.5~3mg/d	嗜睡、体重增加	

二、丛集性头痛

一侧眶部剧烈痛，密集发作可间断；
结膜充血瞳孔小，眼睑下垂面出汗；
舒马普坦可应用，发作治疗先吸氧。

表 7-9 丛集性头痛的概况

丛集性头痛	基本要点
临床表现	平均发病年龄为20~40岁，男性为女性的3~4倍，部分有家族史。头痛突然发作，无先兆，几乎发生于每日同一时间，常在晚上发作，患者在睡眠中痛醒。头痛位于一侧眶周、眶上、眼球后和（或）颞部，呈尖锐、爆炸样、非搏动性剧痛，持续15分钟至3小时，发作呈丛集性，频率从每天发作8次至隔日1次，同时伴有疼痛侧球结膜充血、流泪、流涕、出汗、眼睑轻度水肿，少有呕吐，60%~70%的患者发作时病侧出现Horner综合征。发作持续数周及至数月后缓解，此期间头痛成串发作。发作期后可有数月至数年的间歇期
诊断	主要根据反复丛集性发作的病史和典型的临床症状、缓解期无阳性神经体征、影像学检查排除引起头痛的颅内器质性疾病
鉴别诊断	需与偏头痛等相鉴别（表7-10）
发作期治疗	首选吸氧疗法，也可采用舒马普坦喷鼻、皮下或静脉注射
预防性治疗	应用钙离子拮抗药如维拉帕米、锂剂、糖皮质激素等

表 7-10 偏头痛与丛集性头痛的鉴别要点

鉴别要点	偏头痛	丛集性头痛
家族史	可有	无
性别	女性多见	男性多见
先兆	可有	无
周期性	不明显	明显
部位	额、颞部	眼眶、眶上、额前部
性质	搏动性疼痛	烧灼样疼痛
程度	中至重度	重度至极重度
发作时间	多白天发作	多夜间发作
伴随症状	恶心、呕吐、畏光、畏声	结膜充血、流泪、鼻充血、流涕、前额和面部出汗、瞳孔缩小、上睑下垂、眼睑水肿、躁动或不安
持续时间	4~72小时	15~180分钟

三、紧张型头痛

头颈部位肌紧张，按压局部可轻松；

药物治疗可选用，理疗针灸效果佳。

表 7-11 紧张型头痛（TTH）的概况

TTH	基本要点
临床表现	多在20岁左右起病，发病高峰为40~49岁，两性均可患病，女性稍多。表现为钝痛、压迫感和紧箍感等，位于双侧枕颈部、额颞部或整个头部。呈轻至中度发作性或持续性疼痛，病程数日至数年。疼痛期间的日常生活不受影响。多数患者有头晕、失眠、焦虑或抑郁等症状。体检可有疼痛部位肌肉触痛或压痛点，捏压该部肌肉感觉轻松和舒适
诊断	依据临床表现，又能排除头颅、颈部疾病，如颈椎病、外伤、占有性病变和炎症性疾病等
药物治疗	急性发作期用对乙酰氨基酚和非类固醇类抗炎药；频发性和慢性紧张性头痛预防性应用三环类抗抑郁药；失眠者可给予苯二氮䓬类药物
非药物治疗	包括松弛治疗、物理治疗、生物反馈治疗和针灸

四、药物过度使用性头痛

常有慢性头痛史，长期服药治头痛；

停药两月可缓解，用药期间痛加重；

过度用药应撤去，原发头痛应防治。

表 7-12 药物过度使用性头痛的概况

药物过度使用性头痛	基本要点
临床表现	女性多见，患者常有慢性头痛史，并长期服用治疗头痛的急性药物。头痛每天发生或几乎每天发生，原有头痛的特征如程度、部位、性质等发生变化，频繁使用头痛对症药物，常伴有所使用的镇痛药物的其他副作用，患者往往有情绪障碍、药物滥用史
诊断依据	符合药物过度使用性头痛表现 ①规律、过度使用一种或多种用于头痛急性治疗和（或）对症的药物超过 3 个月 ②药物使用期间头痛进展或明显加重 ③停用过度使用的药物 2 个月内，头痛缓解或重回之前的头痛模式
治疗	治疗目标：包括减轻头痛程度、减少发作频率，减少急性对症药物的使用量，提高急性对症药物及预防性药物的疗效，减轻残疾和提高生活质量。具体为： ①撤去过度使用的药物 ②预防性治疗 ③治疗戒断症状 ④行为治疗 ⑤治疗原发性头痛

五、低颅压性头痛

枕额部位常头痛，卧位减轻立位重；

腰穿影像可助诊，治疗对因又对症。

表 7-13 低颅压性头痛的概况

低颅压性头痛	基本要点
临床表现	该病可见于各种年龄，原发性以体弱的女性多见，继发性的两性患病数无明显差异。头痛以枕、额部多见，呈缓慢加重的轻至中度钝痛或搏动样疼痛。头痛与体位变化有明显关系，立位时加重，卧位减轻或消失，头痛变化多在体位变化后 15 分钟内出现。恶心、呕吐、眩晕、耳鸣、颈僵和视物模糊为常见的伴随症状
辅助检查	①脑脊液检查：腰椎穿刺测脑脊液压力低于 60cmH$_2$O 或压力测不出 ②影像学检查：颅脑 MRI 可表现为弥漫性硬脑膜硬化、硬膜下积液、静脉窦及垂体增大等
诊断	根据典型临床表现，特别是具有体位性头痛的特点者可疑诊低颅压性头痛。头颅 CT/MRI 或同位素脑池扫描对明确病因，显示低颅压征象或 CSI 渗漏部位有益。必要时可做腰椎穿刺检查，CSF 压力降低（< 70cmH$_2$O），部分病例压力更低或测不出
鉴别诊断	应与由脑和脊髓肿瘤、脑室梗阻综合征、寄生虫感染、脑静脉血栓形成、亚急性硬膜下血肿、颈椎病等引起的头痛鉴别
治疗	包括病因治疗、药物治疗、硬膜外血贴疗法、对症治疗

第八章 脑血管疾病

脑血管病的概况

脑血管病十一类，常见病因分五种；
肢体麻木行走难，视觉障碍及眩晕；
语言障碍突然现，脑血管病应考虑。

表 8-1 我国 1995 年脑血管疾病分类

Ⅰ．短暂性脑缺血发作	1．颈内动脉系统 2．椎-基底动脉系统
Ⅱ．脑卒中	1．蛛网膜下隙出血 2．脑出血 3．脑梗死 （1）动脉粥样硬化性血栓性脑梗死 （2）脑栓塞：①心源性；②动脉源性；③其他 （3）腔隙性脑梗死 （4）出血性脑梗死 （5）无症状性脑梗死 （6）其他 （7）原因不明
Ⅲ．椎-基底动脉供血不足	
Ⅳ．脑血管性痴呆	
Ⅴ．高血压脑病	
Ⅵ．颅内动脉瘤	
Ⅶ．颅骨血管畸形	
Ⅷ．脑动脉炎	1．感染性动脉炎 2．大动脉炎（主动脉弓综合征） 3．系统性红斑狼疮 4．结节性多动脉炎 5．颞动脉炎 6．闭塞性血栓性脉管炎 7．其他
Ⅸ．其他动脉疾病	
Ⅹ．颅内静脉病、静脉窦及脑部静脉血栓形成	
Ⅺ．颅外段动、静脉疾病	

表 8-2 脑血管病的常见病因及危险因素

脑血管疾病	基本要点
病因	①血管壁病变：动脉粥样硬化，高血压性动脉硬化，动脉炎（如结核、梅毒、结缔组织病、钩端螺旋体等），先天性血管病（如动脉瘤、血管畸形、先天性血管狭窄），血管损伤（外伤、颅脑手术、插入导管、穿刺）及药物、毒物和恶性肿瘤等导致的血管病损等 ②心脏病和血流动力学改变：高血压，低血压或血压急骤波动，心功能障碍，传导阻滞，风湿性或非风湿性瓣膜病，心肌病，心律失常（特别是心房颤动）等 ③血液成分和血流流变学改变：高黏血症（脱水、红细胞增多症、高纤维蛋白原血症、白血病），凝血机制异常（抗凝药、口服避孕药、弥散性血管内凝血），血液成分及血液流变学异常等 ④其他病因：栓子（空气、脂肪、癌细胞、寄生虫），脑血管痉挛，受压和外伤等 ⑤病因不明：部分脑卒中病因不明
危险因素	①可干预性危险因素：高血压、心脏病、糖尿病、血脂异常、高同型半胱氨酸血症、短暂性脑缺血发作、吸烟、酗酒、肥胖、无症状性颈动脉狭窄、口服避孕药、肺炎衣原体感染、情绪应激、抗凝治疗等 ②不可干预性危险因素：年龄、性别、种族、遗传因素等

表 8-3 脑血管病的常见症状

常见症状	具体表现
突然出现的面部、上肢、下肢麻木或无力，特别是位于肢体一侧	整个身体一侧，面部、上肢和下肢（偏瘫），单个上肢或下肢麻木或无力（单瘫）
突然出现的说话或理解困难	表达或理解困难（失语），言语含糊不清（构音障碍）
突然出现的单或双眼视觉障碍	单眼视觉缺失、一侧视觉缺失、双侧视觉缺失
眩晕	休息时持续存在的旋转感，且至少有一个其他的脑血管病症状存在
突然行走困难、步态笨拙、蹒跚、平衡或协调困难	站立或行走时平衡障碍（躯干共济失调）、上肢或下肢协调困难（肢体共济失调）
其他症状	突然、严重、不明原因的头痛；意识水平突然下降

表 8-4 常见脑血管病的鉴别诊断

项目	缺血性脑血管病		出血性脑血管病	
	脑血栓形成	脑栓塞	脑出血	蛛网膜下隙出血
发病年龄	老年人多见	青壮年多见	中老年多见	青壮年多见
常见病因	动脉粥样硬化	各种心脏病	高血压和动脉硬化	动脉瘤、血管畸形
TIA 史	较多见	少见	少见	无
起病时状态	多在静态时	不定，多由静到动时	多在激动、活动时	多在激动、活动时
意识障碍	无或轻度	少见、短暂	多见、持续	少见、短暂
头痛	多无	少有	多有	剧烈

续表

项目	缺血性脑血管病		出血性脑血病	
	脑血栓形成	脑栓塞	脑出血	蛛网膜下隙出血
呕吐	少见	少见	多见	最多见
血压	正常或增高	多正常	明显增高	正常或增高
眼底	动脉硬化	可见动脉栓塞	动脉硬化，可见视网膜出血	可见玻璃体下出血
偏瘫	多见	多见	多见	无
脑膜刺激征	无	无	可有	明显
脑脊液	多正常	多正常	压力增高，含血	压力增高，血性
CT 检查	脑内低密度	脑内低密度	脑内高密度	蛛网膜下腔高密度

一、短暂性脑缺血发作

中老年人较多见，突然发作速中止；
临床表现多样性，反复发作症雷同；
颈内动脉椎动脉，发作表现不相同；
治疗主要除病因，注意保护脑功能；
血管狭窄可手术，预防用药有多种。

表 8-5 短暂性脑缺血发作（TIA）

TIA	基本要点
临床表现	TIA 共同特点：中老年人多见，发病突然，病程短暂，最长不超过 24 小时，不遗留神经功能缺损症状，可以反复发作，每次发作的临床表现类似 颈内动脉系统 TIA： ①大脑中动脉 TIA 可出现对侧肢体单瘫、偏瘫、面瘫、舌瘫、偏身感觉障碍、同向偏盲，还可出现失语、失用、空间定向障碍 ②大脑前动脉 TIA 主要表现人格及情感障碍、对侧下肢无力 ③颈内动脉主干 TIA 可出现眼动脉交叉瘫（病侧单眼一过性黑矇、对侧偏瘫）和 Horner 交叉瘫（病侧 Horner 征、对侧偏瘫） 椎-基底动脉系统 TIA：主要表现为眩晕、平衡障碍、眼球运动障碍，也可出现脑干缺血综合征（面部感觉异常、对侧肢体瘫痪并有感觉障碍），少数伴有耳鸣（内听动脉缺血）。其他特殊表现有：跌倒发作（脑干下部网状结构缺血）、短暂性全面遗忘性（大脑后动脉颞支缺血累及颞叶、海马等）、双眼视力障碍发作（双侧大脑后动脉距状支缺血）
诊断	TIA 患者头颅 CT 及 MRI 检查大多正常，弥散加权 MRI 偶可见片状缺血病灶，TIA 诊断主要依靠患者病史，中老年患者突发局灶性脑功能损害症状，符合颈内动脉系统或椎-基底动脉系统缺血表现，并于短时间（多数在 1 小时）内症状完全缓解，则应高度怀疑 TIA
鉴别诊断	①癫痫的部分性发作：脑电图可见异常，头颅 CT 或 MRI 检查可能发现颅内局灶性病变 ②梅尼埃病：发作时间常超过 24 小时，伴有耳鸣、耳阻塞者，后期出现听力下降，发病年龄多小于 50 岁 ③心脏疾病：无神经系统局灶性症状和体征，行动态心电图、超声心动图检查常有异常发现

TIA	基本要点
治疗	以消除病因、减少及预防复发、保护脑功能为目的，已明确病因者针对病因治疗。预防性用药包括：抗血小板聚集药物、抗凝药物、降纤酶药物及中药制剂，颅内血管严重狭窄或病情严重者可酌情考虑外科治疗

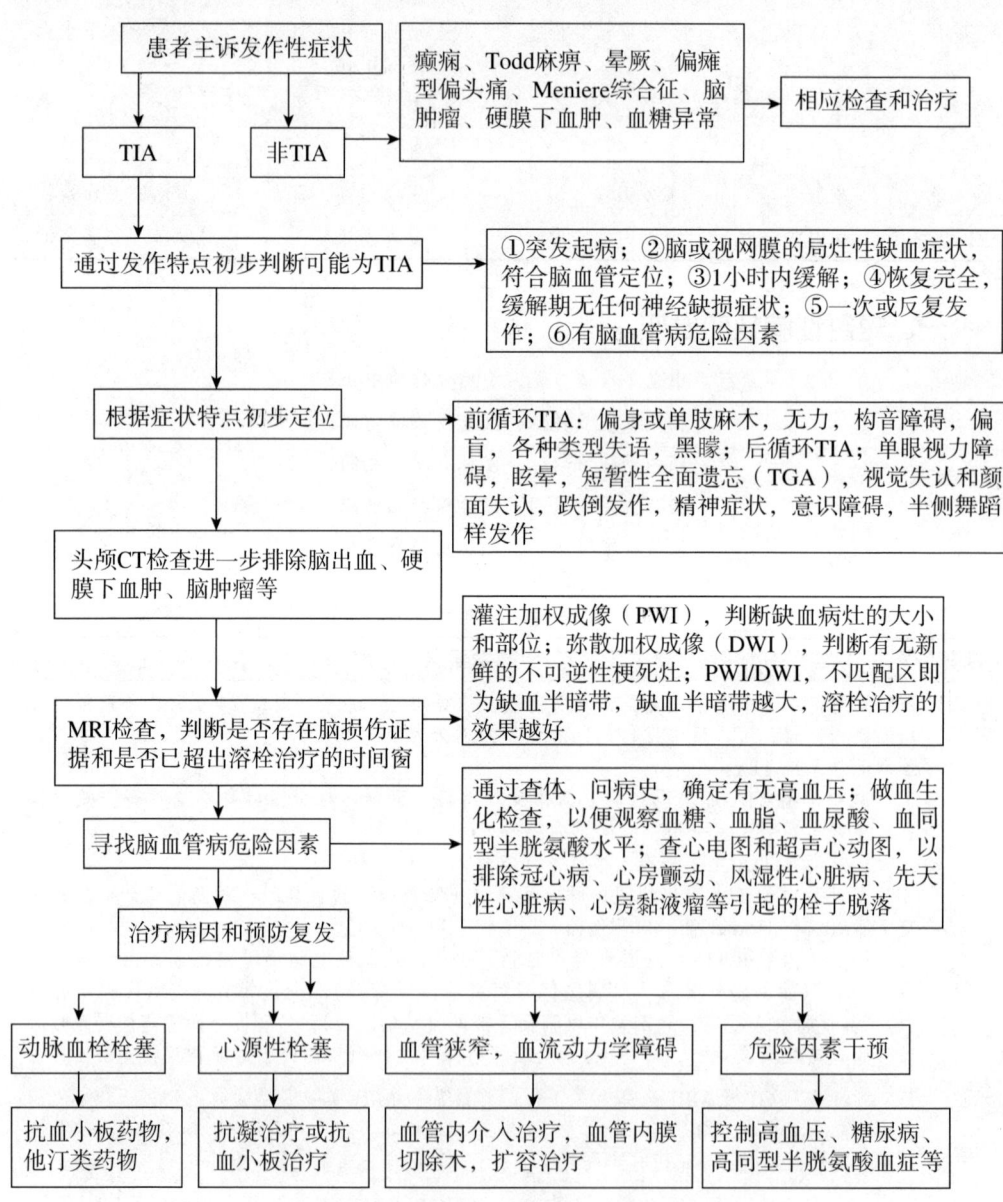

图 8-1　短暂性脑缺血发作的诊治流程

二、脑梗死

（一）脑血栓形成

脑血栓形成的诊断

静态发病局灶征，意识障碍无或轻；
部分常有前驱症，脑液正常色透明；
CT检查定类型，动脉硬化是病因。

表8-6 脑血栓形成的诊断

脑血栓形成	基本要点
病理分期	见表8-7
临床表现	见表8-8
辅助检查	头颅CT检查是最为方便快捷及常用的影像学检查手段，血管造影DSA、CTA及MRA可用于检查脑血管病变，为脑梗死治疗提供依据，DSA检查为"金标准"。其他检查包括血液化验、心电图、超声心动图、TCD、腰椎穿刺
诊断	多发于中老年患者，既往常伴有高血压、糖尿病、高血脂、心脏病及脑卒中等病史，在安静状态或睡眠中急性起病，常出现局灶性脑损害的临床症状和体征，于发病后几小时或几天内达高峰，头颅CT或MRI检查提示症状相应部位有明确的梗死灶可明确诊断。年轻患者，特别是伴有感染或炎症病史者，需考虑动脉炎所致的脑血栓形成
鉴别诊断	①脑出血：见表8-9 ②脑栓塞：临床表现与脑血栓形成类似，但脑栓塞患者一般在动态下突然发病，有明确的栓子来源如心房纤颤、心肌梗死、细菌性心内膜炎、颈动脉粥样硬化斑块、心外科手术后等。脑栓塞的CT扫描常表现为多个新发的梗死灶及病灶周围有点片状高密度影的出血性脑梗死，MRI则显示出梗死灶为混杂的异常信号 ③颅内占位性病变：许多颅内占位性病变，如脑肿瘤、硬膜下血肿、脑脓肿等，可表现为进展性头痛、呕吐、肢体瘫痪等，类似于脑血栓形成，应注意与之鉴别

表8-7 脑缺血性病变的病理分期

分期	时间
超早期	1～6小时
急性期	6～24小时
坏死期	24～48小时
软化期	3天至3周
恢复期	3～4周后

表 8-8 脑血栓形成的临床表现

临床表现	基本要点
共同特点	动脉粥样硬化性脑梗死以中老年多见，动脉炎性脑梗死多见于中青年，常在安静或睡眠中发病，临床表现取决于梗死灶的部位和面积
颈内动脉闭塞	常发生在颈内动脉分叉后，30%~40% 的病例可无症状，症状性闭塞可表现为单眼一过性黑矇、永久性失明（视网膜动脉缺血）或 Horner 征
大脑中动脉闭塞	①主干闭塞：主要表现为三偏症状，即偏瘫、偏盲及偏身感觉障碍，伴有头、眼向病灶侧凝视，优势半球受累出现完全性失语，非优势半球受累出现体象障碍 ②皮质支闭塞：上部分支闭塞导致对侧面部、上下肢瘫痪及感觉缺失，下肢瘫痪较上肢轻，优势半球受累伴有 Broca 失语，非优势半球受累伴体象障碍。下部分支闭塞可出现同向性上 1/4 视野缺损，优势半球受累出现 Wernicke 失语，非优势半球受累可表现为意识障碍 ③深穿支闭塞：以纹状体内囊梗死常见，表现为三偏症状，优势半球受累出现皮质下失语
大脑前动脉闭塞的表现	①分出前交通动脉前主干闭塞：双侧动脉起源于同一大脑前动脉时，出现截瘫、大小便失禁、意志缺失、运动性失语综合征和额叶人格改变 ②分出前交通动脉后大脑前动脉远端闭塞：出现对侧足和下肢感觉运动障碍，对侧出现强握、吸吮反射及痉挛性强直，伴有尿失禁、淡漠、反应迟钝、欣快和缄默等 ③皮质支闭塞：出现对侧中枢性下肢瘫痪、感觉障碍，可有对侧肢体短暂性共济失调、强握反射和精神症状 ④深穿支闭塞：出现对侧面舌瘫、上肢近端轻瘫
大脑后动脉闭塞	①单侧皮质支闭塞：导致对侧同向性偏盲，优势半球受累时出现失读、命名性失语、失认等 ②双侧皮质支闭塞：出现完全型皮质盲，可伴有视幻觉、记忆受损等 ③大脑后动脉起始端脚间支闭塞：出现中脑中央和下丘脑综合征（垂直性凝视麻痹、意识障碍）、Weber 综合征、Claude 综合征、Benedikt 综合征 ④大脑后动脉深穿支闭塞：产生红核丘脑综合征、丘脑综合征
椎-基底动脉闭塞	出现闭锁综合征、脑桥腹外侧综合征、脑桥腹内侧综合征、基底动脉尖综合征、延髓背外侧综合征（Wallenberg syndrome）
其他特殊类型的脑梗死	①大面积脑梗死：由颈内动脉主干、大脑中动脉主干闭塞或皮质支完全性卒中所致，表现为病灶对侧完全性偏瘫、偏身感觉障碍及向病灶对侧凝视麻痹。病程呈进行性加重，易出现明显的脑水肿和颅内压增高征象，甚至发生脑疝导致死亡 ②分水岭脑梗死：由相邻血管供血区交界处或分水岭区局部缺血导致，也称边缘带脑梗死，常呈卒中样发病，症状较轻，纠正病因后病情易得到控制 ③出血性脑梗死：由于脑梗死灶内的动脉自身滋养血管同时缺血，导致动脉血管壁损伤、坏死，在此基础上如果血管腔内血栓溶解或其侧支循环开放等原因使已损伤的血管血流得到恢复，则血液会从破损的血管壁漏出，引发出血性脑梗死，常见于大面积脑梗死后 ④多发性脑梗死：是指两个或两个以上不同供血系统脑血管闭塞引起的梗死，一般由反复多次的脑梗死所致

表 8-9 脑梗死与脑出血的鉴别要点

鉴别要点	脑梗死	脑出血
发病年龄	多为 60 岁以上	多为 60 岁以下
起病状态	安静或睡眠中	动态起病（活动或情绪激动中）
起病速度	10 余小时或 1～2 天症状达高峰	10 分钟至数小时症状达高峰
颅内压增高症状	轻或无	头痛、呕吐、嗜睡等
意识障碍	轻或无	多见且较重
神经体征	多为非均等性偏瘫（大脑中动脉主干或皮质支）	多为均等性偏瘫（基底核区）
CT 检查	脑实质内低密度病灶	脑实质内高密度病灶
头颅 MRI	T_1 低信号区，T_2 稍高信号区	T_1、T_2 均为高信号区

脑血栓形成的治疗

早期溶栓与抗凝，激酶肝素华法林；
降纤脑保营养剂，自由基团应清除；
调整血压降颅压，康复治疗复体能。

表 8-10 脑血栓形成的治疗

治疗	基本要点
治疗原则	超早期治疗：力争发病后尽早选用最佳治疗方案，挽救缺血半暗带 个体化治疗：根据患者年龄、缺血性卒中类型、病情严重程度和基础疾病等采取最适当的治疗 整体化治疗：进行支持疗法、对症治疗和早期康复治疗，对卒中危险因素及时采取预防性干预
急性期治疗	一般治疗：主要为对症治疗，包括维持生命体征和处理并发症。 ①血压：应遵循个体化、慎重、适度原则。发病 24 小时内，通常当收缩压＞200mmHg 或舒张压＞110mmHg 时，才需要降压。发病 24 小时至 7 天，一般将血压控制在收缩压≤185mmHg 或舒张压≤110mmHg；病情较轻时可以降低至 160/90mmHg 以下。但卒中早期降压 24 小时内不应超过原有血压水平的 15% ②血糖：应将血糖控制在 7.8～10mmol/L，当超过 10mmol/L 时应立即予以胰岛素治疗 ③脑水肿：多见于大面积脑梗死，常于发病后 3～5 天达高峰。治疗目标是降低颅内压。可应用甘露醇、呋塞米、甘油果糖、七叶皂苷钠、白蛋白等药物 ④癫痫：一般不使用预防性抗癫痫治疗。如有癫痫发作或癫痫持续状态时可给予相应处理。如果脑卒中 2 周后如发生癫痫，应进行长期抗癫痫治疗以防复发 ⑤其他：预防感染、应激性溃疡、深静脉血栓形成等并发症。维持水电解质平衡等特殊治疗 ①静脉溶栓治疗：见表 8-11 ②抗血小板治疗：常用的包括阿司匹林和氯吡格雷。未行溶栓的急性脑梗死患者应在 48 小时内尽早服用阿司匹林（150～325mg/d），2 周后按二级预防方案选择抗栓治疗药物和剂量

续表

治疗	基本要点
	③抗凝治疗：主要药物包括肝素、低分子肝素和华法林，一般不推荐应用。但对于合并高凝状态易形成静脉血栓和肺栓塞的高危患者，可以使用预防性抗凝治疗 ④紧急血管内治疗：机械取栓治疗的时间窗为8小时，一般在动脉溶栓无效时使用，也可合并其他血管内治疗包括经皮腔内血管成形术和血管内支架置入术 ⑤细胞保护治疗：使用各种细胞保护剂 ⑥外科治疗：幕上大面积脑梗死伴有严重脑水肿、占位效应和脑疝形成征象者、可行去骨瓣减压术，小脑梗死使脑干受压导致病情恶化时，可抽吸梗死小脑组织，行后颅窝减压术
恢复期治疗	主要是控制卒中危险因素、抗血小板聚集治疗、抗凝治疗、康复治疗

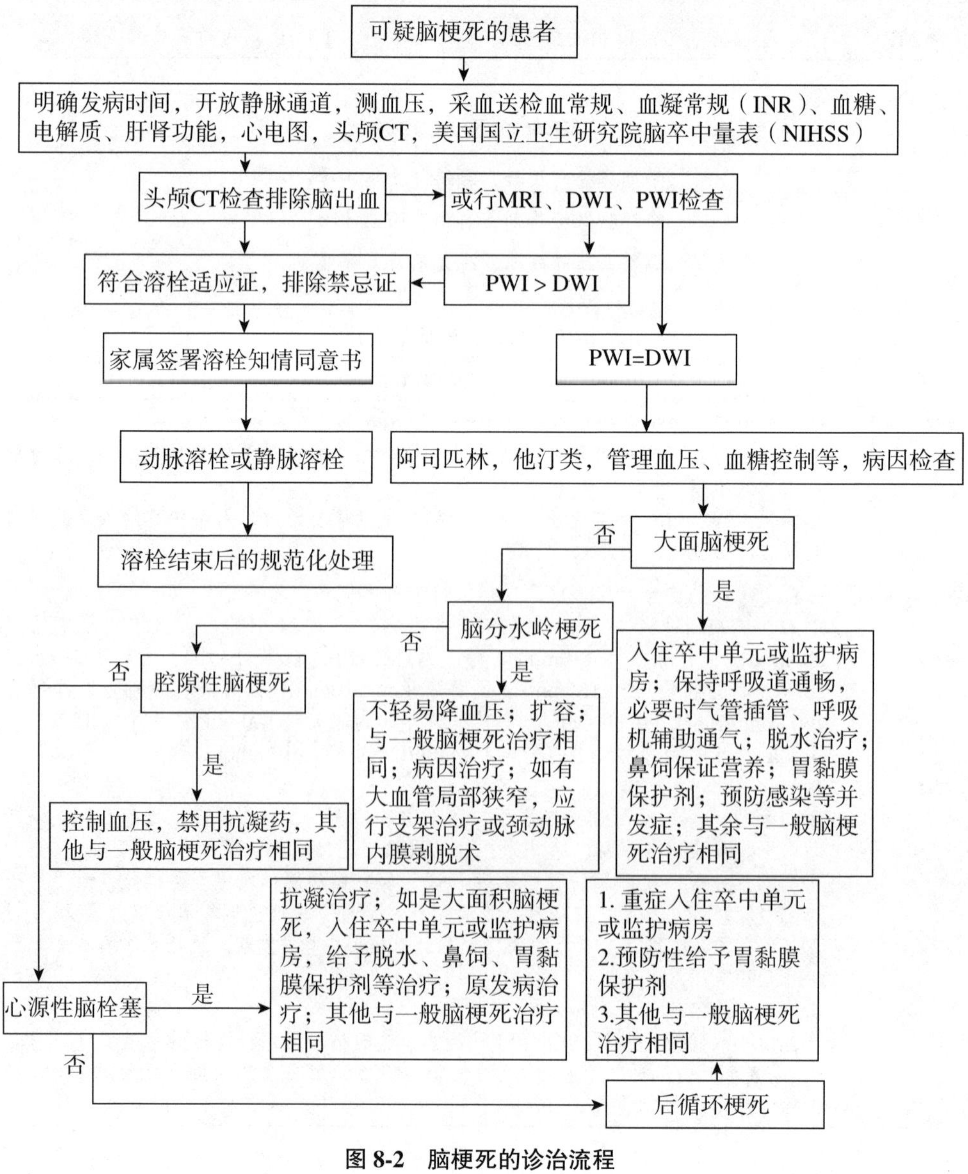

图 8-2 脑梗死的诊治流程

表 8-11 静脉溶栓疗法

静脉溶栓	基本要点
适应证	①年龄 18～80 岁 ②临床诊断急性缺血性卒中 ③发病至静脉溶栓治疗开始时间小于 4.5 小时 ④头颅 CT 等影像学检查已排除颅内出血 ⑤患者或其家属签署知情同意书
禁忌证	①有活动性内出血或外伤骨折的证据，不能除外颅内出血，包括可疑蛛网膜下腔出血 ②神经功能障碍非常轻微或迅速改变 ③发病时间不能确定，发病至静脉溶栓治疗开始的最长可能时间超过 4.5 小时 ④神经功能缺损考虑癫痫发作所致 ⑤既往有颅内出血、动静脉畸形或颅内动脉瘤病史 ⑥最近 3 个月内有颅内手术、头外伤或症状性缺血性卒中史；最近 21 天内有消化道、泌尿系等内脏器官出血史；最近 14 天内有外科手术史；最近 7 天内有腰椎穿刺或不宜压迫止血部位的动脉穿刺史；妊娠 ⑦有明显出血倾向；血小板计数 $< 100 \times 10^9$/L ⑧APTT 高于正常值上限；INR > 1.5；血糖 < 207mmol/L ⑨严重高血压未能很好控制，其溶栓治疗前收缩压 > 180mmHg 或舒张压 > 100mmHg ⑩CT 已显示早期脑梗死低密度 $> 1/3$ 大脑中动脉供血区（大脑中动脉脑梗死患者）
常用药物	尿激酶（UK）、重组组织型纤维酶原激活物（rt-PA）

（二）脑栓塞

活动之时骤起病，临床表现为卒中；
偏瘫失语感觉障，视觉障碍及眩晕；
头颅 CT 磁共振，辅助检查可助诊；
积极治疗原发病，抗凝溶栓应并用；
药物剂量时调整，对症治疗亦抓紧。

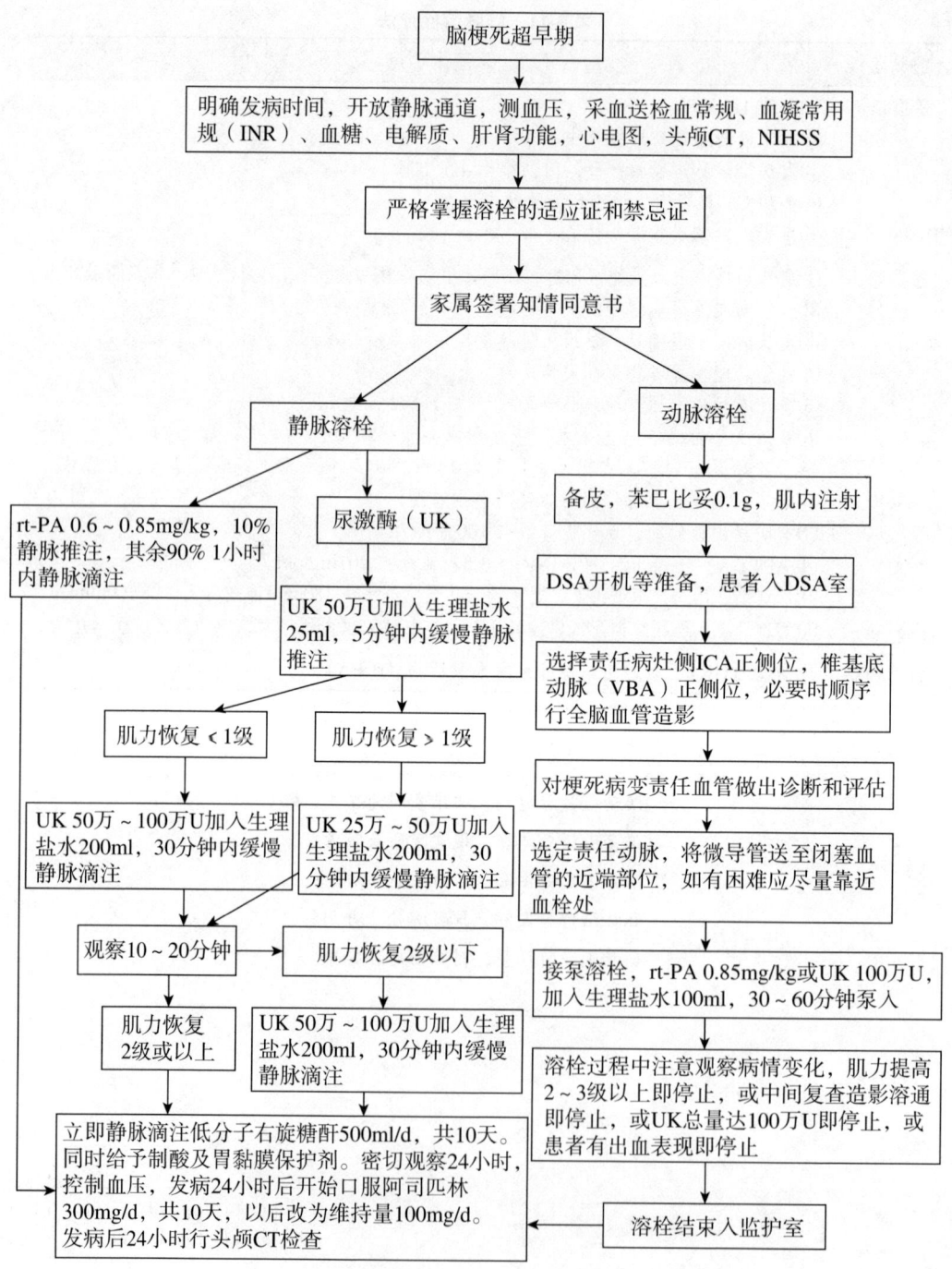

图 8-3 溶栓治疗的诊治流程

表 8-12 脑栓塞的概况

脑栓塞	基本要点
临床表现	脑栓塞多见于青壮年，常在活动中发病，起病急骤，局灶性神经功能缺损症状在数秒至数分钟之内达到高峰，以完全性卒中表现为主。不同部位血管的栓塞将造成与之相应的血管闭塞综合征，这与脑血栓形成类似。约 4/5 的脑栓塞累及 Willis 环前部（大脑中动脉主干或分支），出现不均等性偏瘫、失语、偏身感觉障碍和局灶性发作等。约 1/5 发生在 Willis 环后部（椎基底动脉系统），出现眩晕、复视、共济失调、交叉瘫、吞咽困难及饮水呛咳等，以及同向性偏盲或皮质盲；基底动脉主干栓塞可突然昏迷、四肢瘫。大多数患者有风湿性心脏病、冠心病和严重心律失常等（栓子来源）。脑栓塞易造成多发性梗死，容易复发并伴出血发生，当伴有颅内出血发生时，病情将急剧恶化
辅助检查	①头颅 CT 及 MRI 检查：可显示缺血性梗死或出血性梗死，CT 检查于发病后 24～48 小时内病灶呈现低密度改变，倘若为出血性梗死，则在低密度梗死区可见 1 个或多个高密度影，出血性梗死高度支持脑栓塞的诊断 ②其他检查：包括脑脊液检查、心电图、超声心动图、颈动脉超声检查等
诊断	起病突然，短时间（数秒至数分钟）内局灶性神经功能缺损症状达高峰，既往有栓子来源的基础疾病，可做出临床诊断，头颅 CT 及 MRI 检查发现栓塞病灶及是否伴出血发生，可有助于明确诊断
鉴别诊断	需注意与脑血栓形成及脑出血鉴别，脑栓塞由于没有时间建立侧支循环，病情较脑血栓形成发展更快，头颅 CT 及 MRI 检查发现梗死灶可与脑出血鉴别，极迅速的起病过程和栓子来源为脑栓塞的诊断提供证据
治疗	包括原发病治疗、脑栓塞治疗、抗凝治疗，针对原发病治疗可控制脑栓塞病情发展及防止复发。脑栓塞治疗主要为改善循环、降低颅内压、防止出血、减小梗死面积，当伴有出血时停止溶栓、抗凝及抗血小板聚集药物的使用，避免导致出血加重。进行抗凝治疗时需注意定期监测凝血功能，并调整抗凝药物剂量

（三）腔隙性梗死

此病多见中老年，开始起病症状轻；
偏瘫偏身感觉障，综合征群分五种；
头颅 CT 磁共振，辅助检查可助诊；
患者血压应调控，抗凝抗栓药应用。

表 8-13 腔隙性梗死的概况

腔隙性梗死	基本要点
临床表现	多见于中老年人，特别是伴有高血压病史的患者，可突然或逐渐起病，症状较轻，以偏瘫或偏身感觉障碍为主，常不伴有头痛、意识障碍等症状。常见有以下 5 种腔隙综合征 ①纯运动性轻偏瘫（PMH）：表现为对侧面部及肢体的轻偏瘫，不伴有感觉障碍、视觉障碍及皮质功能障碍等，为腔隙性梗死最常见的类型 ②纯感觉性卒中（PSS）：主要表现为对侧偏身感觉缺失，常伴有感觉异常，病变位于丘脑腹后外侧核 ③共济失调性轻偏瘫：表现为对侧轻偏瘫伴小脑性共济失调，病变位于脑桥基底部、内囊或皮质下白质 ④构音障碍-手笨拙综合征（DCHS）：特点为构音障碍、吞咽困难、病变对侧中枢性面舌瘫、面瘫侧手无力及精细动作笨拙（书写时易发现），指鼻试验不准，轻度平衡障碍。病变位于脑桥基底部、内囊前肢及膝部 ⑤感觉运动性卒中（SMS）：首先以偏身感觉障碍起病，然后出现轻度偏瘫，病灶位于丘脑腹后核及内囊后肢
辅助检查	头颅 CT 检查可见单个或多个圆形、卵圆形或长方形的低密度病灶，头颅 MRI 呈现 T_1 低信号、T_2 高信号的腔隙性病灶
诊断及鉴别诊断	有长期高血压病史的中老年患者，突发局灶性神经功能缺损症状，头颅 CT 或 MRI 检查发现与神经功能缺损症状相对应的腔隙性病灶，可明确诊断。需注意与脑出血（小量）、颅内感染、囊虫病、脱髓鞘病等鉴别
治疗	积极调控血压，控制脑血管病危险因素，可应用抗血小板聚集药物，也可使用钙离子拮抗药，与脑血栓形成的治疗类似

三、脑出血

脑出血的诊断

动态发病便失禁，头痛呕吐血压升；
意识障碍定位症，阳性脑膜刺激征；
既往病史高血压，激动用力是诱因；
CT 检查高密度，血性脊液脑压增。

表 8-14 脑出血的诊断

脑出血	基本要点
病因	见表 8-15
临床表现	①共同表现：脑出血常见于有高血压病史的中老年患者，多在活动中或情绪激动时发病，病情在短时间内（数分钟至数小时）达高峰，常有头痛、呕吐及不同程度的意识障碍表现，多伴有血压明显升高及颅内压增高，10% 的脑出血患者伴有抽搐发作 ②局部定位表现：见表 8-16

续表

脑出血	基本要点
辅助检查	头颅CT检查是脑出血的首选检查，颅脑MRI和MRA检查对急性脑出血诊断不及CT，但有助于明确脑出血病因，MRA可发现脑血管畸形、血管瘤等病变。其他检查包括脑脊液检查、DSA等辅助检查
诊断	中老年患者，在活动中或情绪激动时突然发病，迅速出现局灶性神经系统功能缺损症状及颅内高压症状，应高度怀疑脑出血，立即行头颅CT检查可明确诊断
鉴别诊断	需注意与急性脑梗死、蛛网膜下腔出血及其他引起昏迷的全身性疾病和代谢性疾病鉴别

表 8-15 脑出血的常见病因

脑出血	病因
单发性	高血压性：高血压合并细、小动脉硬化，梗死后出血等
	非高血压性：脑淀粉样血管病，血管畸形（动静脉畸形，海绵状血管瘤，静脉血管瘤），动脉瘤，Moyamoya病，口服抗凝药或溶栓治疗后，脑肿瘤，药物和毒品（安非他命、苯丙醇胺和可卡因），血管炎等
多发性	局灶性疾病：淀粉样血管病、脑血管炎、肿瘤出血、头部外伤
	全身性疾病：白血病、弥散性血管内凝血（DIC）、血小板减少症、凝血障碍如血友病等

表 8-16 不同部位脑出血的发生情况

部位	比例	一般情况
基底节区	70%	①壳核：最常见，多由豆纹动脉破裂引起，临床表现与血肿部位及血肿量有关 ②丘脑：主要由丘脑穿透动脉或丘脑膝状体动脉破裂引起，病情多较重 ③尾状核头：较少见，多经侧脑室前角破入脑室
脑叶	5%～10%	顶叶最多见，其次为颞叶、枕叶及额叶。临床表现为头痛、呕吐、癫痫发作多见，而昏迷少见
脑干	10%	①脑桥：多见，多由基底动脉的脑桥支破裂导致，轻者可表现为一些典型的综合征，重者很快昏迷，继而死亡 ②中脑：少见，轻者可表现为一些典型的综合征，重者很快昏迷，继而死亡 ③延髓：更少见，轻者可表现为一些典型的综合征，重者很快昏迷，继而死亡
小脑	10%	多为小脑上动脉的分支破裂，多累及小脑齿状核，发病突然，眩晕和共济失调明显，可伴有频繁呕吐及枕部疼痛等。出血量大时可危及生命
脑室	3%～5%	原发性是指脉络丛血管出血或室管膜下1.5cm内出血破入脑室；继发性是指脑实质出血破入脑室者。出血量大时，常出现丘脑下部受损的症状和体征

脑出血的治疗

绝对卧床少搬动,鼻饲防呛消水肿;
调整控制高血压,积极防治并发症;
危重开颅清血肿,康复治疗早进行。

表 8-17 脑出血的治疗

治疗方案	具体措施
内科治疗	一般治疗：安静休息,就地诊治,避免长途搬动,保持呼吸道通畅,有缺氧现象时氧疗;昏迷或吞咽困难者在发病 2～3 天应鼻饲,烦躁不安者适当用镇静药,便秘者可选用缓泻药,昏迷患者酌情应用抗生素,加强护理,定期翻身,防止压疮,注意维持水电解质平衡,加强营养 脱水降颅内压,减轻脑水肿：根据情况可选用甘露醇、呋塞米、白蛋白、甘油果糖等,不建议使用皮质激素 控制高血压：血压高者,首先进行脱水、降颅内压治疗;降颅内压治疗后,如果收缩压≥200mmHg 或舒张压≥110mmHg,应降压治疗,使血压维持在略高于发病前水平;收缩压＜180mmHg 或舒张压＜105mmHg,可不必使用降压药物 亚低温治疗：建议在脑出血发病 6 小时内给予低温治疗,治疗时间至少持续 48～72 小时 并发症的防治：积极防治肺部感染、上消化道出血、水电解质紊乱、肺栓塞、下肢深静脉血栓形成、肺水肿、心力衰竭、营养不良等并发症
外科治疗	目的 ①清除血肿,降低颅内压,挽救生命 ②尽可能早期减少血肿对周围脑组织的压迫,降低致残率 ③同时可以针对脑出血的病因如脑动静脉畸形、脑动脉瘤等进行治疗 适应证 ①清醒、中等至大量血肿为最佳适应证 ②小脑出血直径＞3cm,神经功能恶化、脑干压迫和梗阻性脑积水患者 ③颅骨出血合并结构损伤和动脉瘤、动静脉畸形或海绵状血管瘤者 ④年轻患者中等至大量脑叶出血,临床情况恶化者 方法：去骨瓣减压术、小骨窗开颅血肿清除术、钻孔或锥孔穿刺血肿抽吸术、内镜血肿清除术、微创血肿清除术、脑室出血穿刺引流术等
康复治疗	患者生命体征平稳,病情不再进展,康复治疗应尽早进行。最初 3 个月内神经功能恢复最快,是治疗的最佳时机

注：1mmHg=0.133kpa

四、蛛网膜下腔出血

活动时突发头痛,出现脑膜刺激征;
检查眼底可出血,动脉瘤有定位征;
辅助检查有多种,头颅 CT 助早诊。

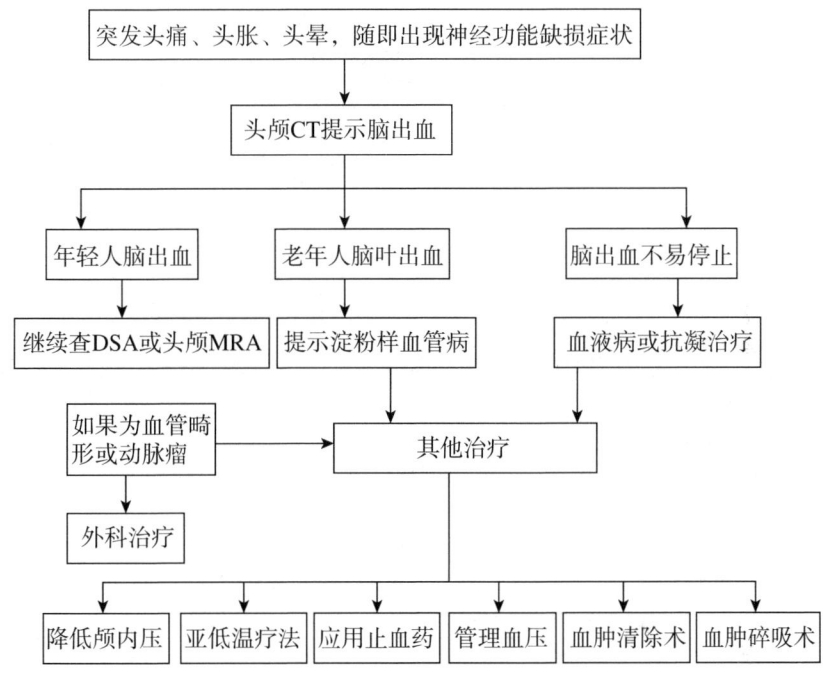

图 8-4 脑出血的诊治流程

表 8-18 蛛网膜下腔出血（SAH）的诊断

SAH	基本要点
病因	见表 8-19
临床表现	以中青年发病多见，常在剧烈运动、过度疲劳、用力排便、情绪激动等诱因下突然起病 ①一般症状：突发异常剧烈的全头痛，可伴发一过性意识障碍、恶心、呕吐；出现脑膜刺激征，以颈项强直最为常见；可有眼部症状，20%的患者眼底可见玻璃体下片状出血，由急性颅内压增高及眼静脉回流受阻导致；可出现欣快、谵妄及幻觉等精神症状；其他包括脑心综合征、消化道出血、急性肺水肿及局限性神经功能缺损症状等 ②动脉瘤定位症状：颈内动脉海绵窦段动脉瘤患者有额部和眼部疼痛、血管杂音、突眼及眼动障碍；颈内动脉-后交通动脉瘤出现动眼神经受压的表现；大脑中动脉瘤出现偏瘫、失语和抽搐等症状；大脑前动脉-前交通动脉瘤出现精神症状，下肢瘫痪及意识障碍；大脑后动脉瘤出现同向偏盲、动眼神经麻痹和 Weber 综合征表现。椎-基底动脉瘤可出现枕部和面部疼痛、面肌痉挛、面瘫及脑干受压表现 ③血管畸形定位症状：常见症状有痫性发作、轻偏瘫、失语、视野缺损等 ④常见并发症：见表 8-20

续表

SAH	基本要点
辅助检查	头颅 CT 对蛛网膜下腔出血敏感性高,可用于早期诊断,为 SAH 的首选诊断方法。头颅 MRI 检查可检出脑干小动静脉畸形,MRA 可有助于检出动脉瘤。CSF 检查见肉眼均匀一致血性脑脊液及压力增高,可支持 SAH 诊断。全脑 DSA 检查有助于确定动脉瘤位置、大小和有无血管痉挛等,也可有助发现烟雾病、血管畸形等蛛网膜下腔出血的病因。其他检查包括 TCD、心电图等
诊断	突发剧烈头痛、呕吐、脑膜刺激征阳性,检查无局灶性神经系统体征,伴或不伴有意识障碍,临床上需高度怀疑蛛网膜下腔出血,行头颅 CT 检查见脑池及蛛网膜下腔有高密度征象可明确诊断,腰椎穿刺检查显示压力增高和血性脑脊液亦可做出临床诊断
鉴别诊断	①与高血压性脑出血鉴别:见表 8-21 ②颅骨感染:颅内感染可表现为头痛、呕吐、脑膜刺激征,需注意与蛛网膜下腔出血鉴别,但颅内感染往往发热在先,腰椎穿刺检查可见糖、氯降低,同时头颅 CT 检查显示正常 ③脑肿瘤:部分脑肿瘤可形成瘤内或瘤旁血肿合并蛛网膜下腔出血,腰椎穿刺检查可见血性脑脊液,但脑脊液中检出瘤/癌细胞及头颅 CT 检查有助于鉴别

表 8-19 蛛网膜下腔出血的病因及危险因素

病因	危险因素
颅内动脉瘤(50%~85%)	吸烟
脑血管畸形(2%),青少年多见	高血压
Moyamoya 病(1%)	过量饮酒
其他如夹层动脉瘤、血栓、颅内静脉系统血栓形成、结缔组织病、血液病、颅内肿瘤、凝血障碍性疾病、抗凝治疗并发症等	既往动脉瘤破裂史、动脉瘤体积较大、多发性动脉瘤等

表 8-20 蛛网膜下腔出血的常见并发症及治疗

并发症	治疗方法
再出血	安静休息,避免用力及情绪波动,调控血压,酌情应用抗纤溶药物,尽早手术夹闭或介入栓塞动脉瘤等
脑血管痉挛	维持正常血容量和血压,早期使用钙通道阻滞药,早期手术去除动脉瘤、移除凝血块等
脑积水	醋氮酰胺抑制脑脊液分泌,甘露醇、呋塞米脱水,脑室穿刺脑脊液外引流,脑室-腹腔分流等
其他如癫痫发作、血管升压素分泌不当综合征等	抗癫痫治疗,限水补盐等

表 8-21　蛛网膜下腔出血与脑出血的鉴别要点

项目	蛛网膜下腔出血	脑出血
发病年龄	粟粒样动脉瘤多发于 40～60 岁，动静脉畸形青少年多见，常在 10～40 岁发病	50～65 岁多见
常见病因	粟粒样动脉瘤、动静脉畸形	高血压、脑动脉粥样硬化、CAA
起病速度	急骤，数分钟症状达到高峰	数十分钟至数小时达到高峰
血压	正常或增高	通常显著增高
头痛	极常见，剧烈	常见，较剧烈
昏迷	常为一过性昏迷	重症患者持续性昏迷
局灶体征	颈项强直、Kernig 征等脑膜刺激征阳性，常无局灶性体征	偏瘫、偏身感觉障碍及失语等局灶性体征
眼底	可见玻璃体膜下片状出血	眼底动脉硬化，可见视网膜出血
头部 CT	脑池、脑室及蛛网膜下腔高密度出血征	脑实质内高密度病灶
脑脊液	均匀一致出血性	洗肉水样

SAH 的治疗

绝对卧床保安静，颅压增高应降低；
血管痉挛应预防，防再出血抗纤溶；
适当放出脑脊液，手术治疗除病因。

表 8-22　SAH 的治疗

SAH 的治疗	基本要点
急性期出血的治疗目的	防治再出血，降低颅内压，防治继发性脑血管痉挛，减少并发症，寻找出血原因，积极治疗原发病和预防复发
内科治疗	①一般处理：绝对卧床休息 4～6 周，保持病房安静，避免搬动及过早离床，以免引起血压及颅内压增高，避免诱发再出血。患者平均动脉压＞125mmHg 或收缩压＞180mmHg，可使用短效降压药使血压稳定在正常或发病前水平。注意积极纠正低钠血症。有抽搐者积极抗癫痫治疗 ②颅内压增高：可应用 20% 甘露醇、呋塞米、白蛋白等脱水降颅内压治疗，同时限制液体摄入量、纠正低钠血症等，有脑疝趋势者，可行脑室引流挽救生命 ③预防再出血：应用抗纤溶药（6-氨基己酸、氨甲苯酸、止血芳酸）抑制纤溶酶形成、推迟血块溶解以防止再出血发生，动脉瘤性蛛网膜下腔出血可通过早期手术夹闭动脉瘤或介入栓塞治疗 ④预防血管痉挛：目前主要应用钙通道拮抗药（如尼莫地平）进行预防 ⑤放脑脊液疗法：可促进血液吸收，缓解头痛，减少血管痉挛
外科治疗	手术治疗可以根除病因、防止复发 ①动脉瘤：动脉瘤的消除是防止动脉瘤性蛛网膜下腔再出血的首选方法 ②动静脉畸形：动静脉畸形早期出血风险远低于动脉瘤，手术可择期进行

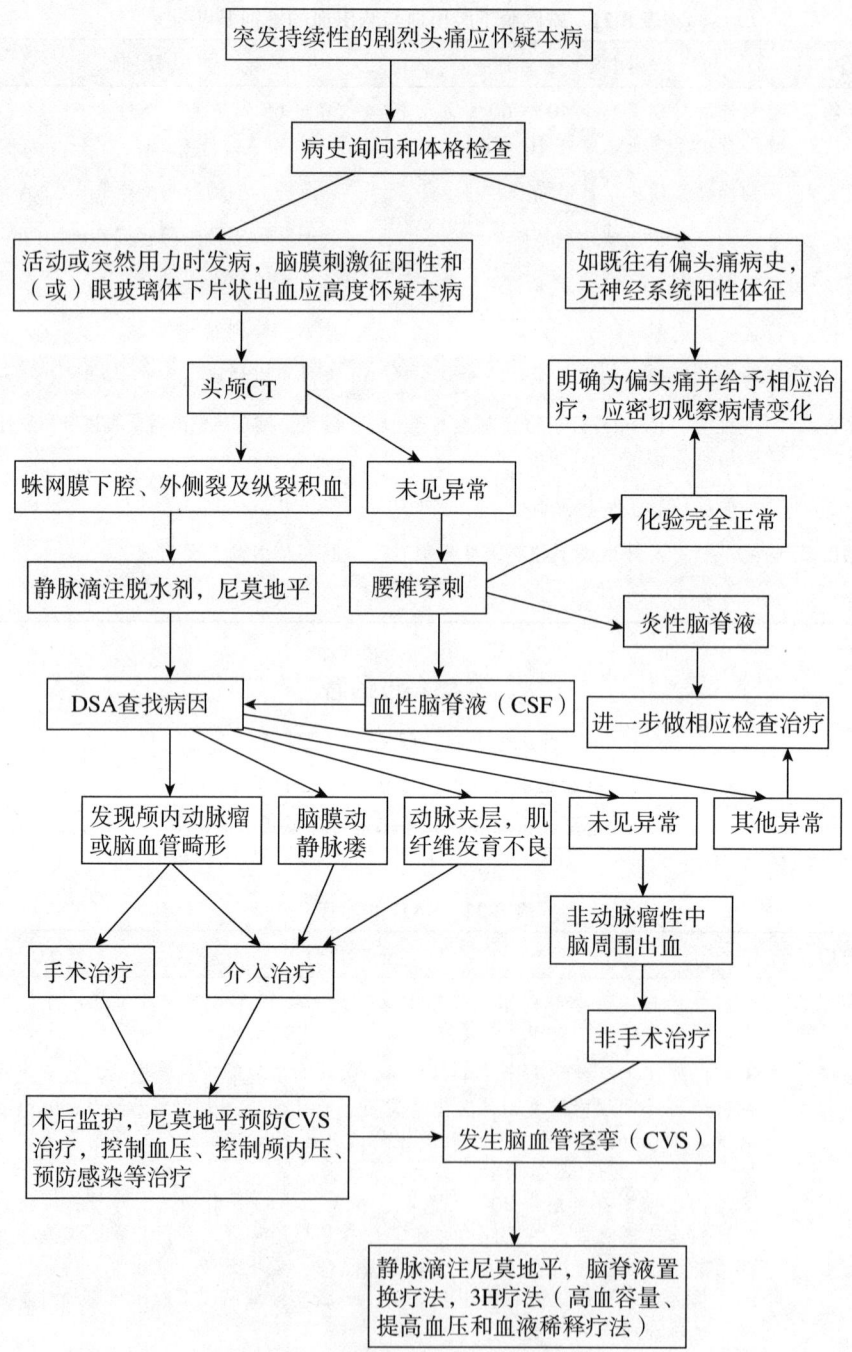

图 8-5 蛛网膜下腔出血的诊治流程

五、脑血管疾病的危险因素及预防

危险因素两大类，不可干预可干预；
预防工作分两级，具体措施应牢记。

表 8-23 脑血管疾病的危险因素

分类	危险因素
不可干预危险因素	①年龄 ②性别 ③遗传因素（某些遗传因素可被干预） ④种族
可干预危险因素	①高血压：是脑卒中最重要的可干预危险因素 ②吸烟 ③糖尿病 ④心房颤动 ⑤其他心脏病 ⑥血脂异常 ⑦无症状性颈动脉狭窄 ⑧镰状细胞贫血 ⑨绝经后雌激素替代治疗 ⑩膳食和营养 ⑪运动和锻炼 ⑫肥胖 ⑬饮酒过量 ⑭其他：包括代谢综合征、酗酒、口服避孕药、药物滥用、睡眠呼吸障碍病、偏头痛、高同型半胱氨酸血症、高脂蛋白症、高脂蛋白相关的磷脂酶 α_2 升高、血液高凝状态、炎症、感染、血流动力学异常、血黏度增高、纤维蛋白原升高及血小板聚集功能亢进等

表 8-24 脑血管病的预防

预防分级	定义	采取的措施
一级预防	是指发病前的预防，即通过早期改变不健康的生活方式，积极主动地控制各种危险因素，从而达到使脑血管病不发生或者推迟发生的目的	①防治高血压、心脏病、糖尿病、血脂异常，戒烟、戒酒，控制体重，药物或手术治疗颈动脉狭窄 ②防治高同型半胱氨酸血症，降低纤维蛋白原水平，适度的体育活动和合理膳食等
二级预防	是针对发生过一次或多次脑卒中的患者，通过寻找卒中事件发生的原因，纠正所有可干预的危险因素，达到降低卒中复发危险性的目的	①对可干预的危险因素进行病因学预防 ②服用抗血小板聚集药物 ③对卒中后认知障碍的干预 ④卒中后抑郁的干预等

六、其他动脉性疾病

(一) 脑底异常血管网病

临床表现有多种,血管造影似烟雾;
治疗主要是对症,病因治疗亦进行。

表 8-25 脑底异常血管网病的概况

脑底异常血管网病	基本要点
概念	是指颈内动脉虹吸部及大脑前动脉、大脑中动脉起始部严重狭窄或闭塞,软脑膜动脉、穿通动脉等小血管代偿性增生形成脑底异常血管网为特征的一种脑血管疾病。此病脑血管造影可见脑底密集成堆的小血管,酷似吸烟吐出的烟雾,故又称烟雾病
临床表现	①儿童患者:以缺血性卒中或 TIA 为主。常见偏瘫、偏身感觉障碍和(或)偏盲,优势侧半球受损可有失语,非优势侧半球受损多有失用或忽视。TIA 反复发作可表现为两侧肢体交替出现的轻偏瘫等。约 10% 的病例出现脑出血,头痛也较常见,其发生与脑底异常血管网形成中的血管舒缩功能异常有关。部分病例有智力减退和抽搐发作等 ②成年患者:多表现为出血性卒中,如脑室出血、脑内出血等。出血性卒中多由侧支血管或动脉瘤破裂所致,常无动脉硬化的证据,发病时症状重,可反复发作。部分病例也可表现为反复晕厥发作
辅助检查	烟雾病患者的 MRI 可见多数异常血管流空影;MRA 可能发现烟雾病特征性的血管狭窄和颅底异常血管网 脑血管造影显示双侧颈内动脉虹吸段,大脑前、中动脉起始段严重狭窄闭塞,颅底异常血管网形成,可以伴有动脉瘤
治疗	①对症治疗:根据不同的卒中类型给予相应的治疗。癫痫发作者应给予抗癫痫药物治疗 ②病因治疗:如发病与钩端螺旋体、结核和病毒感染有关,应针对病因进行治疗。对合并结缔组织病者应给予激素和其他免疫抑制药。对发作频繁、颅内动脉严重狭窄或闭塞者可考虑血管重建手术治疗,但远期疗效尚待证实

(二) 脑动脉盗血综合征

动脉盗血综合征,临床可见三类型;
偏瘫失语感觉障,患肢脉弱血压低;
不宜扩管和降压,症状重者应手术。

表 8-26 脑动脉盗血综合征的概况

脑动脉盗血综合征	基本要点
定义或概念	在各种因素引起的主动脉弓及其附近大动脉血管严重狭窄和闭塞的情况下,狭窄的远端脑动脉内压力明显下降,因虹吸作用使邻近的其他脑动脉血流逆流,供应压力较低的动脉以代偿其供血。被盗血的脑动脉供血显著减少,相应脑组织缺血出现临床症状和体征,称为脑动脉逆流综合征
临床表现	常见以下 3 种类型 ①锁骨下动脉盗血综合征:一侧锁骨下动脉或无名动脉狭窄或闭塞,因虹吸作用盗取对侧椎动脉血液,经患侧椎动脉逆流进入锁骨下动脉,供应患侧上肢,在患侧上肢活动时出现椎-基底动脉供血不足症状;严重时颈内动脉血液可经后交通动脉逆流,出现颈内动脉系统缺血症状,如偏瘫、偏身感觉障碍和失语等。动脉粥样硬化是最常见原因,其次为特异性和非特异性动脉炎 ②颈内动脉盗血综合征:当一侧颈内动脉闭塞时,健侧颈内动脉血流通过前交通动脉流入患侧,出现健侧颈内动脉系统缺血表现;或椎-基底动脉血流经后交通动脉逆流入患侧颈内动脉,产生椎-基底动脉系统缺血表现。如双侧颈内动脉闭塞由椎-基底动脉和颈外动脉代偿供血,可同时有大脑及小脑受损症状和体征,病因多为动脉粥样硬化斑块形成 ③椎-基底动脉盗血综合征:当椎基底动脉明显狭窄或闭塞时,可引起颈内动脉血流经后交通动脉逆流入椎-基底动脉进行代偿,出现一侧颈内动脉系统缺血表现,如偏瘫、偏身感觉障碍和失语等。本型临床较少见
诊断	临床诊断依据有患侧上肢动脉搏动显著减弱或消失、血压低于健侧 20mmHg 以上、同侧颈部闻及收缩期杂音、超声检查发现血管狭窄或闭塞、活动患肢可诱发或加重椎-基底动脉供血不足症状等。DSA 检查发现造影剂逆流入患侧血管可确诊
治疗	缺血症状严重者可以考虑手术治疗,如血管内膜剥离、血管内支架置入等。不宜使用扩血管和降血压药物

(三)脑淀粉样血管病

脑叶出血多灶性,可有痴呆和梗死;
病理检查可确诊,可惜临床难实施;
对症治疗应止血,继发癫痫应防治。

表 8-27 脑淀粉样血管病(CAA)的概况

CAA	基本要点
定义或概念	是由淀粉样物质在软脑膜和大脑皮质小动脉中层沉积导致的脑血管疾病。临床特点是反复多部位的血管破裂导致的多灶性自发性脑实质出血

CAA	基本要点
临床表现	①脑出血：CAA 引起的脑出血与高血压有关，以反复发生的多发性脑叶出血最为多见。脑干很少受累。血肿可同时或相继发生于不同脑叶，较易破入蛛网膜下腔 ②痴呆：30% 的 CAA 患者表现为痴呆 ③其他：可出现缺血性梗死或出血性梗死
辅助检查	CT 或 MRI 显示呈点状、片状或大块状的多灶性脑叶出血，可伴有缺血病灶。MRI 梯度回波发现陈旧的点状出血灶可能提示 CAA。脑活检可见动脉壁内淀粉样物质广泛沉积
诊断	根据老年患者，无高血压病史，CT 或 MRI 证实的复发性、多灶性脑叶出血，排除其他原因后，可临床拟诊 CAA。神经病理学检查是诊断 CAA 最可靠的方法，但在临床实施困难
治疗	与其他原因脑出血的内科治疗大体相似。继发癫痫患者应予以抗癫痫治疗。恢复期避免应用抗凝药物，慎用抗血小板类药物

（四）伴有皮质下梗死和白质脑病的常染色体显性遗传性脑动脉病

脑血管病遗传性，中年卒中反复性；

早期先兆偏头痛，晚期痴呆可发生；

辅助检查可助诊，治疗主要是对症。

表 8-28　伴有皮质下梗死和白质脑病的常染色体显性遗传性脑功能病的概况

项目	基本要点
定义或概念	是一种中年发病、非动脉硬化性、遗传性小动脉脑血管疾病。临床上以反复皮质下缺血性脑卒中发作、痴呆、假性球麻痹和偏头痛为特征
影像学检查	MRI 显示双侧大脑半球多发的白质内病灶，广泛的大小不等的斑片状长 T1、长 T2 信号，常位于双侧颞叶、顶叶、额叶皮质下及脑室周围基底节区，脑干常受累
诊断要点	①患者有家族史 ②中年发病，出现原因不明的反复发作的缺血性卒中，呈进行性加重，早期出现有先兆的偏头痛发作，晚期出现痴呆 ③CT 或 MRI 显示广泛的脑白质病变及多发的基底节区腔隙性梗死灶 ④皮肤或周围血管活检发现颗粒状嗜锇物质，遗传学发现基因突变有助诊断
治疗	主要是对症治疗，尚无有效的病因治疗

七、颅内静脉窦及脑静脉系统血栓形成

脑静脉系生血栓，头痛呕吐视盘肿；

卒中症状亦出现，脑病症状病严重；

栓塞部位见五处，临床表现不相同；

辅助检查有几种，静脉造影可助诊；

根本治疗除病因，抗凝溶栓意义重；

介入治疗效果好，对症治疗不放松。

表 8-29 脑静脉系统血栓形成（CVT）的概况

CVT	基本要点
定义或概念	颅内静脉窦及脑静脉血栓形成是一组由多种病因导致的脑静脉系统血管病，统称脑静脉系统血栓形成（CVT）。任何年龄均可发病，但多见于老年人和产褥期妇女。其病因、病变部位不同，临床症状各异
临床表现	共同的常见临床表现包括颅内高压、卒中及脑病的症状。头痛是颅内压增高最常见的临床表现，有时是唯一的表现。头痛严重而持续，呕吐多为喷射性，可见视盘水肿。卒中症状包括出血性或缺血性静脉梗死的症状，以多发性小出血多见。脑病样症状虽然少见，但最为严重，临床表现有癫痫、精神异常、意识混乱、意识模糊甚至昏迷等。不同部位 CVT 的表现见表 8-30
辅助检查	DSA 是诊断 CVT 的"金标准"，表现为病谱的静脉窦在静脉时相不显影 脑脊液检查早期主要是压力增高，细胞数和生化指标常在正常范围内，中后期脑脊液蛋白常呈轻至中度增高。伴有出血者，脑脊液可见红细胞，蛋白可以明显升高。化脓性血栓形成时中性粒细胞数增多
诊断	主要依据时典型的病史、高颅内压症状，以及 MRI 检查发现额叶水肿等。颅内静脉血管造影可以明确诊断
鉴别诊断	本病需要与良性颅内压增高、中枢神经系统感染、颅内肿瘤及脑出血等鉴别
治疗	病因治疗：是 CVT 的根本治疗之一 抗血栓治疗 ①抗凝治疗：越早越好，即使有小量颅内出血或产后 1 个月也可酌情使用，可以明显降低死亡率和改善患者的预后。可选用低分子肝素或华法林 ②溶栓治疗：用尿激酶和 rt-PA 静脉溶栓治疗，作为抗凝治疗后仍继续恶化的第二选择 ③介入治疗：随着导管技术的开展，出现了局部静脉内导管机械性溶栓治疗和血管成形术等 对症治疗：降颅内压、抗癫痫等对症治疗

表 8-30 CVT 的临床表现

CVT 类型	临床表现
上矢状窦血栓形成	是非感染性静脉窦血栓形成的最常见部位。上矢状窦血栓最常见于脱水和衰弱的婴儿，也见于创伤、肿瘤、口服避孕药、妊娠、血液病和免疫系统疾病等，有时原因不明。感染性上矢状窦血栓较横窦、乙状窦和海绵窦血栓少见。一般症状包括：急性或亚急性起病，全身衰弱，发热、头痛、视盘水肿等。局灶体征包括：婴幼儿可见颅缝分离，囟门隆起、额浅静脉怒张迂曲。有时可并发颅内出血、癫痫、偏瘫、失语、偏盲等。有时无局灶体征，颅内高压是唯一的症状。老年患者症状轻微，仅有头痛、头晕等

CVT 类型	临床表现
海绵窦血栓形成	多见于眶部、鼻部及上面部化脓性感染或全身性感染，非感染性的海绵窦血栓罕见。多从一侧起病，迅速扩散至对侧海绵窦。常急骤起病，有脓毒血症性发热等全身中毒症状，眼球疼痛和眼眶部压痛。主要表现为脑神经受损和眼静脉回流受阻征象。多有脑神经受损，出现眼睑下垂、眼球运动受限或固定、复视、瞳孔扩大、对光反应消失、角膜反射消失等。眼静脉回流受阻可出现眼睑、眶周、球结膜水肿、眼球突出等。眼底可见视盘水肿及出血。视力通常不受损，有时呈中等程度的下降。可并发脑膜炎或脑脓肿，垂体受累易发生脓肿和坏死，引起水盐代谢紊乱
横窦和乙状窦血栓形成	常由化脓性乳突炎或中耳炎引起。主要症状如下 化脓性中耳炎的感染和中毒症状：耳后乳突红肿热痛、发热、寒战及外周血内白细胞增高，头皮及乳突周围静脉怒张 脑神经受累症状：颅内高压或局部感染扩散到局部的岩骨导致第Ⅵ对脑神经麻痹，可出现复视；第Ⅸ、Ⅹ、Ⅺ对脑神经可因脉络丛的颈静脉压迫而出现颈静脉孔综合征（吞咽困难、饮水呛咳、声音嘶哑及同侧胸锁孔乳突肌和斜方肌无力萎缩） 颅内高压症状：头痛、呕吐、视盘水肿等，严重者出现昏迷和癫痫发作。腰椎穿刺时压颈试验患侧压力不升，健侧压力迅速升高，CSF细胞数和蛋白增高
直窦血栓形成	多与海绵窦、上矢状窦、横窦和乙状窦血栓同时发生，单独发生者少见，病情较重。可因急剧的颅内高压，出现昏迷、抽搐和去大脑强直发作。如累及大脑大静脉时，会造成明显的脑静脉回流障碍，脑内可发生大量出血甚至破入脑室
大脑大静脉血栓形成	大脑深静脉引流脑深部的白质、基底节和间脑的静脉。大脑大静脉接受大脑深静脉回流。多累及间脑和基底节等脑深部结构。早期可出现颅内压增高、精神症状，病情严重时出现昏迷、高热、痫性发作、去大脑强直等。存活患者可遗留手足徐动症、舞蹈症等

八、血管性认知障碍

多种脑血管疾病，广泛损伤脑组织；
起病急性或慢性，认知功能受伤损；
诊断要素有三条，病情程度分两种；
脑血管病应防治，治疗主要除病因；
认知功能需改善，对症治疗亦抓紧。

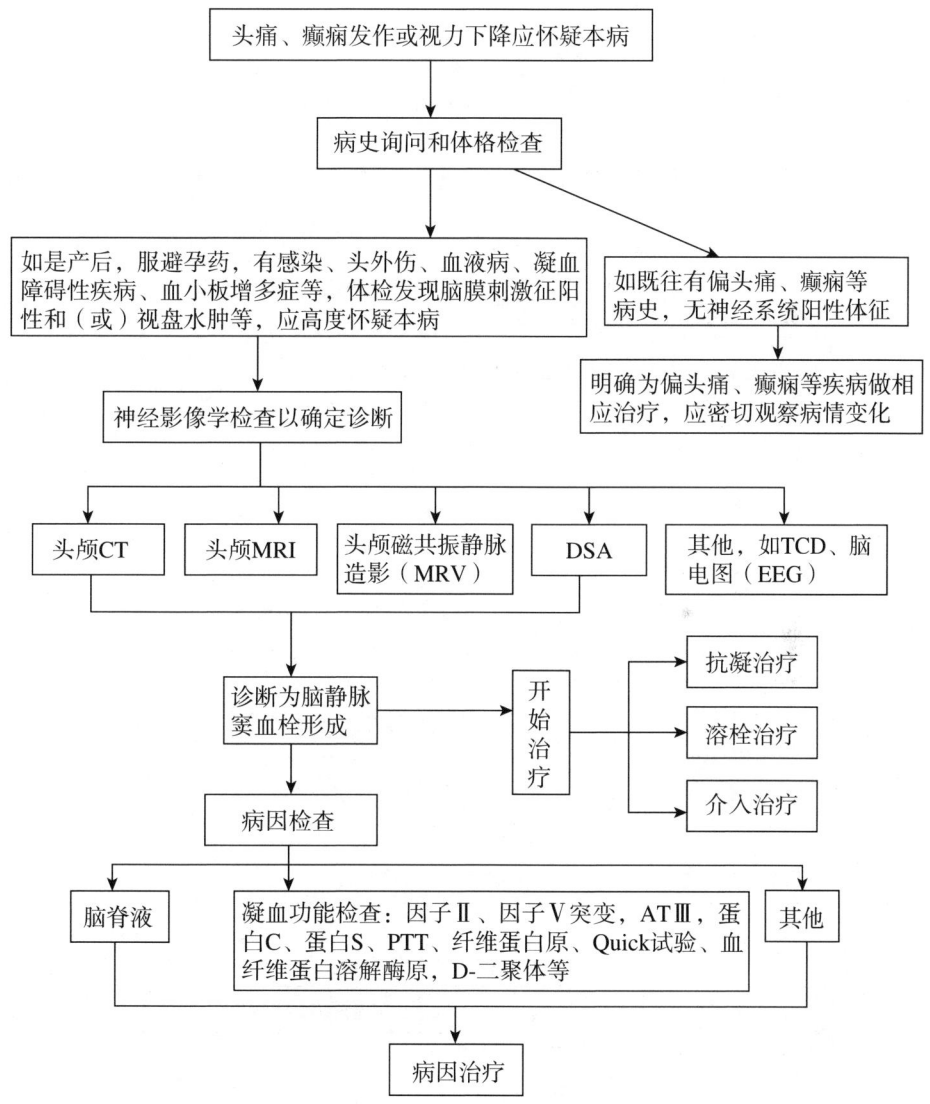

图 8-6 脑静脉窦血栓形成的诊治流程

表 8-31 血管性认知障碍（VCI）的概况

VCI	基本要点
定义或概念	是由脑血管病危险因素（如高血压病、糖尿病和高脂血症等）、明显（如脑梗死和脑出血等）或不明显的脑血管病（如白质疏松和慢性脑缺血）引起，从轻度认知障碍到痴呆的一大类综合征，涵盖了血管源性认知损害从轻到重的整个发病过程
病因	见表 8-32
发病机制	脑组织病变涉及额叶、颞叶及边缘系统，或损害了足够容量的脑组织导致记忆、注意力、执行功能和语言等高级认知功能受损

续表

VCI	基本要点
临床表现	根据起病方式不同，血管性认知障碍分为：急性或突然起病（如多发梗死性、关键部位梗死性或颅内出血引起的认知障碍）和慢性或隐袭起病（如脑部小血管引起的认知障碍）。根据认知损害程度不同，又可分为未达到痴呆的血管性认知障碍和血管性痴呆（表8-33）
辅助检查	做实验室检查寻找血管性认知障碍的危险因素及排除其他导致认知障碍的原因；神经影像学检查寻找支持血管性认知障碍的脑组织病变证据；神经心理检查主要有助于与阿尔茨海默病进行鉴别
诊断	诊断血管性认知障碍需具备以下3个核心要素 ①认知损害：主诉或知情者报告有认知损害，而且客观检查也存在认知损害的证据和（或）客观检查证实认知功能有所减退 ②血管因素：包括血管危险因素、卒中病史、神经系统局灶体征、影像学显示的脑血管病证据，以上各项不一定同时具备 ③认知障碍与血管因素有因果关系：通过询问病史、体格检查、实验室和影像学检查确定认知障碍与血管因素有因果关系，并能除外其他导致认知障碍的原因 在具备上述3个核心要素后，根据血管性认知障碍的程度进行进一步的诊断 ①未达到痴呆的血管性认知障碍：日常能力基本正常，复杂的工具性日常生活活动能力可以有轻微损害，不符合痴呆的诊断标准 ②血管性痴呆：认知功能损害明显，影响日常生活能力、职业或社交能力，符合痴呆诊断标准
鉴别诊断	见表8-34
治疗	包括病因治疗、改善认知治疗和对症治疗。病因治疗主要为预防和治疗脑血管病及其危险因素，是血管性认知障碍治疗的根本方法

表8-32 VCI的病因分类

分类	常见疾病
危险因素相关性	高血压病、糖尿病、高脂血症等
缺血性	
大血管性	多发性脑梗死、关键部位梗死等
小血管性	Bingswanger病，常染色体显性遗传性脑动脉病（CADASIL）、腔隙性脑梗死等
低灌注性	血容量不足、心脏射血障碍或其他原因导致的血压偏低等
出血性	脑出血、蛛网膜下腔出血、脑淀粉样血管病、慢性硬膜下血肿等
其他脑血管病性	脑静脉窦血栓形成、脑动静脉畸形等
脑血管病合并AD	脑血管病伴AD、AD伴脑血管病

表 8-33　VCI 的临床表现（按认知损害程度分类）

VCI	临床表现
未到达痴呆的血管性认知障碍	表现为认知功能轻度受损，但未达到痴呆的诊断标准，可以突然起病也可隐袭起病，出现记忆力下降、抽象思维、判断力损害、个性改变，但损害程度不大，日常生活仍基本正常
血管性痴呆	老年发病多见，常有脑卒中病史，病情呈阶梯式进展，认知功能损害明显且达到痴呆的诊断标准，伴有局灶性神经系统受损的症状体征 多发梗死性痴呆：为多发性脑梗死累及大脑皮质或皮质下区域所引起的痴呆综合征，为血管性痴呆最常见类型。常有反复多次突然起病的脑卒中，认知功能障碍呈现阶梯式加重，可伴有局灶性神经功能缺损的症状及体征 关键部位梗死性痴呆：由重要皮质、皮质下功能区域的数个小面积梗死灶，甚至是单个梗死灶所引起的痴呆 ①大脑后动脉梗死累及颞叶下内侧、枕叶、丘脑，表现为遗忘、视觉障碍，左侧病变有经皮质感觉性失语，右侧病变空间失定向 ②大脑前动脉累及额叶内侧部，表现为淡漠和执行功能障碍 ③大脑部、中、后动脉深穿支病变及后脑和基底核而出现痴呆。丘脑性痴呆的认知功能障碍表现为注意力、始动性、执行功能和记忆受损。内囊膝部受累的认知功能障碍表现为认知功能突然改变、注意力波动、出现精神症状、注意力缺乏、意志力丧失、执行功能障碍等 分水岭梗死性痴呆：大脑前、中、后动脉供血区交界区域的长期低灌注，严重缺血，形成分水岭区域脑梗死，导致认知功能受损，常表现为经皮质性失语、记忆减退、失用症和视空间功能障碍等 出血性痴呆：是由脑实质内出血、蛛网膜下腔出血后引起的痴呆，其中丘脑出血导致的认知功能障碍和痴呆较为常见，硬膜下血肿也可导致痴呆，常见于老年人，部分患者表现为缓慢出现认知功能障碍 皮质下动脉硬化性脑病：隐匿起病，病程呈进行性，常伴有明显的假性球麻痹、步态失稳、尿失禁和锥体束受损体征等，局灶性神经功能缺损可反复发作 伴有皮质下梗死和白质脑病的 CADASIL：为遗传性疾病，认知功能障碍。隐匿起病，进行性加重，常伴有精神症状（如人格改变、抑郁），在晚期发展为血管性痴呆

表 8-34　VCI 的鉴别诊断

需与 VCI 相鉴别的疾病	鉴别要点
阿尔茨海默病（AD）	起病隐匿，病程长，病情进展缓慢，记忆等认知功能障碍突出，局灶性神经系统定位体征少见，头颅影像学检查可见显著的脑皮质萎缩，Hachinski 缺血量表 ≤ 4 分
Pick 病	多于 50～60 岁生病，人格改变和社会行为障碍、语言功能受损发病早期即出现，记忆等认知障碍出现相对较晚，神经影像学检查可见额叶和（或）颞叶明显萎缩
路易体痴呆（DLB）	具备波动性的认知障碍、反复生动的视幻觉、锥体外系症状三大核心症状，病程缓慢进展，晚期发展为全面痴呆，影像学检查无特征性改变
帕金森病痴呆（PDD）	早期出现静止性震颤、肌强直、运动迟缓等锥体外系症状，晚期出现以注意力、计算力、视空间、记忆力等受损为主的认知损害。影像学检查无梗死、出血及白质病变等

第九章 神经系统变性疾病

一、运动神经元病

> 隐匿起病渐加重，临床表现四类型；
> 运动神经均受损，肌电检查可助诊；
> 病因治疗利鲁唑，对症治疗最为重。

表 9-1 运动神经元病（MND）的概况

MND	基本要点
临床分型与表现	①肌萎缩侧索硬化（ALS）：最常见。上、下运动神经元均受累。常见上肢远端笨拙无力、肌萎缩→前臂→上臂→肩胛带肌群→躯干→颈部→面肌及咽喉肌。常有肌束颤动。瘫痪特点：双上肢兼具上、下运动神经元性瘫痪（肌萎缩、肌张力低，但腱反射亢进，Hoffmann 征阳性）；双下肢上运动神经元性瘫痪（肌张力高，腱反射亢进，Babinski 征阳性）。多于 3~5 年内死亡 ②进行性肌萎缩（PMA）：常见。下运动神经元受累。先单手或双手无力、肌萎缩→前臂→上臂→肩胛带肌群→全身肌萎缩、无力。可有肌束颤动。瘫痪特点：受累肌萎缩，肌张力低，腱反射减弱，病理反射阴性。进展稍慢 ③进行性延髓麻痹（PBP）：少见。延髓受累，真性球麻痹（声嘶、构音不清、饮水返呛、咀嚼无力、舌肌萎缩明显，咽反射消失）。多于 1~2 年死亡 ④原发性侧索硬化（OLS）：罕见。锥体束受累。中年以后发病，隐袭起病，缓慢加重，先双下肢，后双上肢，无肌束颤动，四肢肌张力高，腱反射亢进，病理征阳性。进展慢，存活时间长 各型共同特点：无客观的感觉障碍，括约肌功能保持良好，神志清楚。所有的类型最后均演变为 ALS，死因为呼吸肌麻痹或肺部感染 不典型 MND：少数，伴有痴呆、锥体外系症状、感觉异常、括约肌功能障碍、眼外肌麻痹
辅助检查	①肌电图：必行，诊断价值高。典型的神经源性损害 ②CT 和 MRI 检查：目的主要是排除其他疾病。可见脊髓变细 ③脑脊液检查：无特殊改变 ④血液检查：无特殊改变
诊断	中青年以后隐匿起病，缓慢进行性加重，有上、下运动神经元损害证据，无感觉障碍，肌电图为神经源性损害（脊髓前角损害），影像学及脑脊液无异常
鉴别诊断	①颈椎病：可有颈肩臂疼痛，客观上常有感觉障碍，无球麻痹症状，颈椎 MRI 检查见椎间孔变窄，椎间盘膨出，脊髓受压、变形。胸锁乳突肌、斜方肌、胸椎旁肌肌电图检查正常 ②颈段脊髓占位：MRI 显示腔管内占位病变 ③延髓和脊髓空洞症：临床进展缓慢，常合并脊柱侧弯等其他畸形，MRI 检查显示空洞 ④上肢周围神经病：一侧上肢麻木感、肌肉萎缩、无力，符合周围神经病变特点，肌电图检查显示有周围神经损害（如传导速度减慢、波幅减低等） ⑤良性肌束颤动：正常人可有粗大肌束颤动，部位不固定，无肌无力、肌萎缩

续表

MND	基本要点
治疗	无特效治疗方法。病因治疗（利鲁唑）疗效有限，目前多为对症治疗（鼻饲饮食，气管切开，机械通气，改善营养，防治肺部感染、压疮），非药物治疗 未来治疗方向：联合应用抗兴奋性氨基酸毒性、神经营养因子、抗氧化、抗自由基清除、抗细胞凋亡、新型钙通道阻滞药、基因治疗、神经干细胞移植

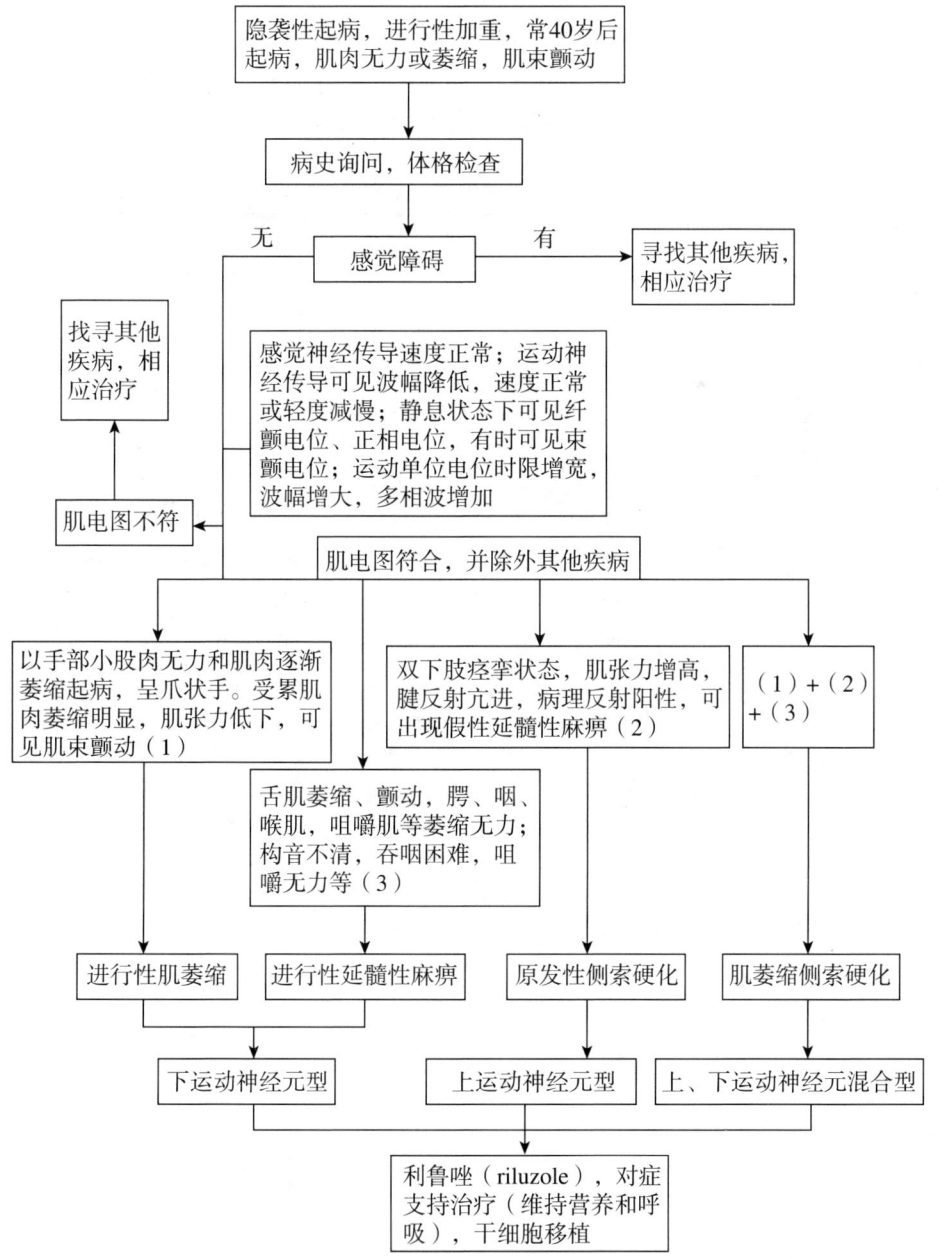

图 9-1　运动神经元病的诊治流程

二、阿尔茨海默病

📖 诊断

遗传环境家族史，主要障碍是认知；

心理测试需及时，CT核磁均有异；

继发病变需排除，病期脑电可支持。

📖 治疗

改善认知脑活素，他克林与石杉碱；

奥拉西坦美金刚，康复训练应戒烟。

表 9-2　阿尔茨海默病（AD）的概况

AD	基本要点
病理	大体病理：脑体积缩小，脑沟变宽变深，脑回萎缩，以颞叶海马区萎缩最明显 组织病理：神经炎性斑块，神经原纤维缠结，神经元缺失，胶质增生
临床表现	隐匿起病，持续进行性发展 两大类症状：认知功能减退和精神症状 两个阶段：痴呆前阶段和痴呆阶段 痴呆前阶段 ①轻度认知功能障碍发生前期：无明显症状 ②认知功能障碍期：记忆力轻度受损，其他认知也轻度受损，但达不到痴呆的程度 痴呆阶段 ①轻度：近事遗忘（丢三落四）→远事遗忘、视空间障碍（迷路，不能准确临摹立体图）、心理障碍（焦虑、抑郁、疲乏、消极）、人格障碍（暴躁、易怒、自私、多疑、生活懒散、不爱清洁、不修边幅） ②中度：继续出现逻辑思维及综合分析能力减退，计算力下降，言语重复，原来的知识和技能明显衰退，失语、失认、失用，性格改变，明显人格改变（随地大小便） ③重度：症状加重，情感淡漠，生活不能自理，失语、卧床状态，逐渐丧失与外界接触的能力，四肢强直或屈曲瘫痪，大小便障碍。最后进入植物人状态，因肺部感染、尿路感染、压疮、全身衰竭而死亡
辅助检查	实验室检查：脑脊液检查显示Aβ42水平降低，tau蛋白增高 脑电图：波幅降低，慢波增多 影像学：MRI显示双侧颞叶、海马萎缩明显。SPECT及PET显示颞、顶、额叶，尤其是双侧海马血流量及代谢水平低下。PIB-PET可见β淀粉样蛋白沉积 神经心理学检查 基因检查
痴呆阶段的诊断	见表9-3和表9-4
治疗	生活护理 非药物治疗 药物治疗：胆碱能制剂（多奈哌齐、利斯的明、石杉碱甲），NMDA受体拮抗药（美金刚，能调节谷氨酸活性）；抗抑郁药物、抗精神病药物、抗脑代谢赋活剂如奥拉西坦等 支持治疗：病程5～10年，多死于肺部感染、压疮、泌尿系统感染

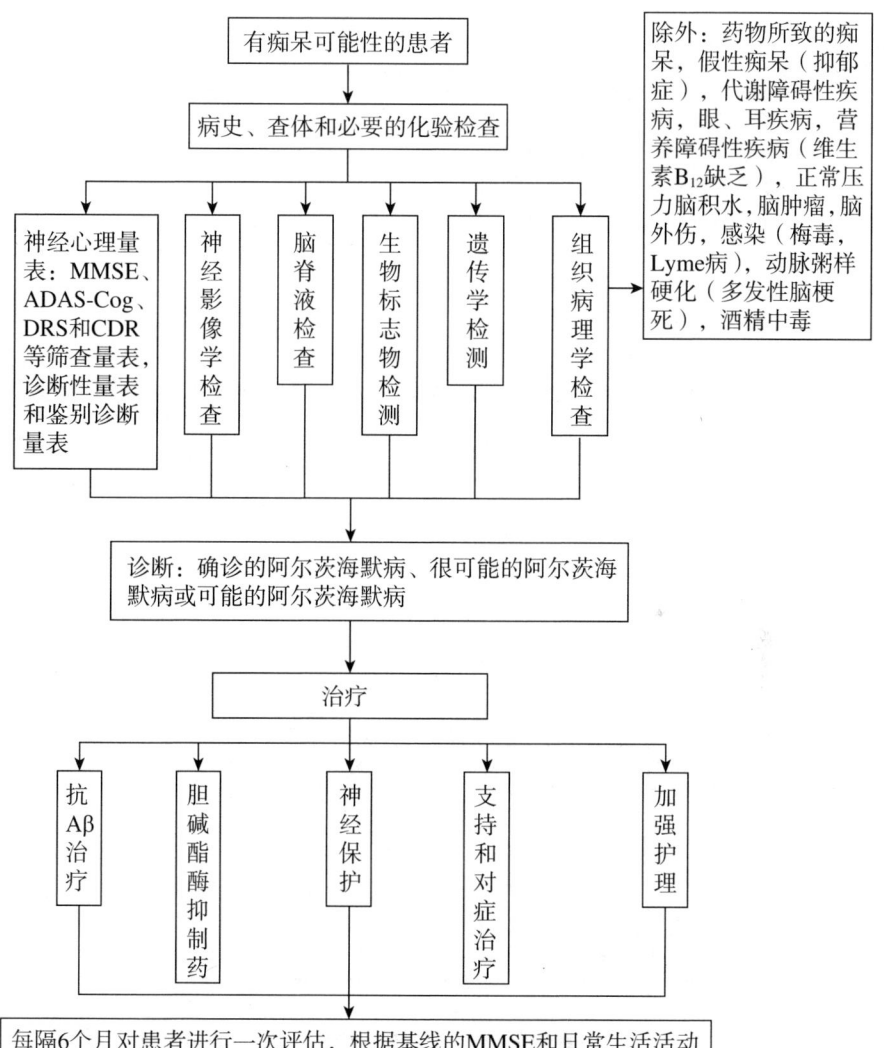

图 9-2　阿尔茨海默病的诊治流程

表 9-3　AD 痴呆阶段的诊断标准

AD 的诊断	基本要点
很可能的 AD 痴呆	核心标准： ①符合痴呆诊断标准 ②起病隐袭，症状在数月至数年内逐渐出现 ③有明确的认知损害病史 ④表现为遗忘综合征（学习或近事记忆下降，伴1个或1个以上其他认知域损害）或非遗忘综合征（语言、视空间或执行功能三者之一损害，伴1个或1个以上其他认知功能损害） 排除标准： ①伴有与认知障碍发生或恶化相关的卒中史，或存在多发、广泛的脑梗死，或存在严重的白质病变 ②有路易体痴呆的核心症状 ③有额颞叶痴呆的显著特征 ④有原发进行性失语的显著特征 ⑤有其他引起进行性记忆和认知功能损害的神经系统疾病，或非神经系统疾病，或药物滥用、过量证据 支持标准： ①在以知情人提供和正规神经心理测验得到的信息为基础的评估中，发现进行性认知下降的证据 ②找到致病基因（APPP、PS1 或 PS2）突变的证据
可能的 AD 痴呆	有以下任一情况时，即可诊断 非典型过程：符合很可能的 AD 诊断标准的第1条和第4条，但认知障碍突然发生或病史不详，或认知能力进行性下降的客观证据不足 满足 AD 痴呆的所有临床核心标准，但具有以下证据：①伴有与认知障碍发生或恶化相关的卒中史，或存在多发、广泛的脑梗死，或存在严重的白质变性；②有其他疾病引起的痴呆特征，或痴呆症状可用其他疾病和因素解释

表 9-4　阿尔茨海默病（AD）与血管性痴呆（VD）的鉴别要点

项目	AD	VD
性别	女性多见	男性多见
病程	进展性，持续进行性发展	波动性进展
自觉症状	少	常见，如头痛、眩晕、肢体麻木等
认知功能	早期近事记忆障碍，全面性痴呆，人格崩溃	早期执行功能障碍，斑片状损害，人格相对保留
伴随症状	精神行为异常	局灶性神经系统症状和体征
CT/MRI	脑萎缩	脑梗死或出血灶
PET/SPECT	颞叶、顶叶对称性血流低下	局限性、非对称性血流低下

三、额颞叶痴呆

隐匿起病渐加重，常见行为异常型；
人格改变行为异，原发失语进行性；
大脑额颞见萎缩，影像检查可助诊；
此病预后比较差，有效疗法待找寻。

表 9-5　额颞叶痴呆（FTD）的概况

FTD	基本要点
临床表现	见于中老年，起病隐匿，进展缓慢 特征：人格、行为异常、语言障碍 行为异常型：最常见。人格改变（固执、易怒），情感改变（淡漠），行为异常（刻板，举止不当，冲动，易饥，饮食过度等），语言能力下降，思考力下降，缺乏自知力。与阿尔茨海默病不同，其早期记忆力及空间定向力尚好 原发性进行性失语：进行性语言表达障碍或单词含义理解困难，视空间、记忆力障碍轻
辅助检查	影像学检查：CT 或 MRI 于早期可见特征性不对称性额叶和（或）颞叶萎缩。SPECT 见不对称性额颞叶血流减少。PET 显示不对称性额颞叶代谢减低 神经心理学检查
诊断标准	行为或认知损害的进展表现： ①早期和进行性人格改变，以调整行为困难为特征，经常导致不恰当的反应 ②早期和进行性语言改变，以语言表达困难或严重命名困难和找词困难为特征 上述行为和认知损害导致显著的社会或职业功能缺损，与病前功能水平相比有明显下降 病程以隐匿起病、持续加重为特征 上述行为和认知损害并不是由于其他神经系统疾病（如脑卒中）、躯体疾病（如甲状腺功能减低）或药物依赖所致 排除谵妄期间发生的损害 损害不能用精神疾病（如抑郁症）解释
AD 鉴别	见表 9-6
治疗	无有效的治疗方法。预后差，病程 5~12 年，多死于肺部感染、压疮、泌尿系感染

表 9-6　额颞叶痴呆（FTD）与阿尔茨海默病（AD）的鉴别要点

项目	FTD	AD
自知力丧失	常见，疾病晚期出现	常见，疾病晚期出现
摄食改变	食欲旺盛	厌食、体重减轻更多见
刻板行为	常见	罕见
言语减少	常见	疾病晚期出现

项目	FTD	AD
失抑制	常见	可有，但程度较轻
欣快	常见	罕见
情感淡漠	常见，严重	常见，不严重
自我忽视/自我照料能力差	常见	较少，疾病晚期出现
记忆损害	疾病晚期才出现	早期出现，严重
执行功能障碍	早期出现，进行性加重	大部分患者晚期才出现
视空间能力	相对保留	早期受损
计算能力	相对保留	早期受累

四、路易体痴呆

认知障碍波动性，随后记忆有障碍；
早期就有视幻觉，听嗅幻觉也出来；
出现帕氏综合征，一年之内发痴呆；
胆碱酯酶抑制药，治疗本病可有效；
精神症状对症治，左旋多巴治无效。

表9-7 路易体痴呆（DLB）的概况

DLB	基本要点
临床表现	发病年龄多在50岁以上，3个核心症状 波动性认知障碍：突然、短暂的认知障碍（持续数分钟、数小时、数天），视空间障碍突出，易迷路；近事记忆早期受损轻 视幻觉：早期就有视幻觉，也可有听幻觉、嗅幻觉 帕金森综合征：运动迟缓，肌张力增高，静止性震颤，左旋多巴制剂无效
辅助检查	实验室检查：无特异改变 影像学检查：无特殊表现 神经心理学检查：主要发现视空间障碍，不能正确画钟和立体图
诊断	诊断DLB必须具备的症状 ①进行性认知功能下降，以致明显影响社会或职业功能 ②认知功能以注意、执行功能和视空间损害最明显 ③疾病早期可以没有记忆损害，随着病程发展，记忆损害越来越明显 3个核心症状：同时具备两个则为很可能DLB，只具备一个则为可能DLB ①波动性认知功能障碍，患者的警觉性和注意力变化明显 ②反复发作的详细成形的视幻觉 ③自发的帕金森综合征症状

续表

DLB	基本要点
	提示症状：具备一个或一个以上的核心症状，同时具备一个或一个以上的提示症状，则为很可能的 DLB；无核心症状，但具备一个或一个以上的提示症状，则为可能的 DLB ①快速眼动期（REM）睡眠障碍 ②对精神病类药物过度敏感 ③ SPET 或 PET 检查提示基底核多巴胺能活性降低 1 年原则：帕金森症状出现后 1 年内发生痴呆为路易体痴呆，而 1 年后出现的痴呆应为帕金森病性痴呆
治疗	目前仅能对症处理。胆碱酯酶抑制药疗效较肯定。新型抗精神病药物控制精神症状相对安全。左旋多巴无效
预后	预后不良，病程 5～7 年。死因多为营养不良、肺部感染、摔伤、压疮

五、痴呆的鉴别诊断

痴呆疾病有几种，临床表现各不同。

表 9-8　痴呆的鉴别诊断

常见痴呆性疾病	鉴别要点
血管性痴呆	常突然或急性起病，数小时或数天达到高峰。多发性脑梗死性痴呆呈现波动性病程，即经过一段时间（数周或数月），痴呆程度缓解，随着卒中发生痴呆程度进一步加重。皮质下小血管病性痴呆起病隐袭，进展缓慢，临床表现有时似阿尔茨海默病（鉴别要点见表 9-4）。临床上常用 Hachinski 缺血评分量表来鉴别阿尔茨海默病与血管性痴呆，评分 ≥ 7 分提示血管性痴呆，≤ 4 分提示阿尔茨海默病，5～6 分提示混合型痴呆
额颞叶痴呆	早期记忆受损不明显，非认知行为障碍明显，如无自知力、人际交往失范、反社会行为、意志缺失等。与阿尔茨海默病的鉴别要点见表 9-6
路易体痴呆	与阿尔茨海默病相比，记忆功能相对保留，失认较轻，但运动及神经精神障碍更重，生活自理能力更差
帕金森病痴呆	与路易体痴呆在临床与病理上有许多重叠，视幻觉及视空间障碍均突出。但帕金森病痴呆通常在运动症状 10 年甚或更长时间才出现，路易体痴呆的诊断中则有个"1 年原则"
正常颅内压型脑积水	为常见的可治性痴呆，起病隐袭，CT/MRI 临床表现为进行性智力下降、共济失调、尿失禁三联征，联合 CT、MRI、脑室脑池扫描还能确定脑积水的类型
感染性疾病	可隐袭起病、亚急性起病或急性起病，普通感染如单纯疱疹病毒性脑炎、特殊感染如梅毒、艾滋病等，根据其临床表现、脑脊液、血液及影像学方面的改变做出诊断

表 9-9 各种神经精神症状及对应的痴呆综合征

神经精神症状	痴呆综合征
抑郁	阿尔茨海默病、帕金森病、血管性痴呆、皮质基底节变性（CBD）、Lewy 体痴呆
幻觉	Lewy 体痴呆、帕金森病、经多巴胺能药物治疗后、血管性痴呆、视觉中枢梗死
谵妄	Lewy 体痴呆、阿尔茨海默病、帕金森病、经多巴胺能药物治疗后
情感淡漠	进行性核上性麻痹、额颞叶痴呆、Lewy 体痴呆、阿尔茨海默病、血管性痴呆
失抑制	额颞叶痴呆
激越/攻击	阿尔茨海默病、Lewy 体痴呆、额颞叶痴呆
REM 期睡眠行为障碍	Lewy 体痴呆、帕金森病

六、多系统萎缩

成年起病渐加重，自主神经功能损；
帕金森征常出现，共济失调小脑型；
辅助检查助诊断，治疗主要是对症。

表 9-10 多系统萎缩（MSA）的概况

MSA	基本要点
临床表现	发病年龄 50～60 岁多见，隐袭起病，缓慢进展，大多先出现一个亚系统受损（如自主神经系统、锥体外系或小脑），随着病情进展，最终累及两个或多个系统。主要表现如下 ①自主神经功能障碍：首发，常见。表现为排尿异常、性功能障碍、直立性低血压、瞳孔改变、呼吸障碍等 ②帕金森综合征：双侧对称型肌强直、运动迟缓和震颤，左旋多巴疗效差 ③小脑型共济失调：由下肢开始，进行性步态及肢体共济失调、构音障碍、眼球震颤等 目前将 MSA 分为以下两种临床类型 ①MSA-P 型：突出表现为帕金森综合征 ②MSA-C 型：突出表现为小脑型共济失调
辅助检查	①直立倾斜试验：测卧立位血压和心率，站立 3 分钟内血压较卧位下降 ≥30/15mmHg（即直立性低血压），且心率无明显变化则为阳性 ②膀胱功能检测：尿动力学试验、B 超检查残余尿 ③肛门括约肌肌电图：失神经改变 ④^{123}I-间碘苄胍心肌显像：鉴别帕金森病与帕金森综合征 ⑤影像学检查：MRI 显示壳核、脑桥、小脑中脚、小脑萎缩，T_2 加权像可见脑桥基底部"十字征"

续表

MSA	基本要点
诊断	成年起病（>30岁）、散发、进行性加重、自主神经功能障碍、帕金森综合征、小脑性共济失调，应考虑为多系统萎缩
鉴别诊断	应与血管性PD、进行性核上性麻痹、皮质基底节变性等相鉴别
治疗	目前仅能对症处理，多数预后不良

第十章 中枢神经系统感染性疾病

一、病毒感染性疾病

(一) 单纯疱疹病毒性脑炎

头痛呕吐热谵妄，病理反射脑刺阳；

血液白细轻度高，脑液胞高糖正常；

阿昔洛韦加激素，止痉脱水把温降；

昏迷侧卧常翻身，惊厥静卧防咬伤。

表 10-1 单纯疱疹病毒性脑炎的概况

单纯疱疹病毒性脑炎	基本要点
临床表现	前驱期：发热、头痛、肌痛、全身不适等 多急性起病，1/4 的患者有唇疱疹史 精神行为异常，可为唯一或首发症状 1/3 的患者出现癫痫发作 可有轻微意识及人格改变、记忆力减退、偏瘫、失语、共济失调、多动、脑膜刺激征等 进展快，重者多因脑疝死亡 病程数日至 1~2 个月
辅助检查	外周血白细胞轻度增多 脑电图检查见颞叶、额叶区高波幅慢波或尖波、棘波 头颅 CT 见 50% 的患者单或双侧颞、额叶低密度灶 头 MRI 见颞叶内侧、额叶眶面、岛叶皮质、扣带回局灶性水肿 脑脊液淋巴细胞增多，糖和氯化物正常，蛋白轻至中度升高 脑脊液病原学检查：①特异性 IgM、IgG 检测，滴度 1∶80 以上，病程中 2 次抗体滴度呈 4 倍以上增加；②PCR 检测 DNA 病毒颗粒 "金标准"：脑组织活检
诊断	临床诊断：临床表现＋脑脊液检查＋影像学检查＋脑电图＋特异性治疗有效 确诊：双份血清单纯疱疹病毒特异性抗体增高趋势、脑脊液 PCR 检测发现该病毒 DNA、脑组织或脑脊液单纯疱疹病毒分离、培养、鉴定
鉴别诊断	急性播散性脑脊髓炎：多于感染或疫苗接种后急性起病，表现为脑实质、脑干、脑膜、脊髓受累，症状体征多样，癫痫发作少见。影像学显示皮质下白质脑病多发病灶，脑室周围多见，病毒学及相关抗体检查阳性。单纯疱疹病毒性脑炎一般不出现脊髓损害。精神及智力症状突出 肠道病毒性脑炎：夏秋季发病，病初有胃肠道症状，恢复快，脑脊液 PCR 可帮助诊断 巨细胞病毒性脑炎：少见。见于免疫缺陷患者，亚急性或慢性起病，体液检查见典型的巨细胞，脑脊液 PCR 可帮助诊断

单纯疱疹病毒性脑炎	基本要点
治疗	原则：早期诊断、早期治疗 抗病毒： ①阿昔洛韦，15～30mg/(kg·d)，分3次静脉滴注，连用14～21天。可用于诊断性治疗 ②更昔洛韦，5～10mg/(kg·d)，每12小时1次，静脉滴注，连用14～21天 对症处理：维持水、电解质平衡，降颅压，抗惊厥，降体温，防治呼吸道感染等 增强免疫：转移因子、干扰素 肾上腺皮质激素：病情危重、脑水肿明显者可考虑使用
预后	不治疗或治疗不及时，死亡率高，10%的患者有不同程度的后遗症

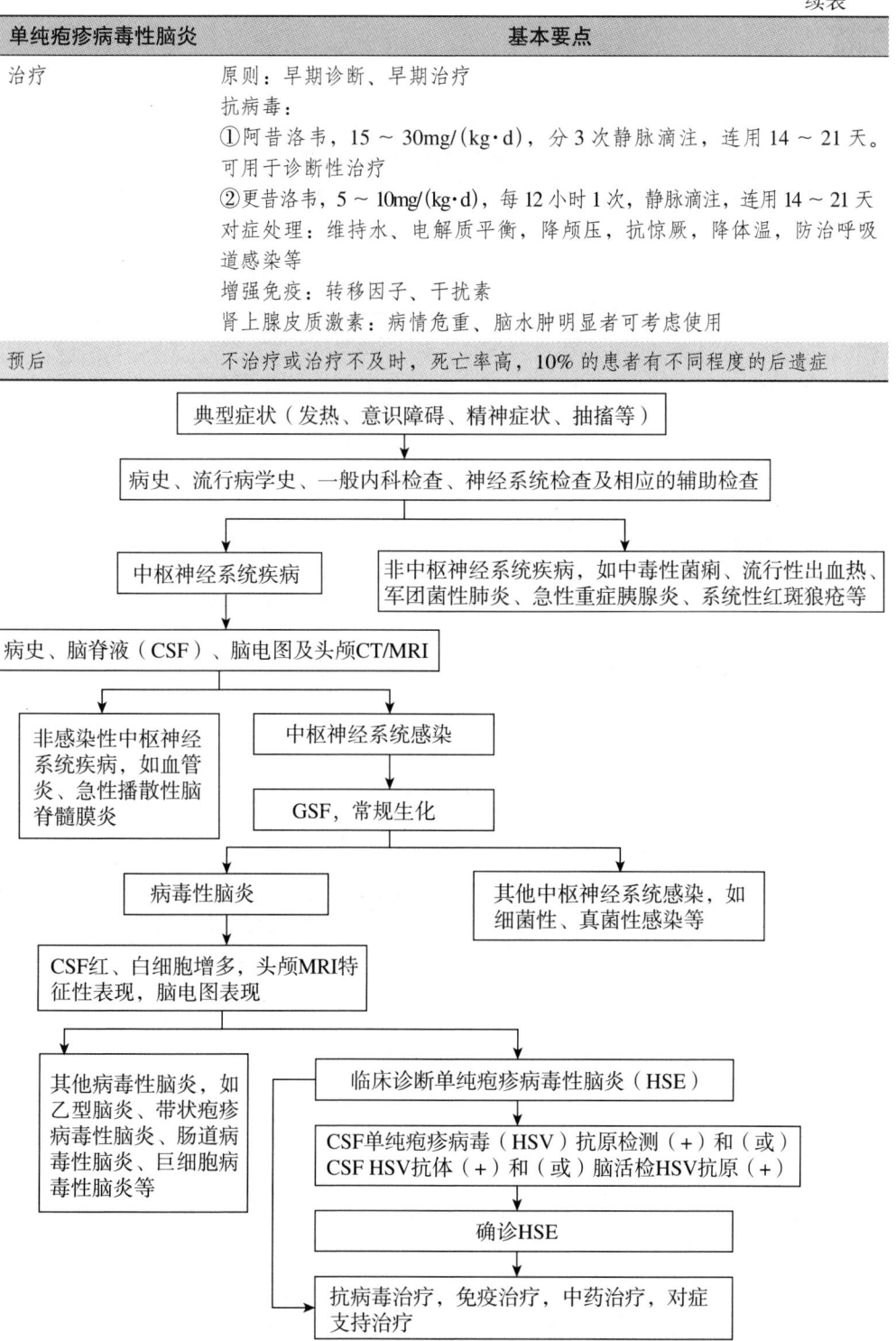

图10-1 单纯疱疹病毒性脑炎的诊治流程

(二) 其他病毒感染性疾病

> 其他病毒感染病，临床表现有特征；
> 辅助检查可助诊，治疗主要是对症。

表 10-2　其他病毒感染性疾病的概况

病毒感染性疾病	基本要点
病毒性脑膜炎	夏秋季高发，儿童多见，多肠道病毒感染，急性起病，发热、头痛、恶心、呕吐等及脑膜刺激征，良性病程，对症处理即可
进行性多灶性白质脑病	乳头多瘤空泡病毒感染、免疫功能低下者、亚急性或慢性致死性、脱髓鞘脑病、人格改变及智力障碍起病，无有效治疗方法
亚急性硬化性全脑炎	2岁前麻疹缺陷病毒感染，多见于12岁以下儿童，隐袭起病，进展缓慢，表现为认知行为障碍→运动障碍→强直，血清和脑脊液麻疹病毒抗体增高，CT显示皮质萎缩，局灶性白质低密度灶，脑电图慢波同步暴发，无有效治疗
进行性风疹全脑炎	先天性风疹病毒感染，儿童及青少年起病，病程与 SSPE 相似，血清及脑脊液风疹病毒抗体增高，CT 显示脑室扩大，脑电图弥漫性慢波，无有效治疗

二、细菌感染性疾病

(一) 化脓性脑膜炎

> 发热头痛呕吐频，脑刺征阳前囟隆；
> 胞高糖低有细菌，白细增多主中性；
> 选用敏感抗生素，激素脱水加镇静。

表 10-3　化脓性脑膜炎的概况

化脓性脑膜炎	基本要点
临床表现	①急性或暴发性起病 ②感染症状：发热、寒战 ③脑膜刺激征：颈项强直，克氏、布氏征阳性 ④颅内压增高：头痛、呕吐、意识障碍 ⑤局灶症状：偏瘫、失语 ⑥其他：特殊的临床体征（脑膜炎双球菌性脑膜炎有弥散性红色斑丘疹）
辅助检查	①血常规：白细胞计数增多，中性粒细胞为主 ②脑脊液检查：压力升高，外观浑浊，白细胞数明显升高，中性粒细胞为主 $(1000 \sim 10\,000) \times 10^6/L$，蛋白质升高，糖及氯化物显著降低，革兰氏染色阳性及细菌培养阳性 ③影像学检查：MRI 可见脑膜、蛛网膜下腔不规则强化 ④其他：血液培养有时阳性

续表

化脓性脑膜炎	基本要点
诊断	急性或暴发性起病，发热、头痛、脑膜刺激征，脑脊液白细胞数及中性粒细胞升高，可考虑本病，脑脊液及血液细菌培养阳性
鉴别诊断	见表10-4
治疗	①抗菌治疗：治疗原则为尽早，病原菌不明时先选用广谱抗生素，明确病原菌则选用敏感抗生素 ②激素治疗：病情重、无禁忌证者可短期应用 ③对症处理

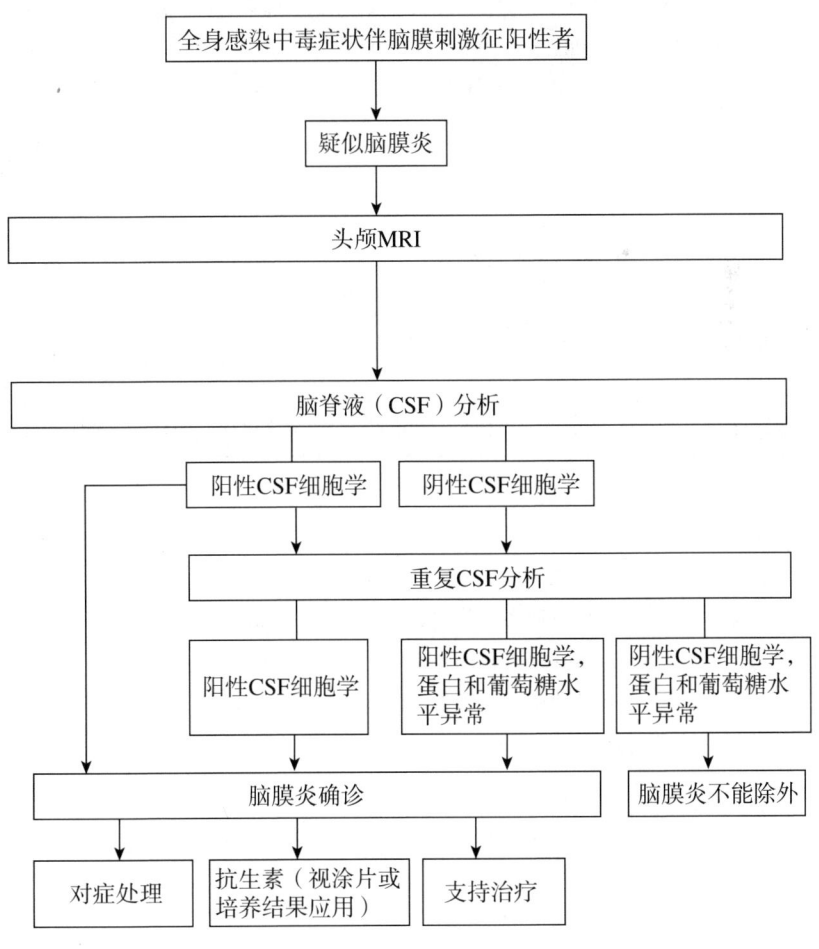

图 10-2　脑膜炎的诊断流程

表 10-4 脑膜炎的鉴别诊断

鉴别要点	病毒性脑膜炎	化脓性脑膜炎	结核性脑膜炎	真菌性脑膜炎
起病形式	急性	暴发性、急性	急性、亚急性	亚急性、慢性
侵犯部位	软脑膜	脑表面、顶部	颅底	视神经
脑神经损害	无	无、少见	面神经、动眼神经	视神经、眼球运动神经
脑脊液检查				
外观	清亮	浑浊	清、微浑浊	清、微浑浊
压力	轻度升高	升高	中度升高	明显升高
白细胞	$(0\sim200)\times10^6$/L，单核、淋巴细胞为主	$(1000\sim10\,000)\times10^6$/L，中性粒细胞为主	$(50\sim500)\times10^6$/L，淋巴细胞为主	轻至中度升高，淋巴细胞为主
蛋白	正常或轻度升高	升高	明显升高	轻至中度升高
糖	正常	明显降低	明显降低	明显降低至 0
氯化物	正常	轻度降低	明显降低	明显降低
免疫球蛋白	IgG 轻度升高，IgA、IgM 正常	IgG、IgM 升高为主	IgG、IgA 升高为主	—
TB-PCR	(−)	(−)	(+)	(−)
病原学	(−)	细菌检查阳性	抗酸染色阳性	墨汁染色阳性

（二）结核性脑膜炎

发热盗汗肢无力，头痛呕吐脑刺征*；
脑液胞高糖量少，病原可查结核菌；
结核病史接触史，结素试验多阳性；
抗痨治疗加激素，降低颅压及对症。

注：*脑刺征即脑膜刺激征

表 10-5　结核性脑膜炎的概况

结核性脑膜炎	基本要点
临床表现	隐匿、急性或亚急性起病 有或无结核接触史 结核中毒症状：发热、食欲缺乏、倦怠、盗汗 颅内高压（轻至中度增高），头痛、呕吐 脑膜刺激征 脑实质征：如未治疗，发病4～8周出现脑实质征，即精神障碍、意识障碍、肢体瘫痪等、癫痫发作 脑神经损害：常见。动眼、展、面、视神经最易受累 梗阻性脑积水：晚期蛛网膜、脉络丛粘连，出现完全或部分梗阻性脑积水，颅内压更高，视盘水肿
辅助检查	血液检查：血常规多正常，部分患者红细胞沉降率加快 脑脊液：压力高≥400cmH$_2$O，无色透明或微黄，静置后可有薄膜形成，淋巴细胞增多，常（50～500）×10^6/L，蛋白显著增高，糖及氯化物下降。少数患者抗酸染色或结核分枝杆菌培养阳性 CT、MRI：脑膜、基底池、脑实质病灶硬化、脑积水 胸部X线：半数见结核感染证据 皮肤结核菌素试验：半数阳性
诊断	结核病史及接触史 发热、头痛、呕吐、脑膜刺激征 脑脊液淋巴细胞增多，蛋白显著增高，糖及氯化物下降，抗酸染色或结核分枝杆菌培养、PCR检查阳性可确诊
鉴别诊断	隐球菌性脑膜炎：临床过程及脑脊液改变与结核性脑膜炎极为相似，墨汁染色阳性即确诊为隐球菌性脑膜炎 脑膜癌：全面体检可见颅外癌性病灶
治疗	原则：早期、合理、联合、系统用药（至少3种）；如症状、体征、实验室检查提示本病，即应开始抗结核治疗 抗结核治疗： ①异烟肼，细胞内外杀菌，易透过炎性或正常脑膜，单用易产生耐药性 ②利福平，细胞内外杀菌，部分通过炎性脑膜，单用易产生耐药性 ③吡嗪酰胺，酸性环境下杀菌，易透过炎性或正常脑膜 ④乙胺丁醇，儿童不宜。抑制生长繁殖期的结核菌 ⑤链霉素，孕妇不宜。细胞外杀菌，部分通过炎性脑膜，早期用药 糖皮质激素：重症患者，口服泼尼松60mg/d×（3～4）周，1～2周渐停药 药物鞘内注射 降颅压 对症治疗
预后	约1/3的患者死亡

三、新型隐球菌性脑膜炎

隐匿起病进展慢，规则发热有头痛；
颅压增高脑刺征，听面动眼神经损；
墨汁染色查脑液，培养检出隐球菌；
使用药物抗真菌，还有支持与对症。

表 10-6　新型隐球菌性脑膜炎的概况

新型隐球菌性脑膜炎	基本要点
临床表现	起病隐匿，进展缓慢 早期全部规则发热及头痛，进行性加重 颅内高压征明显，脑膜刺激征明显 颅底部渗出明显，常因蛛网膜粘连引起听神经、面神经、动眼神经损害 其临床表现与结核性脑膜炎极为相似
辅助检查	脑脊液：压力增高明显，淋巴细胞一般为 $(10\sim500)\times10^6/L$，蛋白增高，糖下降，墨汁染色及真菌培养检出隐球菌 鉴别诊断：通过脑脊液病原体检测与其他颅内感染相鉴别
治疗	抗真菌治疗 ①两性霉素 B：药效最强，一般首选。静脉滴注，也可经椎管内、侧脑室、小脑延髓池给药。疗程 12～13 周。不良反应：高热、寒战、头痛、恶心、呕吐、氮质血症、血栓性静脉炎、低钾等 ②氟康唑：广谱抗真菌药，血及脑脊液浓度高，有特效，疗程 6～12 个月。不良反应：恶心、腹痛、腹胀气、腹泻，也有肝肾损害 ③5-氟胞嘧啶：单用疗效差，与两性霉素 B 合用可增加疗效。疗程数周至数月。不良反应：恶心、肝肾损害、白细胞及血小板下降 对症及支持治疗：降颅压、注意水电解质平衡、加强营养及护理等
预后	进行性加重，病死率高。常有并发症及后遗症，数年内病情易反复

四、朊蛋白病

Creutzfeldt-jakob 病

（克雅病，人类海绵状脑病）

人类海绵状脑病，朊蛋白是病原体；
隐匿起病进展慢，神经衰弱见初期；
中期痴呆视力障，共济失调肌阵挛；
无动缄默是晚期，脑部活检可诊断；
有效疗法尚待找，患者预后不乐观。

表 10-7　Creutzfeldt-jakob 病（CJD）的概况

CJD	基本要点
临床表现	①80%～90% 的 CJD 为散发型，好发年龄为 25～78 岁，无性别差异 ②隐匿起病，缓慢进展 ③初期：神经衰弱综合征表现（易疲劳、注意力不集中、失眠、记忆力减退、头痛、头晕等） ④中期：大脑皮质、锥体外系、锥体束及小脑受损相继出现（进行性痴呆，进展迅速，人格改变，失语；震颤、动作缓慢、肌张力增高；共济失调、步态不稳；肌萎缩、腱反射亢进、Babinski 征阳性）。特征：2/3 的患者出现肌阵挛 ⑤晚期：无动性缄默、昏迷、去皮质状态 ⑥死因：压疮、肺部感染
辅助检查	①脑脊液：14-3-3 蛋白阳性 ②血液：血清 S100 持续性增高 ③影像学：早期无异常，中晚期可见脑萎缩。MRI 显示双侧尾状核、壳核 T2 加权相对称性均质高信号，无增强效应，苍白球少受累。T1 加权相正常
诊断	①2 年内发生的进行性痴呆 ②肌阵挛、视力障碍、小脑症状、无动性缄默中具备两项 ③脑电图周期性同步放电或脑脊液 14-3-3 蛋白阳性 1+2+3 = 很可能 CJD；1+2 = 可能 CJD 确诊：脑活检见海绵状改变及 PrP^{sc}
鉴别诊断	①阿尔茨海默病：路易体痴呆、进行性核上性麻痹、遗传性进行性舞蹈病、多系统萎缩、肝豆状核变性、帕金森病 以上疾病进展缓慢，脑电图无典型周期性三相波，影像学、生化、电生理改变 ②多灶性白质脑病：免疫功能低下者，白质内广泛多灶脱髓鞘病变 ③亚急性硬化性全脑炎：见于儿童，血清和脑脊液麻疹病毒抗体升高，CT 见皮质萎缩及白质低密度灶 ④进行性风疹性全脑炎：约 20 岁发病，血清和脑脊液风疹病毒抗体升高，CT 见脑室扩大，脑电图为非周期性弥漫性慢波
治疗	无有效治疗方法，90% 的患者于 1 年内死亡

五、螺旋体感染性疾病

（一）神经梅毒

　　　　　　　神经梅毒多类型，临床表现多样性；
　　　　　　　血清试验可确诊，病因治疗早施行；
　　　　　　　青霉头孢多西素，用药各自按疗程。

表 10-8　神经梅毒的概况

神经梅毒	基本要点
临床表现	无症状型神经梅毒：瞳孔异常，血清学试验及脑脊液白细胞数 $>5\times10^6$/L 脑膜神经梅毒：梅毒感染 1 年内，类似急性病毒性脑膜炎 脑膜、脊髓膜血管梅毒：感染后 5~30 年，表现为脑梗死、横贯型脊髓炎 脊髓结核：梅毒感染后 15~20 年，起病隐匿，脊髓症状（下肢痛、进行性感觉性共济失调、括约肌功能障碍）、阿-罗瞳孔、内脏危象、咽喉危象 麻痹性神经梅毒：梅毒感染后 10~30 年，进行性痴呆、精神行为改变、四肢瘫、癫痫 先天性神经梅毒
辅助检查	脑脊液淋巴细胞显著增多（100~300）$\times10^6$/L，VDRL、RRR、TPHA 试验阳性，则可能为神经梅毒。TPI、FTA-ABS 检查为神经梅毒确诊试验，不能用来评价疗效
诊断	性混乱，艾滋病史或先天性梅毒感染史 神经受损的临床表现 脑脊液淋巴细胞显著增多 血清及脑脊液梅毒试验阳性
鉴别诊断	与其他各种病变鉴别点在于：血清密螺旋体抗体效价增高，脑脊液梅毒试验阳性
治疗	病因治疗：应早期治疗 ①青霉素 G，安全有效，首选，1200 万~2400 万 U/d，每 4 小时 1 次，静脉滴注，10~14 天为 1 个疗程 ②头孢曲松钠，1g，肌内注射，每日 1 次，14 天为 1 个疗程 ③多西环素：200mg，每日 2 次，连用 30 天。治疗后第 3、6、12 个月，第 2、3 年复诊，复查血清及脑脊液梅毒试验，如第 6 个月脑脊液白细胞仍高、血清 VDRL 仍 4 倍增加，则重复大剂量青霉素治疗 对症治疗
预后	与类型有关。35%~40% 的麻痹性痴呆患者不能独立生活，未治疗者 3~4 年死亡

（二）神经莱姆病

病原伯氏螺旋体，蜱咬传播病原体；
夏季发病分三期，慢性红斑游走性；
神经根炎脑膜炎，数月之后关节炎；
病原检查可助诊，抗生素疗效明显。

表 10-9　神经莱姆病的概况

神经莱姆病	基本要点
临床表现	夏季发生，病程分Ⅲ期 ①Ⅰ期：慢性游走性红斑、头痛、肌痛、颈项强直 ②Ⅱ期：慢性游走性红斑后数周，无菌性脑膜炎或脑膜脑炎，双侧面神经麻痹，关节或肌肉痛、咽痛、眼球活动性痛；疲劳，情绪不稳，记忆和睡眠障碍；单神经病或多神经病；心肌病变 ③Ⅲ期：感染后数月，慢性关节炎
辅助检查	①血液检查：红细胞沉降率加快，GOT、GPT、LDH 增高，检出伯氏包柔螺旋体抗体 ②脑脊液：淋巴细胞增多（100～200）×10^6/L，蛋白质轻度升高或正常，糖含量正常，检查伯氏包柔螺旋体抗体 ③脑电图、影像学检查多为正常
诊断	①流行病学，蜱咬史 ②慢性游走性红斑、脑膜炎、神经根炎、脑病、脊髓病 ③特异性血清学检查
鉴别诊断	与特发性面神经麻痹、无菌性脑膜炎、脑血管病等鉴别，特异性血清学检查有帮助
治疗	四环素、氨苄西林、头孢曲松、多西环素、克拉霉素

（三）神经系统钩端螺旋体病

钩体病程分三期，常有腓肠肌压痛；

发热头痛眼充血，神经系统常受损；

皮质激素青霉素，治疗效果真正行。

表 10-10　神经系统钩端螺旋体病的概况

神经系统钩体病	基本要点
临床表现	①早期（钩端体血症期）：发热、头痛、乏力、眼结膜充血、腓肠肌压痛、浅表淋巴结肿大 ②中期（钩体血症极期和后期）：脑膜炎期 ③后期（恢复期）：部分患者出现变态反应性脑膜炎、钩端体脑动脉炎、脊髓损害、周围神经病
治疗	早期应用青霉素治疗；变态反应性脑（膜）炎可用糖皮质激素

六、脑寄生虫病

（一）脑囊虫病

流行地区发癫痫、颅压增高脑膜炎；

临床表现四类型，囊虫抗体可查见；

影像检查可助诊，皮下结节可活检；
阿苯哒唑吡喹酮，驱虫治疗是重点；
对症治疗或手术，若发癫痫抗癫痫。

表 10-11 脑囊虫病的概况

脑囊虫病	基本要点
病理	包囊直径为 5～10mm，寄生在脑部，产生异体蛋白和异物反应，病灶周围炎性细胞浸润、水肿血管增生、成纤维细胞增生，幼虫周围脑组织肿胀、坏死、脱髓鞘改变。慢性期脑萎缩、视神经萎缩、囊虫机化、钙化并使慢性炎症继续
临床表现	①脑实质型：与包囊位置有关。表现为痫性发作、偏瘫、偏身感觉障碍、失语、偏盲、卒中、精神及智力障碍等 ②蛛网膜型：脑膜炎症状、阻塞性脑积水、脊髓蛛网膜炎及蛛网膜下腔梗阻 ③脑室型：布龙征；包囊在脑室内移动，可产生球状活瓣作用，突然阻塞第四脑室正中孔，导致颅内压急骤升高，引起眩晕、呕吐、意识障碍、跌倒，少数患者可无先兆猝死 ④脊髓型：罕见。为颈胸段硬膜外损害
辅助检查	①血检查：嗜酸粒细胞增多。囊虫抗体阳性 ②脑脊液：正常，或淋巴细胞增多，压力升高，蛋白轻度增多或正常，糖及氯化物正常、囊虫抗体阳性 ③头颅 CT：显示囊虫的位置、数量、大小、是否钙化及脑积水等脑形态方面的改变，增强扫描可见头节钙化 ④头颅 MRI：能见到囊壁一侧有一点状影为头节，不增强或轻度增强
诊断	居住在流行区，有癫痫、脑膜炎、颅内高压者，血清囊虫抗体、皮下结节活检及影像学检查可助诊断
鉴别诊断	需与巨大单发的蛛网膜囊肿、脑脓肿、多发性脑转移瘤、多发性腔隙性梗死鉴别
治疗	①吡喹酮：从每次 100mg，每日 2 次开始，逐渐加量，不超过 1g/d，成人总剂量为 300mg/kg；病轻加量快，病重加量慢。共 3～4 个疗程，间隔 2～3 个月 ②阿苯达唑：小量开始，逐渐加量，成人总剂量为 300mg/kg，共 3～4 个疗程，间隔 1 个月。用药中应监测，以防颅内压急骤升高引起的脑疝 ③手术摘除 ④脑脊液分流术 ⑤抗癫痫

（二）脑型血吸虫病

家住血吸虫疫区，接触疫水可发病；
癫痫发作颅压高，病原检查有多种；
治疗首选吡喹酮，抗痫手术亦选用。

表 10-12　脑型血吸虫病的概况

脑型血吸虫病	基本要点
临床表现	①急性型：暴发起病，主要表现为脑膜炎或急性脊髓炎 ②慢性型：肉芽肿形成，可为炎性假瘤表现（颅内压增高症状）、癫痫、脊髓压迫症改变
辅助检查	①血液检查：嗜酸粒细胞增多、淋巴细胞增多、特异性抗原阳性 ②大便检查：见虫卵 ③脑脊液：淋巴细胞轻至中度增多，蛋白增多。特异性抗原阳性 ④影像学：头颅 CT、MRI 可见脑或脊髓病灶
诊断	血吸虫疫区、疫水接触史、胃肠道不适史、颅内压增高、癫痫发作、血嗜酸性粒细胞增多、粪便、尿液检出虫卵。血清血液检查及直肠活检有助于诊断
治疗	首选吡喹酮，二日疗法，或硝硫氰胺。抗癫痫或手术切除巨大肉芽肿。治疗后预后良好

（三）脑棘球蚴病

畜牧区中居住史，发生癫痫颅压高；
局灶症状和体征，辅助检查可助诊；
阿苯达唑有疗效，手术摘除脑囊肿。

表 10-13　脑棘球蚴病的概况

脑棘球蚴病	基本要点
临床表现	临床表现为颅内高压增高症状、癫痫、局灶性体征
辅助检查	影像学检查通常可发现单一、非增强、与脑脊液密度相当的类圆形囊肿，60%～90% 包虫补体结合试验阳性
诊断	根据畜牧区居住史、颅内高压增高症状、局灶性神经系统症状与体征、包虫补体结合试验阳性，血和脑脊液嗜酸粒细胞增多，影像学检查发现脑包虫囊肿，即可诊断
治疗	手术摘除囊肿，阿苯达唑缩小囊肿

（四）脑型肺吸虫病

疫区食蟹饮生水，发热呕吐又头痛；
癫痫瘫痪或失语，辅助检查有多种；
肿瘤型者应手术，脑膜脑炎吡喹酮。

表 10-14 脑型肺吸虫病的概况

脑型肺吸虫病	基本要点
临床表现	①发热、头痛、呕吐、视盘水肿及癫痫、偏瘫、失语、共济失调、精神及智力障碍 ②分型：急性及慢性脑膜炎型、急性化脓性脑膜脑炎型、脑梗死型、癫痫型、亚急性进展性脑病型、肿瘤型、慢性脑综合征
辅助检查	①血液检查：贫血、嗜酸粒细胞增多、红细胞沉降率加快、球蛋白升高。肺吸虫补体结合试验阳性 ②脑脊液：急性期多形核增多，慢性期淋巴细胞增多，蛋白质及球蛋白增多，血糖降低 ③影像学：脑室扩大、肿块钙化 ④其他：粪便及痰液查到虫卵、皮肤试验阳性
诊断	主要依据：在疫区食用河蟹或饮用生水；颅内高压征；肺吸虫补体结合试验阳性或皮肤试验阳性；血嗜酸粒细胞增多，脑脊液中检出嗜酸粒细胞；影像学见肺吸虫囊肿及钙化灶
治疗	脑膜脑炎患者可用吡喹酮或硫氯酚治疗；肿瘤型外科手术治疗
预后	病死率达5%~10%

七、艾滋病所致神经系统障碍

免疫缺陷艾滋病，神经功能常受损，
临床表现多类型，检查病原意义重；
积极控制HIV，增强机体免疫力；
机会感染应早治，并发肿瘤要处理。

表 10-15 艾滋病所致神经系统障碍的概况

艾滋病	基本要点
临床表现	HIV 原发性神经系统感染 ①急性感染：急性可逆性脑病、急性化脓性脑膜炎、单脑神经病、急性上升或横贯性脊髓炎、炎性神经病 ②慢性感染：AIDS痴呆综合征、复发性或慢性脑膜炎、慢性进展性脊髓病、肌病 机会感染：脑弓形体病（常见）、真菌感染（新型隐球菌常见）、病毒感染、细菌感染（结核性脑膜炎较常见）、感染寄生虫 继发性中枢神经系统肿瘤：原发性淋巴瘤最常见 继发性脑卒中
辅助检查	血液检查：病毒及真菌培养 脑脊液：常异常 影像学：见脑弥漫性病灶，MRS、SPECT 鉴别肿瘤与感染 其他：皮肤、淋巴结、骨髓、胸膜活检。脑活检、HIV 抗体及抗原测定

艾滋病	基本要点
鉴别诊断	应用皮质激素、组织细胞恶性肿瘤、腮腺炎、IgA 增多症
治疗	原则：积极抗 HIV，增强免疫功能，处理机会感染和肿瘤并发症 抗 HIV 治疗 ①核苷反转录酶抑制药：齐多夫定、拉米夫定 ②非核苷反转录酶抑制药：奈韦拉平 ③蛋白酶抑制药 增强免疫功能 治疗机会性感染 中医中药
预后	50% 的患者于 1～3 年死亡

第十一章　中枢神经系统脱髓鞘疾病

一、概述

中枢神经脱髓鞘，神经髓鞘受损伤；
胞体轴突较完整，神经冲动难传导；
遗传获得两类型，常见疾病亦不少。

表 11-1　中枢神经系统脱髓鞘疾病的概况

项目	基本要点
定义	是一组脑和脊髓以髓鞘破坏或脱髓鞘病变为主要特征的疾病，脱髓鞘是其病理过程中具有特征性的突出表现
分类	分为遗传性和获得性两大类
获得性类型主要病理特点	①神经纤维髓鞘破坏，呈多发性小的播散性病灶，或由一个或多个病灶融合而成的较大病灶 ②脱髓鞘病损分布于中枢神经系统白质，沿小静脉周围的炎症细胞浸润 ③神经细胞、轴突及支持组织保持相对完整，无华勒变性或继发传导束变性

二、多发性硬化

空间时间多发性，症状体征有多样；
肢体瘫痪最多见，感觉视觉亦有障；
共济失调精神症，膀胱直肠功能障；
辅助检查有多项，协助诊断可解难。

表 11-2　多发性硬化（MS）的诊断

MS	基本要点
临床表现	年龄和性别：多为 20～40 岁，男女比约为 1：2 起病形式：多为亚急性起病，少数为急性和隐匿起病 临床特征：绝大多数患者的病变表现为空间上的多发性（即散在分布于 CNS 的多数病灶），以及其在时间上的多发性（即病程中的缓解复发） 临床症状和体征：其临床症状和体征多样，特点如下 ①肢体瘫痪：最多见，不对称性痉挛性轻截瘫可能是 MS 最常见的表现 ②感觉异常：多为浅感觉障碍，亦可有深感觉障碍 ③视力障碍：多为急性起病的单眼视力下降，或双眼受累 ④共济失调：见于 30%～40% 的患者，表现为 Charcot 三主征（眼球震颤、意向震颤和吟诗样断续语言），仅见于部分晚期 MS 患者 ⑤发作性症状：持续时间短暂，可被特殊因素诱发感觉或运动异常 ⑥精神症状：患者可表现为欣快、兴奋、抑和认知功能障碍 ⑦膀胱直肠功能障碍

续表

MS	基本要点
临床分型	见表 11-3
辅助检查	脑脊液（CSF）检查：为 MS 临床诊断提供的重要证据 ①CSF 单个核细胞数（mononuclear cell, MNC）：正常或轻度增高 ②检测 IgG 鞘内合成：MS 的 CSF-IgG 增高主要为 CNS 内合成 诱发电位：包括 VEP、BAEP、SEP 等，大多数患者有一项或多项异常 磁共振成像（MRI）：可识别临床不明显病损的高分辨能力。主要表现有①侧脑室周围类圆形或融合性斑块；②半卵圆中心、胼胝体的类圆形斑块，脑干、小脑和脊髓的斑点状不规则斑块；③病程长的可伴有脑白质萎缩征象
诊断	诊断的本质是时间和空间的多发性。国内外多采用的诊断标准是 Poser 诊断标准（表 11-4）和 McDonald 诊断标准（表 11-5）
鉴别诊断	见表 11-6

表 11-3 MS 的临床分型

临床分型	临床表现
复发缓解型 MS（RR-MS）	最常见，80%～85% 的 MS 患者最初表现为复发缓解病程，以神经系统症状急性加重，伴有完全或不完全缓解为特征
继发进展型 MS（SP-MS）	大约 50% 的 RR-MS 患者在发病约 10 年后，残疾持续进展，伴或不伴复发，不完全缓解
原发进展型 MS（PP-MS）	约占 10%，发病时残疾持续进展，且持续至少 1 年，无复发
进展复发型 MS（PR-MS）	约占 5%，发病时残疾持续进展，伴有复发和不完全缓解

注：复发型 MS 包括 RR-MS、PR-MS 及伴有复发的 SP-MS

表 11-4 Poser（1983 年）诊断标准

诊断分类	诊断标准（符合其中 1 条）
临床确诊 MS	①病程中 2 次发作和 2 个分离病灶临床证据 ②病程中 2 次发作，1 处病变临床证据和另一部位亚临床证据
实验室检查支持确诊 MS	①病程中 2 次发作，1 处病变临床证据，CSF OB/IgG（+） ②病程中 1 次发作，2 个分离病灶临床证据，CSF OB/IgG（+） ③病程中 1 次发作，1 处病变临床证据和另一病变亚临床证据，CSF OB/Ig（+）
临床可能的 MS	①病程中 2 次发作，1 处病变临床证据 ②病程中 1 次发作，2 个不同部位病变临床证据 ③病程中 1 次发作，1 处病变临床证据和另一部位病变亚临床证据
实验室检查支持可能的 MS	病程中 2 次发作，CSF OB/IgG（+），2 次发作需累及 CNS 不同部位，需间隔至少 1 个月，每次发作至少持续 24 小时

表 11-5 2010 年修订的 McDonald 诊断标准

临床表现	附加证据
≥2次临床发作[a]，≥2个病灶的客观临床证据或1个病灶的客观临床证据并有1次先前发作的合理证据[b]	无[c]
≥2次临床发作[a]：1个病灶的客观临床证据	空间的多发性需具备下列2项中的任何一项 ①MS 4个CNS典型病灶区域（脑室旁、近皮质、幕下和脊髓）[d]中至少2个区域有≥1个T_2病灶 ②等待累及CNS不同部位的再次临床发作[a]
1次临床发作[a]：≥2个病灶的客观临床证据	时间的多发性需具备下列3项中的任何一项 ①任何时间MRI检查同时存在无症状的钆增强和非增强病灶 ②随访MRI检查有新发T_2病灶和（或）钆增强病灶，不管与基线MRI扫描的间隔时间长短 ③等待再次临床发作[a]
1次临床发作[a]：1个病灶的客观临床证据（临床孤立综合征）	空间的多发性需具备下列2项中的任何一项 ①MS 4个CNS典型病灶区域（脑室旁、近皮质、幕下和脊髓）[d]中至少2个区域有≥1个T_2病灶 ②等待累及CNS不同部位的再次临床发作[a] 时间的多发性需具备以下3项中的任何一项 ①任何时间MRI检查同时存在无症状的钆增强和非增强病灶 ②随访MRI检查有新发T_2病灶和（或）钆增强病灶，不管与基线MRI扫描的间隔时间长短 ⑤等待再次临床发作[a]
提示MS的隐袭进展性神经功能障碍（PP-MS）	回顾或前瞻性研究证明疾病进展1年并具备下列3项中的2项[d] ①MS典型病灶区域（脑室旁、近皮质或幕下）有≥1个T_2病灶以证明脑内病灶的空间多发性 ②脊髓内有≥2个T_2病灶以证明脊髓病灶的空间多发性 ③CSF阳性结果［等电聚焦电泳证据有寡克隆区带和（或）IgG指数增高

注：临床表现符合上述诊断标准且无其他更合理的解释时，可明确诊断为MS；疑似MS，但不完全符合上述诊断标准时，诊断为"可能的MS"；用其他诊断能更合理地解释临床表现时，诊断为"非MS"

[a]. 一次发作（复发、恶化）定义为：由患者主观叙述或客观检查发现的具有CNS急性炎性脱髓鞘病变特征的当前或既往事件，持续至少24小时，无发热或感染征象。临床发作需有同期神经系统检查证实，在缺乏神经系统检查证据时，某些具有MS典型症状和进展特点的既往事件亦可为先前的脱髓鞘事件提供合理证据。患者主观叙述的发作性症状（既往或当前）应是持续至少24小时的多次发作。确诊MS须具备下列3项中的任何1项：①至少1次发作必须由神经系统检查证实；②既往有视觉障碍的患者视觉诱发电位阳性；③MRI检查发现与既往神经系统症状相符的CNS区域有脱髓鞘改变

[b]. 根据2次发作的客观证据所做出的临床诊断最为可靠。在缺乏神经系统检查证实的客观证据时，对1次既往发作的合理证据包括：①具有炎性脱髓鞘病变典型症状和进展特点的既往事件；②至少有1次被客观证据支持的临床发作

[c]. 不需要附加证据。但做出MS相关诊断仍需满足诊断标准的影像学要求。当影像学或其他检查（如CSF）结果为阴性时，应谨慎做出MS诊断，需考虑其他诊断。诊断MS前必须满足：临床表现无其他更合理的解释，且必须有支持MS的客观证据

[d]. 不需要钆增强病灶。对有脑干或脊髓综合征的患者，其责任病灶不在MS病灶数统计之列

表 11-6　MS 与各类白质病变的鉴别

疾病分类	说明
感染	包括 HIV、结核、梅毒、Whipple、热带痉挛性截瘫等，可结合病史、其他系统伴随表现、脑脊液实验室检验结果等进行鉴别
非特异性炎症	急性播散性脑脊髓炎（ADEM）、视神经脊髓炎（NMO）、桥本脑病、白塞病、神经系统结节病
代谢性/中毒性疾病	Wernicke 脑病、亚急性联合变性、脑白质营养不良、药物中毒等
线粒体病	MELAS、Leigh 病、Leber 病；可通过线粒体基因检查进一步鉴别
血管病	血管炎、脊髓动静脉瘘和畸形，需通过活检、血管造影等进一步明确诊断
肿瘤相关疾病	原发中枢神经系统淋巴瘤、副肿瘤综合征；此类疾病临床及影像学表现可与 MS 相似，需通过肿瘤相关检查进一步鉴别
其他疾病	可逆性脑病、颈椎病脊髓型等

多发性硬化的治疗

急性发作期治疗，应用皮质类固醇；

静注免疫球蛋白，血浆置换可施行；

疾病调节疗法多，用药根据病类型；

控制炎症防复发，支持疗法与对症。

表 11-7　多发性硬化的治疗

MS 的治疗	基本要点
急性发作期治疗	①皮质类固醇：大剂量甲泼尼龙是多发性硬化急性发作和复发的首选治疗药物，短期内应用促进神经功能恢复。治疗原则为大剂量短疗程 ②静脉注射免疫球蛋白：0.4g/(kg·d)，连续 3~5 天，疗效不确定 ③血浆置换：对既往无残疾的急性重症 MS 患者有一定治疗效果
疾病调节治疗	对复发型 MS，目标在于抑制和调节免疫功能，控制炎症，减少复发；对进展型 MS，一方面要控制复发，一方面神经保护和神经修复可能有效 ①复发型 MS：干扰素、醋酸格拉替雷为一线疾病调节药物，那他株单抗、米托蒽醌为二线疾病调节药物。芬戈莫德和特立氟胺是目前美国 FDA 批准的两种疾病口服调节药物 ②继发进展型 MS：米托蒽醌为目前美国 FDA 批准用于治疗继发进展型 MS 的唯一药物，能延缓残疾进展。其他药物如环孢素 A、甲氨蝶呤、环磷酰胺可能有效。对不伴有复发的继发进展型 MS，目前治疗手段较少 ③原发进展型 MS：目前无有效的治疗药物，主要是对症治疗和康复治疗。β-干扰素及血浆置换治疗无效。环孢素 A、甲氨蝶呤、环磷酰胺可能有效
对症治疗	①疲劳症状：药物治疗常用金刚烷胺或莫达非尼 ②行走困难：达方吡啶是 2010 年美国 FDA 批准用来改善各种类型 MS 患者的行走能力 ③膀胱功能障碍：可使用抗胆碱药物解除尿道痉挛、改善潴尿功能 ④疼痛：对急性疼痛卡马西平或苯妥英钠可能有效。度洛西汀和普瑞巴林对神经病理性疼痛可能有效。对慢性疼痛可选用巴氯芬或替扎尼定。加巴喷丁和阿米替林对感觉异常可能有效 ⑤认知障碍：胆碱酯酶抑制药和认知康复治疗 ⑥抑郁：可应用选择性 5-羟色胺再摄取抑制药（SSRI）类药物。心理治疗也有一定效果

注：目前 MS 治疗的主要目的是抑制炎性脱髓鞘病变进展，防止急性期病变恶化及缓解期复发；晚期采取对症和支持疗法，减轻神经功能障碍带来的痛苦

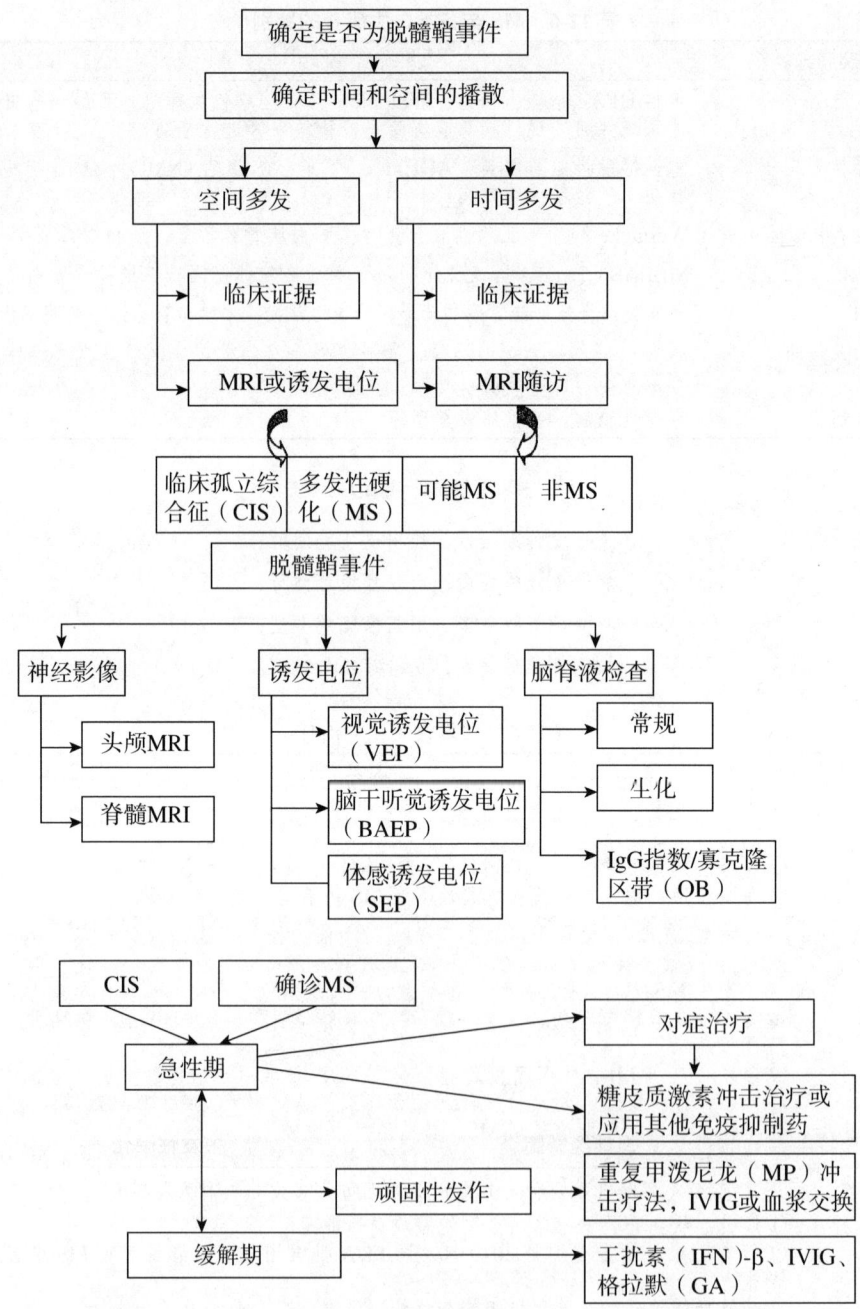

图 11-1　多发性硬化的诊治流程

三、视神经脊髓炎

视神经炎脊髓炎，可伴其他免疫病；
血清检查磁共振，辅助检查可助诊。

表 11-8　视神经脊髓炎（NMO）的临床表现及诊断

NMO	基本要点
临床表现	任何年龄均可发病，平均年龄 39 岁，女：男为（5～10）：1 单侧或双侧视神经炎及急性脊髓炎是本病的主要表现 视神经炎可单眼、双眼间隔或同时发病 脊髓炎可为横贯性或播散性，症状常在几天内加重或达到高峰 部分 NMO 患者可伴有其他自身免疫性疾病，如系统性红斑狼疮等 经典的 Devic 病为单时相病程，在西方多见
辅助检查	脑脊液：细胞数增多显著，约 1/3 的单相病程及复发型患者 MNC $> 50 \times 10^6$/L 血清 NMO-IgG（AQP4 抗体）：是 NMO 的免疫标志物，是鉴别 NMO 与 MS 的重要参考依据之一 MRI 检查 ①脊髓 MRI：NMO 患者脊髓 MRI 病变常累及 3 个或以上椎体节段，为 NMO 最具特异性的影像学表现。以颈段或颈胸段同时受累最为多见，可向上延伸至延髓下部。病变多位于脊髓中部，累及大部分灰质和部分白质。急性期多伴有脊髓肿胀并可见强化。疾病后期部分病例脊髓变细、萎缩、中心空洞形成 ②视神经 MRI：急性期可见视神经增粗、肿胀，呈长 T1、长 T2 信号，可见"轨道样"高信号。增强扫描可见视神经小条状强化表现 ③头颅 MRI：许多 NMO 患者有脑部病灶，但不符合 MS 的影像学诊断标准。特征性病灶位于下丘脑、丘脑、第三脑室、导水管、桥脑被盖及第四脑室周围 VEP：P100 潜伏期延长、波幅降低或 P100 引不出。可发现亚临床病灶 血清自身免疫抗体：NMO 患者可伴有其他自身免疫性疾病抗体阳性
诊断	目前国内外普遍使用 2006 年 Wingerchuk 修订的 NMO 诊断标准 必备条件：①视神经炎；②横贯性脊髓炎 支持条件（至少两项）：①头颅 MRI 不符合 MS 影像学诊断标准；②脊髓 MRI：病灶超过 3 个脊椎节段；③血清 NMO-IgG 阳性 具备必要全部条件和支持条件中的 2 条，即可诊断 NMO
鉴别诊断	NMO 主要与 MS 鉴别，见表 11-9

表 11-9　视神经脊髓炎与多发性硬化的鉴别要点

临床特点	视神经脊髓炎	多发性硬化
种族	亚洲人多发（非白种人易感）	西方人多发（白种人易感）
发病年龄	任何年龄，中位数 39 岁	儿童和 50 岁以上少见，中位数 29 岁
男女比例	1:（5～10）	1:2
发病严重程度	中至重度多见	轻至中度多见
发病后遗症	可致盲或严重视力障碍，较差	不致盲、相对较好

临床特点	视神经脊髓炎	多发性硬化
临床病程	＞85% 为复发型，较少发展为继发进展型，少数为单时相型	85%复发-缓解型，大多发展为继发进展型，10%为原发进展型，5%进展复发型
血清 NMO-IgG	多数阳性	多数阴性
脑脊液细胞	多数患者白细胞＞$5×10^6$/L，少数＞$50×10^6$/L，中性粒细胞为主，甚至可见嗜酸性粒细胞	多数正常，白细胞＜50×106/L，单核细胞为主
脑脊液寡克隆区带阳性	20%～30%阳性	80%～90%阳性
IgG 指数	多正常	多增高
脊髓 MRI	＞3个脊髓节段、轴位像多位于脊髓，可强化	少于2个脊髓节段，多位于白质，可强化
脑部 MRI	无，或点片状、皮质下、下丘脑丘脑、导水管周围，无明显强化	侧脑室旁白质、皮质下白质、小脑及脑干，可强化

治疗

皮质激素球蛋白，血浆置换有作用；
联用免疫抑制药，对症治疗不放松。

表 11-10 视神经脊髓炎的治疗

NMO 的治疗	基本要点
急性发作期治疗	①糖皮质激素：首选大剂量甲泼尼龙冲击疗法，能加速 NMO 病情缓解，应用原则是大剂量，短疗程，减药为先快后慢，后期减至小剂量长时间维持 ②血浆置换：用于激素冲击治疗无效的 NMO 患者 ③静脉注射大剂量免疫球蛋白：无血浆置换条件者，使用 IVIG 可能有效 ④激素联合其他免疫抑制药：合并其他自身免疫疾病的患者，可选择激素联合其他免疫抑制药治疗方案，如联合环磷酰胺治疗
缓解期治疗	主要通过抑制免疫达到降低复发率、延缓残疾累积的目的，需长期治疗。一线药物方案包括硫唑嘌呤联用甲泼尼松或利妥昔单抗。二线药物可选用环磷酰胺、米托蒽醌、吗替麦考酚酯等，定期使用 IVIG 或间断血浆交换也可用于 NMO 治疗
对症治疗	详见多发性硬化

四、急性播散性脑脊髓炎

脑脊髓炎突然起，常发感染接种后；
急性坏死出血型，病重预后令人忧；

辅助检查有多种，协助诊断有帮助；
急性期间快抢救，首选糖皮质激素；
血浆置换可应用，免球蛋白疗效有。

表 11-11　急性播散性脑脊髓炎（ADEM）的概况

ADEM	基本要点
临床表现	①多数病例在感染或接种疫苗后 1～2 周急性起病，多散发，四季均可发病，患者均为儿童和青壮年，病情较严重，有些病例病情险恶。疹病后脑脊髓炎通常出现于皮疹后 2～4 天，常是疹斑正在消退、症状正在改善时患者突然再次出现高热、抽搐、昏睡和深昏迷等；并可累及脊髓、锥体外系和小脑系统 ②急性坏死性出血性脑脊髓炎是 ADEM 暴发型，见于青壮年，病前 1～2 周有感染史，起病急骤，病情凶险，2～4 天达高峰，死亡率高
辅助检查	①血白细胞增多，红细胞沉降率加快；脑脊液压力增高或正常，CSF-MNC 增多，急性坏死性出血性脑脊髓炎以多核细胞为主，红细胞常见，蛋白轻至中度增高，以 IgG 增高为主，可发现寡克隆带 ②EEG 检查：常见弥漫 θ 和 δ 波，亦可见棘波和棘慢复合波 ③CT 检查：可显示白质内弥散性多灶性大片状或斑片状低密度区，急性期明显的增强效应；MRI 可发现脑和脊髓白质内有散在多发的长 T1、长 T2 信号病灶
诊断	发生于感染或接种疫苗后急性起病的脑实质弥漫性损害、脑膜受累及脊髓炎症状常可确诊 ADEM。CSF-MNC 增多、EEG 广泛性中度以上异常、CT 和 MRI 发现脑和脊髓内多发散在病灶有助于诊断
鉴别诊断	需与乙型脑炎、单纯疱疹病毒性脑炎、多发性硬化（表 11-12）等鉴别
治疗	急性期采取大剂量皮质类固醇冲击疗法，可抑制过度的自身免疫应答及炎性脱髓鞘病变；对糖皮质激素疗效不佳者可考虑用血浆置换疗法或免疫球蛋白

表 11-12　急性播散性脑脊髓炎与多发性硬化的鉴别要点

临床特点	MS	ADEM
发病年龄	较大	较小（＜10 岁）
性别	女＞男	无差异
"感冒样"前驱	不一定有	经常有
脑病症状	很少有	多有
癫痫	很少	可有
发病次数	多次发作	单相病程，少数为复发型或多相型
MRI 的灰白质大片病灶	很少	经常见到
MRI 追踪改变	有复发和新病灶出现	病灶可消失或仅有少许后遗症
CSF 白细胞增多	很少见（若有，不多于 50 个）	不同程度
寡克隆带	阳性者多	不同程度阳性
对皮质激素反应	很好	优于 MS

五、弥漫性硬化和同心圆硬化

(一)弥漫性硬化

幼年发病多男性,视力障碍智力差;
精神障碍及偏瘫,辅助检查助诊断;
治疗支持与对症,抑制免疫药跟上。

表 11-13 弥漫性硬化的概况

弥漫性硬化	基本要点
病因和病理	病因迄今未明确,一般认为属于自身免疫性疾病 脱髓鞘病变可累及大脑半球和整个脑叶,常不对称,大多以一侧枕叶为主,也可对称性受累。偶见视神经、脑干与脊髓受损
临床表现	①幼儿或青少年期发病,男性较多。多呈亚急性、慢性进行性恶化病程,停顿或改善极为罕见,极少缓解 ②视力障碍早期出现视野缺损、同向性偏盲及皮质盲等;常见痴呆或智力减退、精神障碍、皮质聋、不同程度的偏瘫或四肢瘫和假性球麻痹等,也可有痫性发作、共济失调、锥体束征、视盘水肿、眼外肌麻痹、核间性眼肌麻痹、眼球震颤、面瘫、失语症和尿便失禁等
辅助检查	①EEG:为高波幅慢波占优势的慢波出现;VEP 多有异常 ②CT:可显示脑白质大片状低密度区,以枕、顶和颞叶区为主,累及一侧或两侧半球,不对称。MRI 可见脑白质长 T1、长 T2 弥漫性病灶 ③脑脊液:细胞数正常或轻度增高,蛋白轻度增高,个别病例可检出寡克隆带
诊断	主要根据病史、病程经过、临床表现及辅助检查综合判定
鉴别诊断	弥漫性硬化临床上最易与肾上腺脑白质营养不良(ALD)混淆,但 ALD 表现为特有的仅累及男性的性连锁遗传及肾上腺萎缩,多伴有周围神经受累及 NCV 异常,血中极长链脂肪酸(VLCFA)含量升高
治疗	主要采取对症及支持疗法,加强护理,文献报道用肾上腺皮质激素和环磷酰胺可使部分病例的临床症状有所缓解

(二)同心圆性硬化

青壮年时急起病,精神障碍及偏瘫;
确定可用磁共振,皮质激素可治疗。

表 11-14 同心圆性硬化的概况

同心圆性硬化	基本要点
病理	病理特点是脱髓鞘带与正常髓鞘保留区交互排列,形状如树木的年轮,故名之。一般认为本病是 MS 的变异型

同心圆性硬化	基本要点
临床表现	①多为青壮年,急性起病 ②多以精神障碍为首发症状,再出现偏瘫、失语等 ③体征可有轻偏瘫、肌张力增高及病理征等 ④MRI 可显示额叶、顶叶、枕叶、颞叶白质区洋葱头样或树木年轮样黑白相间的类圆形病灶
治疗	可试用肾上腺糖皮质激素治疗

六、脑白质营养不良

(一)异染性脑白质营养不良

幼年运动出障碍,精神异常视力退;

影像检查可助诊,尿缺芳基硫酯酶;

治疗支持与对症,食物应少含维 A。

表 11-15 异染性脑白质营养不良的概况

异染性脑白质营养不良	基本要点
病因及病理	异染性脑白质营养不良是一种神经鞘脂沉积病,是芳基硫酸酯酶 A 基因缺乏,引起脑硫脂沉积于体内,导致中枢神经系统广泛脱髓鞘
临床表现	①幼儿型(1~4岁)多见,男多于女。1~2岁发育正常,后出现双下肢无力、步态异常、痉挛和易跌倒,伴语言障碍及智力减退 ②少数为少年型,成人型极少。常以精神障碍、行为异常、记忆力减退为首发症状。晚期出现构音障碍、锥体束征、周围神经病等 ③尿液芳基硫酸酯酶 A 明显缺乏,活性消失,硫脑苷脂阳性支持本病诊断。头颅 CT 可见脑白质或脑室旁对称的不规则低密度区,无占位效应,不强化。MRI 为长 T1、长 T2 信号
诊断	婴幼儿出现进行性运动障碍、视力减退和精神异常,CT 和 MRI 证实两侧半球对称性白质病灶,尿液芳基硫酸酯酶 A 活性消失,即可做出临床诊断
治疗	主要是对症支持治疗。避免或限制进食富含维生素 A 的食物

(二)肾上腺脑白质营养不良

男孩步态不稳定,行为异常又偏瘫;

肾上皮质功能低,还有耳聋皮质盲;

皮质激素替代疗,多食不饱和脂酸。

表 11-16　肾上腺脑白质营养不良的概况

肾上腺脑白质营养不良	基本要点
病因	是一种脂质代谢障碍病，X 性连锁隐性遗传，基因定位于 Xq28。由于体内过氧化物酶缺乏、长链脂肪酸代谢障碍，脂肪酸在体内，尤其是脑和肾上腺皮质沉积，导致脑白质脱髓鞘和肾上腺皮质病变
病理	枕叶、顶叶及颞叶白质可见对称的大片状脱髓鞘病灶，可累及脑干、视神经，偶可累及脊髓，周围神经不受损
临床表现	①本病多在儿童期（5～14岁）发病，通常均为男孩，可有家族史。脑部损害或肾上腺皮质功能不全均可为首发症状，病程缓慢进展 ②神经系统早期表现为智力减退及情感障碍；晚期表现为瘫痪等；重症病例可见痴呆等 ③具有肾上腺皮质功能低下的表现 ④CT 或 MRI 所见酷似其他脑白质营养不良
诊断	男孩出现步态不稳、行为异常、偏瘫、皮质盲、耳聋等，缓慢进行性加重，应考虑本病，如伴肾上腺皮质功能减退表现、ACTH 试验异常可做出临床诊断
治疗	①肾上腺皮质激素替代治疗可延长生命，但不能阻止髓鞘破坏 ②饮食应富含不饱和脂肪酸，避免食用含长链脂肪酸的食物

七、脑桥中央髓鞘溶解症

重病之后突瘫痪，又有闭锁综合征；

假性延髓性麻痹，影像检查可助诊；

积极治疗原发病，再加支持与对症。

表 11-17　脑桥中央髓鞘溶解症（CPM）的概况

CPM	基本要点
临床表现	①为散发，任何年龄均可发生 ②其显著特点是常伴发于严重的疾病，常在原发病的基础上突然发生四肢弛缓性瘫痪、咀嚼、吞咽及言语障碍，眼震及眼球协同运动障碍；可呈缄默及完全或不完全性闭锁综合征。多数 CPM 患者预后极差，死亡率极高，可于数日或数周内死亡，少数存活者遗留痉挛性四肢瘫等严重神经功能障碍，偶有完全康复的患者 ③BAEP 有助于确定脑桥病变，但不能确定病灶范围，MRI 可发现脑桥基底部特征性蝙蝠翅膀样病灶，呈对称分布的 T1 低信号、T2 高信号，无增强效应
诊断	慢性酒精中毒、严重全身性疾病和低钠血症纠正过快的患者，临床上在数天之内突然发展为四肢瘫痪、假性延髓性麻痹和闭锁综合征就应考虑脑桥中央髓鞘溶解症
鉴别诊断	应与脑桥基底部梗死、肿瘤和多发性硬化等鉴别
治疗	以支持及对症治疗为主，积极处理原发病

第十二章 运动障碍性疾病

一、概述

随意运动有障碍,肌张力低或者高;
病变部位有几处,基底节处最主要。

表 12-1 运动障碍性疾病的概况

运动障碍性疾病	基本要点
概念	是一组以随意运动迟缓、不自主运动、肌张力异常、姿势步态障碍等运动症状为主要表现的神经系统疾病,大多与基底节病变有关
分类及特点	①肌张力增高-运动减少症候群:以运动贫乏为特点,如帕金森病 ②肌张力降低-运动过多症候群:表现为异常不自动运动,如亨廷顿病

二、帕金森病

(一)帕金森病(PD)的病因及发病机制

帕金森病多病因,锥体外系出故障;
主要病变在黑质,DA 递质动能降;
纹状体内胆碱能,功能活动相对强;
左旋多巴可治疗,亦用 M-R-R* 拮抗。

注:*M-R-R 是指 M 受体拮抗药

表 12-2 PD 的病因及病理

PD	基本要点
分类	见表 12-3
病因及发病机制	见表 12-4 和表 12-5
病理及病理生理	基本病变:两大病理特征。 ①黑质致密部多巴胺经神经元变性、缺失 ②残留的神经元胞质内出现特征性嗜酸性包涵体,即路易(Lewy)小体 生化改变:黑质多巴胺能神经元通过黑质-纹状体通路将多巴胺输送到纹状体,参与基底核的运动调节。PD 患者黑质纹状体 DA 递质水平显著降低,DA 和乙酰胆碱(ACh)作为纹状体中两种重要神经递质,功能相互拮抗,两者维持平衡对基底节环路活动起重要的调节作用

表 12-3　帕金森病与帕金森综合征的分类

原发性
原发性帕金森病
少年型帕金森综合征
继发性（后天性、症状性）帕金森综合征
感染：脑炎后、慢病毒素感染
药物：神经安定剂（吩噻嗪类及丁酰苯类）、利血平、甲基多巴、锂、氟桂利嗪、桂利嗪
毒物：MPTP 及与其结构类似的杀虫剂和除草剂、一氧化碳、锰、汞、二硫化碳、甲醇、乙醇
血管性：多发性脑梗死、低血压性休克
外伤：拳击性脑病
其他：甲状旁腺功能异常、甲状腺功能减退、肝性脑病、脑瘤、正常颅内压性脑积水
遗传变性性帕金森综合征
常染色体显性遗传路易小体病、亨廷顿病、肝豆状核变性、Hallervorden-Spatz 病、橄榄脑桥小脑萎缩、脊髓小脑变性、家族性基底节钙化、家族性帕金森综合征伴周围神经病、神经棘红细胞增多症、苍白球黑质变性
多系统萎缩（帕金森叠加征群）
进行性核上性麻痹、Shy-Drager 综合征、纹状体黑质变性、帕金森综合征-痴呆-肌萎缩性侧索硬化复合征、皮质基底节变性、阿尔茨海默病、偏侧萎缩-偏侧帕金森综合征

注：MPTP 即 1- 甲基，4- 苯基 1，2，3，6 四氢吡啶

表 12-4　帕金森病的可能病因

病因	机制
年龄老化（促发因素）	多见于 50 岁以上的老年人，随着年龄增长，黑质多巴胺能神经元数目逐渐减少，纹状体内多巴胺递质水平逐渐下降，纹状体内 D_1 及 D_2 受体逐年减少，酪氨酸羟化酶和多巴脱羧酶活力亦减低
环境因素	MPTP 可选择性地引起黑质致密区多巴胺能神经元损伤、黑质-纹状体内的多巴胺递质排空。环境中与 MPTP 分子结构相似的工业或农业毒素可能是帕金森病的病因之一
遗传	帕金森病 10% 为家族性，遗传因素在年轻的帕金森病患者中可能起着更重要的作用。分子遗传学研究证明导致帕金森病发病的重要致病基因有：①α- 突触核蛋白基因；② Parkin 基因；③ DJ-1 基因；④ UCH-L1 基因；⑤ PINK1 基因等

表 12-5　帕金森综合征的病因

病因分类	常见致病药物和疾病
药物性	吩噻嗪类、丁酰苯类、利血平、锂剂、α- 甲基多巴、甲氧氯普胺（灭吐灵）、氟桂利嗪等

续表

病因分类	常见致病药物和疾病
中毒性	一氧化碳、锰、MPTP、甲醇、汞、氰化物等
脑炎后	昏睡性脑炎、乙型脑炎等
外伤性	频繁脑震荡中多见
血管性	如多发性腔隙性脑梗死

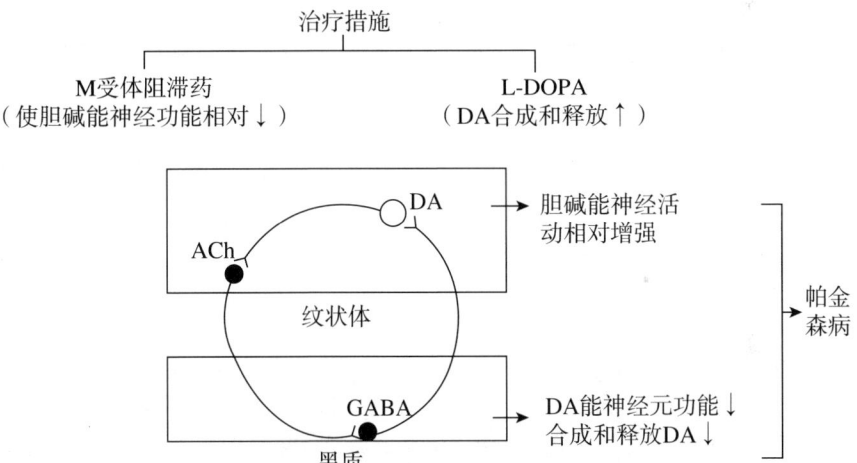

图 12-1　帕金森病发病机制及治疗措施

注：正常时纹状体胆碱能神经元兴奋抑制性神经元（GABA 能神经元）和抑制黑质多巴胺（DA）能神经元，DA 能神经元又返过来抑制纹状体胆碱能神经元的活动，两者处于动态平衡，使调节肌张力活动相对稳定。帕金森病患者 DA 能神经元功能受损，对纹状体胆碱能神经元的抑制作用减弱。故用 L-DOPA 增强 DA 能神经元活性或用 M 受体阻滞药抑制胆碱能神经元活动的治疗有效

PD 的诊断

帕金森病有症状，肌肉紧张性增强；
随意运动明显少，常有静止性震颤；
精神障碍可能有，自主神经功能障。

表 12-6　PD 的诊断

PD	基本要点
临床表现	发病年龄多为 60 岁以上，男多于女。隐匿起病，缓慢发展 运动症状：常始于一侧上肢，逐渐累及同侧下肢，再波及对侧上肢及下肢 ①静止性震颤：常为首发症状，典型表现是拇指与示指呈"搓丸样"动作；节律为 4～6Hz，静止时出现或明显，随意运动时减轻或停止，紧张时加剧，入睡后消失。部分患者可合并姿势性震颤 ②肌强直：可表现为"齿轮样强直""钢管样强直" ③运动迟缓：随意运动减少，动作缓慢、笨拙。包括启动困难和运动迟缓；呈现"面具脸""小字征" ④姿势障碍：早期表现为下肢拖曳，后期呈"小步态"，启动困难，行走时上肢摆动减少或完全消失。有时出现"冻结"现象或慌张步态 非运动症状：可先于运动症状而发生 ①感觉障碍：早期可出现嗅觉减退或睡眠障碍。中晚期常有肢体麻木、疼痛。部分患者可伴有不安综合征 ②自主神经功能障碍：临床常见有便秘、多汗、脂溢性皮炎、流涎等。后期出现性功能减退、排尿障碍或直立性低血压 ③精神障碍：近半数有抑郁，并常伴有焦虑。部分患者晚期可出现认知功能减退，乃至痴呆及幻觉
辅助检查	①血、脑脊液：常规化验均无异常，脑脊液中的高香草酸含量可降低 ②影像学：CT、MRI 检查亦无特征性改变。PET 或 SPECT 检查有辅助诊断价值 ③其他：嗅觉测试可发现早期患者嗅觉减退；经颅超声（transcranial sonography, TCS）可发现大多数 PD 患者的黑质回声增强，研究提示早期 PD 患者心脏间碘苯甲胍（metaiodobenzylguanidine, MIBG）摄取量减少
诊断	见表 12-7 和表 12-8

表 12-7　中国帕金森病诊断标准

PD 诊断	说明
诊断标准 （必备标准）	运动减少：随意运动在启动时缓慢，重复性动作的运动速度及幅度逐渐降低 同时至少具有以下 1 个症状： ①肌肉强直 ②静止性震颤（4～6Hz） ③姿势不稳（非原发性，视觉、前庭功能、小脑及本体感觉功能障碍造成）
支持标准 （必须具备 3 项或 3 项以上特征）	①单侧起病 ②静止性震颤 ③逐渐进展 ④发病后持续性的不对称受累 ⑤对左旋多巴的治疗反应非常好（70%～100%） ⑥应用左旋多巴导致的严重异动症 ⑦左旋多巴的治疗效果持续 5 年以上（含 5 年） ⑧临床病程 10 年以上（含 10 年）

续表

PD 诊断	说明
排除标准（不应存在的情况）	①反复的脑卒中病史，伴有阶梯式进展的帕金森症状 ②反复的脑损伤史 ③确切的脑炎病史和（或）非药物所致的动眼危象 ④在症状出现时，正在接受抗精神药物和（或）多巴胺耗竭剂 ⑤1个以上的亲属患病 ⑥CT 扫描可见颅内肿瘤或交通性脑积水 ⑦接触已知的神经毒物 ⑧病情持续性缓解或发展迅速 ⑨用大剂量左旋多巴治疗无效（除外吸收障碍） ⑩发病3年后，仍是严格的单侧受累 ⑪出现其他神经系统症状和体征，如垂直凝视麻痹、共济失调、早期严重的自主神经受累，严重的痴呆，伴有记忆力、语言和执行功能障碍，锥体束阳性等

注：中国帕金森病的诊断主要依据中老年发病，缓慢进展性病程，必备运动迟缓及至少具备静止性震颤、肌强直或姿势平衡障碍中的 1 项，偏侧起病，对左旋多巴治疗敏感，即可做出临床诊断

表 12-8　帕金森综合征的诊断

帕金森综合征	基本要点
继发性帕金森综合征	此综合征是由药物、感染、中毒、脑卒中、外伤等明确病因所致
伴发于其他神经变性疾病的帕金森病综合征	包括多系统萎缩（MSA）、进行性核上性麻痹（PSP）和皮质基底节变性（CBD）等
其他	特发性震颤约 1/3 的患者有家族史，各个年龄段均可发病，姿势性或动作性震颤为唯一表现，无肌强直和运动迟缓，饮酒或服用普萘洛尔后震颤可显著减轻

注：帕金森综合征是一个大的范畴，包括原发性帕金森病、帕金森叠加综合征、继发性金森综合征和遗传变性性帕金森综合征。症状体征不对称、静止性帕金森综合征。症状体征不对称、静止性震颤、对左旋多巴制剂治疗敏感多提示原发性帕金森病

PD 的治疗

药物手术康复等，综合治疗缓症状；
左旋多巴最常用，亦用 M-R-R 拮抗；
其他药物有多种，配合应用效增强。

表 12-9　PD 的治疗

PD 的治疗	基本要点
治疗原则	①综合治疗：应对 PD 的运动和非运动症状采取综合治疗，包括药物、手术、康复、心理治疗和护理。目前仍以药物治疗为主 ②用药原则：坚持"剂量滴定""以最小剂量达到满意效果"；治疗应遵循一般原则，也强调个体化
药物治疗	见表 12-10
手术及干细胞治疗	早期药物治疗显效，而长期治疗疗效明显减退，同时出现异动症者可考虑手术治疗
中医康复及心理治疗	中药或针灸和康复治疗作为辅助手段对改善症状也起到一定作用

表 12-10　PD 的药物治疗

PD 的药物治疗	基本要点
保护治疗	目的是延缓疾病发展，改善患者的症状。临床上作为保护治疗的药物主要是单胺氧化酶 B 型（MAO-B）抑制药
症状性治疗——早期帕金森病	何时开始用药：疾病早期无须特殊治疗，应鼓励患者多做主动运动。若影响患者的日常生活和工作能力，则需采用药物治疗 首选药物原则：老年前（<65 岁）患者，且不伴有智力减退，有以下选择。 ①非麦角类 DR 激动药 ②MAO-B 抑制药，或加用维生素 E ③金刚烷胺，震颤明显而其他抗 PD 药物效果不佳则选用抗胆碱能药 ④复方左旋多巴 + 儿茶酚胺氧位甲基转移酶（COMT）抑制药 ⑤复方左旋多巴，一般在①②③方案治疗效果不佳时加用。老年（≥65 岁）患者或伴有智力减退，首选复方左旋多巴，必要时加用 DR 激动药、MAO-B 抑制药或 COMT 抑制药。苯海索尽可能不用 治疗药物 ①抗胆碱能药物：对震颤明显且年轻的患者有效（老年患者慎用，青光眼及前列腺肥大患者禁用） ②金刚烷胺（Amantadine）：对少动、强直、震颤均有改善作用，对伴有异动症的患者可能有帮助 ③复方左旋多巴：至今仍是治疗 PD 的最基本、最有效药物，对震颤、强直、运动迟缓等均有较好疗效 ④DR 激动药：目前大多推崇非麦角类 DR 激动药为首选药物，尤其用于年轻患者病程初期 ⑤MAO-B 抑制药：能阻止脑内多巴胺降解，增加多巴胺浓度。与复方左旋多巴合用可增强疗效，改善症状波动，单用有轻度改善症状的作用 ⑥儿茶酚 - 氧位 - 甲基转移酶（COMT）抑制药：通过抑制左旋多巴在外周的代谢，使血浆左旋多巴浓度保持稳定，并能增加其进脑量
症状性治疗——中期帕金森病治疗	此时应添加复方左旋多巴治疗；若在早期阶段用低剂量复方左旋多巴治疗而症状改善不显著者，此时应适当增加剂量，或添加 DR 激动药、司来吉兰或金刚烷胺，或 COMT 抑制药

续表

PD 的药物治疗	基本要点
症状性治疗——晚期帕金森病	一方面继续力求改善运动症状,同时需处理伴发的运动并发症和非运动症 运动并发症的治疗:包括药物剂量、用法等治疗方案调整和手术治疗(主要是脑深部电刺激术) 症状波动的治疗:主要有两种形式。 ①疗效减退(wearing-off)或剂末现象(end of dose phenomenon),可增加每日服药次数或增加每次服药剂量,或改用缓释剂,或加用雷沙吉兰或恩他卡朋,也可加用 DR 激动药 ②"开-关"现象(on-off phenomenon)可应用长效 DR 激动药,或皮下持续输注左旋多巴甲酯或乙酯 异动症的治疗:异动症又称运动障碍。主要有 3 种形式: ①剂峰异动症,减少复方左旋多巴单次剂量可减轻异动症,晚期患者需同时加用 DR 激动药 ②双相异动症,可尝试增加复方左旋多巴每次用药剂量及服药次数,或加用 DR 激动药 ③肌张力障碍,发生在清晨服药之前,可在睡前服用复方左旋多巴控释剂或长效 DR 激动药,或起床前服用弥散型多巴丝肼片或标准片;发生于"关"期或"开"期的肌张力障碍可适当增加或减少复方左旋多巴用量 非运动症的治疗:必须遵循一定的原则 ①感觉症状:失眠若与夜间帕金森病运动症状相关,睡前需加用复方左旋多巴控释片。若伴有不安腿综合征,睡前加用 DR 激动药 ②自主神经功能障碍:对于便秘,增加饮水量和高纤维含量的食物,停用抗胆碱能药,必要时加用通便药。泌尿障碍的患者减少晚餐后的摄水量,也可试用莨菪碱等外周抗胆碱药。直立性低血压应适当增加盐和水的摄入量,睡眠时抬高床头位。穿弹力裤,不宜快速变换体位,米多君治疗有效 ③精神障碍:若与抗帕金森病药物有关,则依次逐减或停用抗胆碱能药、金刚烷胺、司来吉兰或 DR 激动药,待症状明显缓解乃至消失为止。通过药物调整无效的严重幻觉、精神错乱、意识模糊可加用非经典抗精神病药物如氯氮平等。对于认知功能障碍和痴呆,可应用胆碱酯酶抑制药

三、肝豆状核变性

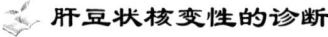
肝豆状核变性的诊断

肝豆状核变性症,常染隐性遗传病;

铜的代谢有障碍,肝铜增高低 CP*;

锥体外征肝硬化,K-F 环共三症。

注:*CP 是指血清铜蓝蛋白

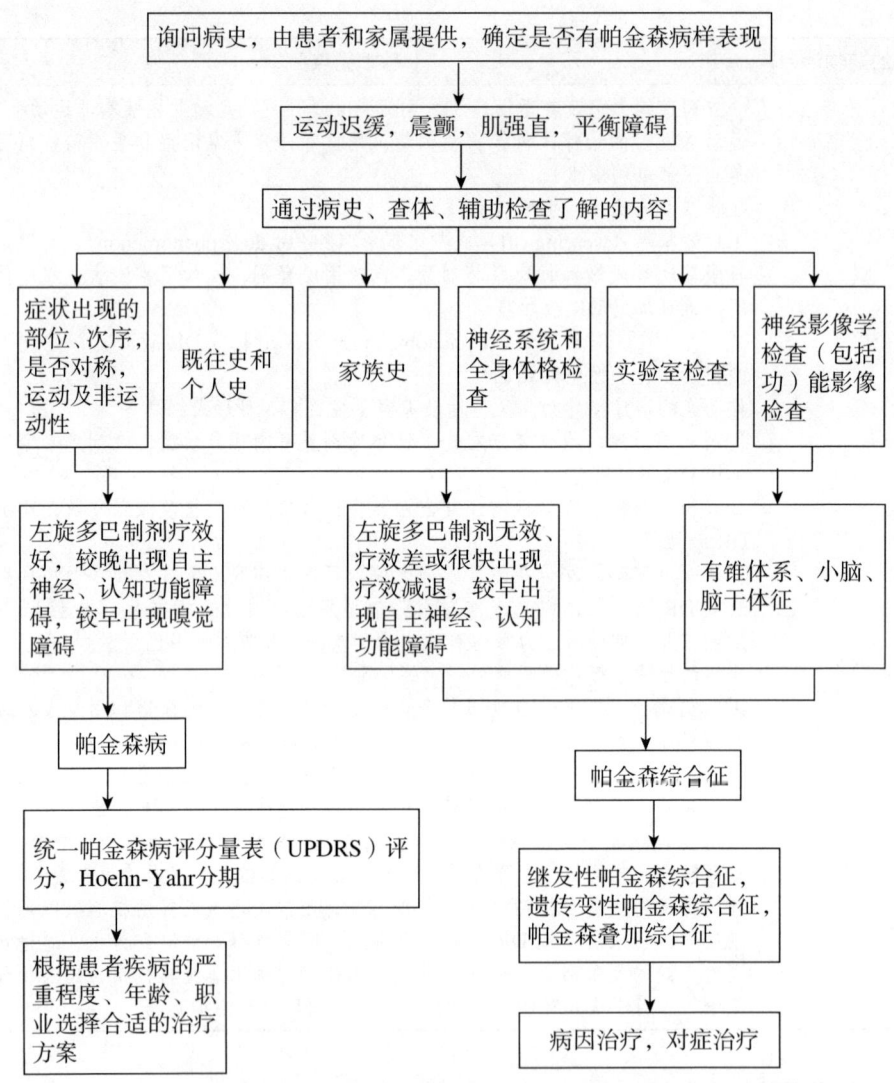

图 12-2 帕金森病与帕金森综合征的诊治流程

表 12-11 肝豆状核变性（HLD）的诊断

HLD	基本要点
病因及发病机制	是常染色体隐性铜代谢障碍性疾病。致病基因 ATP7B 定位于染色体 13q14.3，编码一种 1411 个氨基酸组成的铜转运 P 型 ATP 酶。ATP7B 基本突变导致 ATP 酶功能减弱或消失，引致血清铜蓝蛋白（ceruloplasmin, CP）合成减少及胆道排铜障碍，蓄积在体内的铜离子在肝、脑、肾、角膜等处沉积，引起进行性加重的肝硬化、锥体外系及精神症状，肾损害及角膜色素环等
临床表现	见表 12-12

续表

HLD	基本要点
辅助检查	常规检查：见表 12-13 其他检查 ①肝肾功能：不同程度的肝功能改变，晚期发生肝硬化。以肾功能损害为主 ②影像学检查：CT 可显示双侧豆状核对称性低密度影 ③离体皮肤成纤维细胞培养：经高浓度铜培养液传代孵育的患者皮肤成纤维细胞，其胞质内铜/蛋白比值远高于杂合子及对照组 ④基因诊断：尚不能取代常规筛查手段。常规手段不能确诊的病例，或对症状前期患者、基因携带者筛选时，可考虑基因检测
诊断	临床诊断主要根据 4 条标准： ①肝病史、肝病征或锥体外系表现 ②血清 CP 显著降低和（或）肝铜增高 ③角膜 K-F 环 ④阳性家族史。符合①②③或①②④可确诊 HLD；符合①③④很可能为典型 HLD；符合②③④很可能为症状前 HLD；如符合 4 条中的 2 条可能是 HLD
鉴别诊断	需重点鉴别的疾病有急、慢性肝炎，肝硬化，小舞蹈病等

表 12-12　HLD 常见器官损害的临床表现

器官或系统	临床表现
肝	①无症状肝大 ②孤立脾大 ③持续性血清转氨酶活性增高（AST，ALT） ④脂肪肝 ⑤急性肝炎 ⑥类似自身免疫肝炎 ⑦肝硬化，代偿性或失代偿性 ⑧急性肝衰竭
神经系统	①运动疾病（震颤、不自主运动） ②流涎，构音障碍 ③肌强直，肌张力障碍 ④假性延髓性麻痹 ⑤自主神经功能异常 ⑥偏头痛 ⑦失眠 ⑧癫痫发作
精神疾病	①抑郁 ②神经质行为 ③人格改变 ④精神病

续表

器官或系统	临床表现
其他系统	①眼 K-F 环,向日葵样白内障 ②皮肤:新月状斑 ③肾异常:氨基酸尿和肾结石,高钙尿症,肾钙质沉着症 ④骨骼异常:早熟骨质疏松和关节炎,软骨钙化症 ⑤心肌病,节律不齐 ⑥胰腺炎 ⑦甲状旁腺功能减退 ⑧月经不规律,不育,反复流产 ⑨肌病 ⑩巨人症

表 12-13　HLD 诊断的常规检查

检查	典型发现	假阴性	假阳性
血清铜蓝蛋白(CP)	比正常低限值降低 50%	有明显肝炎的患者;免疫法过高估计;妊娠;雌激素治疗	铜吸收障碍;血浆铜蓝蛋白缺乏症;ATP7B 突变基因杂因子
24 小时的尿铜	> 1.6μmol/24h,儿童 > 0.64μmol/24h	尿液收集不当;无肝病的儿童	肝细胞坏死;胆汁淤积;尿液污染
血清游离铜	> 1.6μmol/L	CP 免疫法过高估计	
肝铜	> 4μmol/g 肝重(为肝穿刺后根据肝重计算的铜含量)	由于地区差异,患者有活动性肝病或再生结节	胆汁淤积综合征
裂隙灯下的 K-F 环	阳性	可出现于 50% 以上肝性 HLD 和大多数无症状的 HLD 同胞	原发性胆汁肝硬化

HLD 的治疗

减少吸铜促排铜,终身治疗莫放松。

表 12-14　治疗 HLD 的常用药物

HLD 的治疗	基本要点
低铜饮食	高氨基酸、高蛋白饮食能促进尿铜的排泄
阻止铜吸收	①锌剂:竞争性抑制铜在肠道的吸收,促进粪铜排泄。尿铜排泄也有一定增加 ②四硫钼酸胺(tetrathiomolybdate, MT):在肠黏膜中形成铜与白蛋白的复合物,后者不能被肠吸收而随粪便排出,并能限制肠黏膜对铜的吸收,但不能用作维持治疗

续表

HLD 的治疗	基本要点
促进排铜	各种驱铜药物均为铜络合剂，通过与血液及组织中的铜形成无毒的复合物从尿排出，常用药物见表 12-15
中药治疗	大黄、黄连、姜黄等具有利尿及排铜作用而对 HLD 有效。单用中药效果不满意，中西医结合治疗效果更好
对症治疗	如有肌强直及震颤者可用安坦和（或）金刚烷胺，症状明显者可用复方左旋多巴；依据症状选用抗精神病药物、抗抑郁药、促智药。无论有无肝损害均需护肝治疗
手术治疗	手术治疗包括脾切除和肝移植。脾切除是对 HLD 患者合并脾功能亢进的重要辅助治疗措施。经各种治疗无效的严重病例可考虑肝移植

表 12-15　治疗 HLD 的常用药物

药物	作用机制	神经系统不良反应	其他不良反应	注意事项
D-青霉胺	普通螯合剂，形成可溶性复合物从尿中排出	治疗初期时发生率为 10%~20%	发热、皮疹、蛋白尿、狼疮样反应；再生障碍性贫血、白细胞减少、血小板减少；肾病综合征；皮肤退行性改变，匍行穿孔性弹性组织纤维病（又称毛周角化症）；浆液性视网膜炎；肝毒性	手术时减少剂量以促进创伤愈合；妊娠时也需减少剂量；最大量为 20mg/(kg·d)，当达到临床稳定时减少 25% 的剂量
三乙基四胺	普通螯合剂，形成可溶性复合物从尿中排出	治疗初期时发生率为 10%~15%	胃炎；萎缩性胃炎（罕见）；继发贫血	手术时减少剂量以促进创伤愈合，妊娠时也需减少剂量 20mg/(kg·d)。当达到临床稳定时减少 25% 的剂量
锌剂	金属硫蛋白诱导剂，阻止铜在肠道的吸收	治疗初期时可能发生	胃炎、胰腺炎；锌蓄积；可能发生免疫系统改变	手术和妊娠时无须减量；成人常用剂量：50mg 锌元素每日 3 次；成人最小剂量：50mg 锌元素每日 2 次
四硫钼酸盐	螯合剂，阻止铜的吸收	治疗初期时很少有报道	贫血；中性粒细胞减少症；肝毒性	在美国和加拿大临床试验中

注：二巯基丁酸钠也是常用药物之一，其他如二巯基丙醇（BAL）、二巯丙磺酸（DMPS）、依地酸钙钠（EDTA Na-Ca）也有治疗作用，但现在较少使用

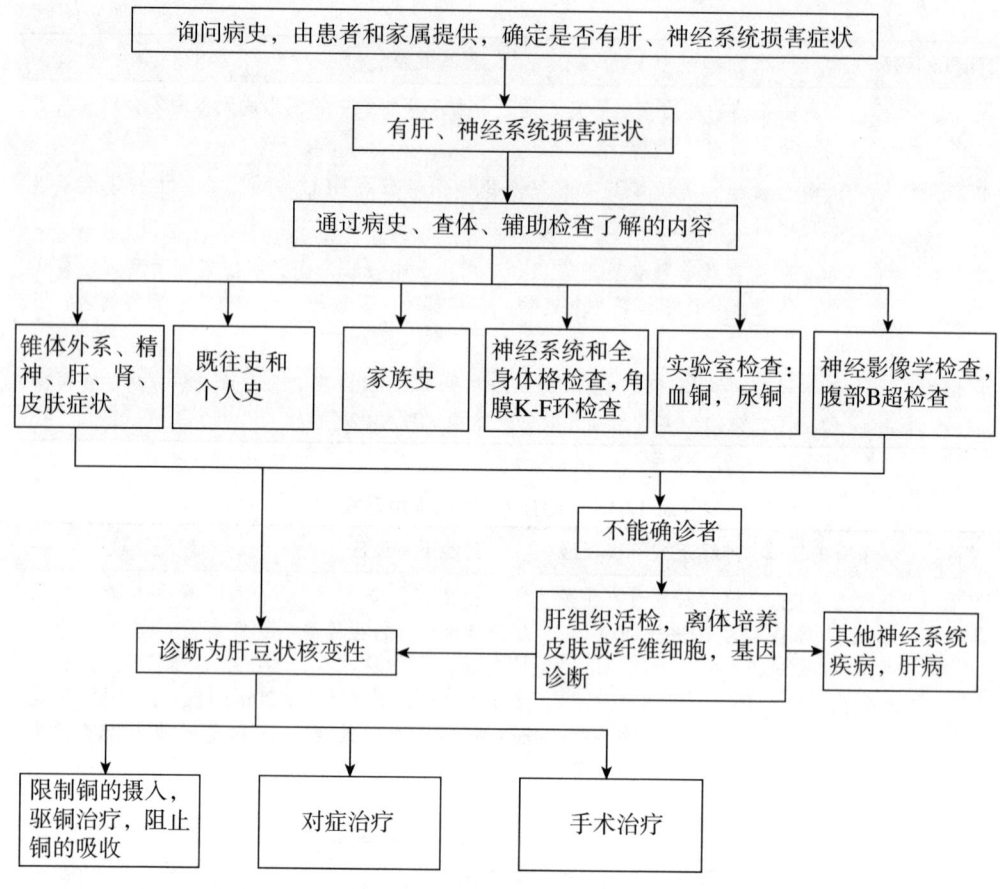

图 12-3　肝点状核变性的诊治流程

四、小舞蹈病

　　常有风湿热病史，或者感染链球菌；
　　多见儿童青少年，急性起病舞蹈症；
　　肌张力低肌无力，病因治疗在抗菌；
　　对症治疗舞蹈症，免疫疗法亦可用。

表 12-16　小舞蹈病的概况

小舞蹈病	基本要点
临床表现	多见于 5～15 岁，男女之比约为 1∶3。无季节、种族差异。病前常有 A 组 β 溶血性链球菌感染史。大多数为亚急性起病，少数急性起病 ①舞蹈症：可以是全身性，也可是一侧较重，主要累及面部和肢体远端。舞蹈症常在发病 2～4 周内加重，3～6 个月内自发缓解。约 20% 的患儿会复发，通常在 2 年内。少数在初次发病 10 年后再次出现轻微的舞蹈症 ②肌张力低下和肌无力：可有明显的肌张力减低和肌无力。当患儿举臂过头时，手掌旋前（旋前肌征）。请患儿紧握检查者的第 2、3 手指时能感到患儿手的紧握程度不恒定，时紧时松，称为挤奶妇手法或盈亏征。有时肌无力可以是本病的突出征象 ③精神障碍：患儿常伴有某些精神症状 ④其他：约 1/3 的患儿可伴有其他急性风湿热表现
辅助检查	①血清学检查：白细胞增多，红细胞沉降率加快，C 反应蛋白效价高，抗链球菌溶血素"O"滴度增加。由于本病多发生在链球菌感染后，故不少患儿发生舞蹈样动作时链球菌检查常为阴性 ②咽拭子培养：可检出 A 组溶血型链球菌 ③脑电图及影像学检查：脑电图无特异性。多数患儿的头颅 CT 显示尾状核区低密度灶及水肿，MRI 显示尾状核、壳核、苍白球增大，T2 加权相信号增强，随临床好转而消退
诊断	主要依据是儿童或青少年起病、有风湿热或链球菌感染史、亚急性起病的舞蹈症，伴有肌张力低下、肌无力和（或）精神症状。合并其他风湿热表现及自限性病程可进一点支持诊断
鉴别诊断	对无风湿热或链球感染史、单纯出现的风湿性舞蹈病（小舞蹈病）需与其他原因引起的舞蹈症鉴别
治疗	①对症治疗：对舞蹈症可选用多巴胺受体拮抗药，也可选用多巴胺耗竭剂。加用苯二氮䓬类药可更有效地控制舞蹈症 ②病因治疗：在确诊本病后，无论病症轻重，均需应用抗链球菌治疗 ③免疫疗法：可应用糖皮质激素，用血浆置换、免疫球蛋白静脉注射治疗本病，可缩短病程、减轻症状

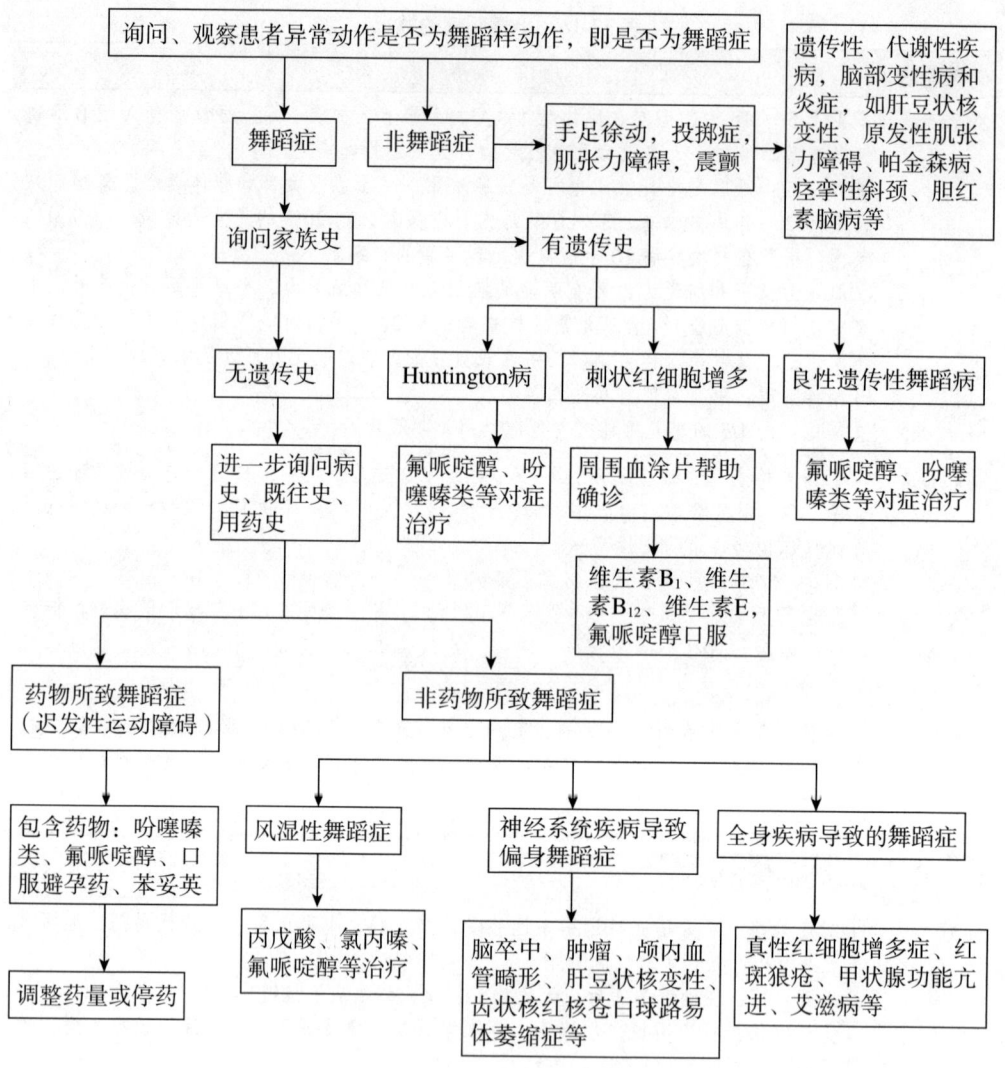

图 12-4 舞蹈症的诊治流程

五、亨廷顿病

常有阳性家族史，30 至 50 岁较多见；
锥体外系功能障，舞蹈样动不自重；
精神障碍及痴呆，快速眼动常受损；
治疗主要是对症，可惜疗效不太行。

表 12-17 亨廷顿病（HD）的概况

HD	基本要点
病理及生化改变	①病理及生化改变：主要位于纹状体和大脑皮质，黑质、视丘下核、齿状核亦可轻度受累。神经元缺失主要见于基底节区，其中尾状核和壳核的神经元功能与舞蹈样动作有关，皮质神经元缺失可能与痴呆有关 ②生化改变：纹状体传出神经元 γ-氨基丁酸、乙酰胆碱及其合成酶明显减少，多巴胺含量正常或增高；与 γ-氨基丁酸共存的神经调质 P 物质、脑啡肽减少，促生长激素抑制素和神经肽 Y 增加
临床表现	多见于 30～50 岁，偶见于儿童和青少年，男女均可患病。发病隐匿，呈缓慢进行性加重 ①锥体外系症状：舞蹈样不自主运动是本病最常见、最突出的特征 ②精神障碍及痴呆：精神障碍可表现为情感、性格、人格改变及行为异常。智力改变表现为注意力减退、记忆力下降、认知障碍及智力减退，呈进行性加重 ③其他：快速眼球运动（扫视）常受损。晚期出现构音障碍和吞咽困难
辅助检查	①基因检测：CAG 重复序列拷贝数增加，＞40 具有诊断价值 ②电生理及影像学检查：脑电图可有弥漫性异常，无特异性。CT 及 MRI 显示大脑皮质和尾状核萎缩，脑室扩大。MRI T2 加权信号增强。MRI 波普显示大脑皮质及基底节乳酸水平增高。PET 表现为尾状核、壳核区葡萄糖代谢明显降低
诊断	临床根据发病年龄、阳性家族史、典型的舞蹈样运动、精神症状和进行性痴呆，基因检测可确诊；本病应与小舞蹈病、良性遗传性舞蹈病、迟发性运动相鉴别
治疗	缺乏特异性治疗方法，目前主要采用对症治疗。对舞蹈症可选用： ①多巴胺受体阻滞药 ②中枢多巴胺耗竭剂 ③补充中枢 γ-氨基丁酸或乙酰胆碱药物，一般疗效不佳

六、肌张力障碍

肌肉收缩不自主，持续扭动姿势异；
临床表现七类型，辅助检查可助诊；
治疗药物有多种，肉毒菌素注射用；
病情严重可手术，根据临床选择用。

表 12-18 肌张力障碍的概况

肌张力障碍	基本要点
临床表现	见表 12-19
辅助检查	继发性肌张力障碍的筛查手段包括头颅 CT 或 MRI（排除脑部器质性损害）、颈部 MRI（排除脊髓病变所致颈部肌张力障碍）、血细胞涂片（排除神经细胞增多症）、代谢筛查（排除遗传性代谢疾病）、铜代谢测定及裂隙灯检查（排除 Wilson 病）。对儿童期起病的扭转痉挛还可进行 DYT1 基因突变筛查
诊断	根据病史、不自主运动和（或）异常姿势的特征表现和部位等。通常诊断不难。原发性肌张力障碍除可伴有震颤外，一般无其他神经性症状和体征。起病即为静止性肌张力障碍，出现其他阳性神经症状和体征提示为继发性，应积极寻找病因
鉴别诊断	见表 12-20
治疗	药物治疗 ①抗胆碱能药：可给予最大耐受剂量 20～30mg/d，可能控制症状 ②对抗多巴胺功能的药物：氟哌啶醇、吩噻嗪类或丁苯那嗪可能有效，但在达到有效剂量时可能诱发帕金森综合征 ③苯二氮䓬类：部分病例有效 ④巴氯芬和卡巴西平：也可能有效 ⑤左旋多巴：对多巴胺反应性肌张力障碍有戏剧性效果 A 型肉毒素：局部注射疗效较佳 手术：对严重痉挛性斜颈可行副神经和上颈段神经根切断术，部分病例可缓解症状，但可复发。丘脑毁损术或脑深部电刺激术对某些偏身及全身性肌张力障碍可能有效

表 12-19 肌张力障碍的临床表现

临床表现	基本要点
扭转痉挛	是指全身性扭转性肌张力障碍，临床上以四肢、躯干甚至全身的剧烈而不随意的扭转运动和姿势异常为特征。最具特征性的是以躯干为轴的扭转或螺旋样运动。按病因分为原发性和继发性
Meige 综合征	主要表现为眼睑痉挛和口-下颌肌张力障碍，可分为 3 型： ①眼睑痉挛 ②眼睑痉挛合并口-下颌肌张力障碍 ③口-下颌肌张力障。第Ⅱ型为 Meige 综合征的完全型；第Ⅰ、Ⅲ型为不完全型。临床上主要累及眼肌和口、下颌部肌肉
痉挛性斜颈	是指以胸锁乳突肌、斜方肌为主的颈部肌群阵发性不自主收缩，引起头向一侧扭转或阵挛性倾斜。可发生于任何年龄，以中年人多见，女性多于男性。起病缓慢，早期表现为周期性头向一侧转动或前倾、后屈，后期头常固定于某一异常姿势
手足徐动症	也称指痉症或易变性痉挛，是以肢体远端为主的弯曲的蠕动样不自主运动。极缓慢的手足徐动导致姿势异常者与扭转痉挛相似，后者主要侵犯肢体近端、颈肌和躯干肌，典型表现为以躯干为轴扭转

续表

临床表现	基本要点
书写痉挛和其他职业性痉挛	是指在执行书写、弹钢琴、打字等职业动作时手和前臂出现的肌张力障碍和异常姿势。患者常不得不用另一只手替代，而做与此无关的其他动作时正常
多巴反应性肌张力障碍	又称Segawas病，是一种好发于儿童或青少年，以肌张力障碍或步态异常为首发症状的少见的遗传性疾病。其临床特点为症状的昼间波动性，以及小剂量多巴制剂对其有快速、明显的疗效
发作性运动障碍	表现为突然出现且反复发作的运动障碍，发作间期正常。根据病因、诱发因素、临床症状发作时间分成4类： ①发作性运动诱发性运动障碍 ②发作性过度运动诱发性运动障碍 ③发作性非运动诱发性运动障碍 ④睡眠诱发性发作性运动障碍

表 12-20 肌张力障碍的鉴别诊断

疾病	鉴别要点
扭转痉挛应与舞蹈症、僵人综合征鉴别	①扭转痉挛与舞蹈症的鉴别要点：舞蹈症的不自主运动速度快、运动模式变幻莫测、无持续性姿势异常，并伴有肌张力降低，而扭转痉挛的不自主运动速度慢、运动模式相对固定、有持续性姿势异常，并伴有肌张力增高 ②僵人综合征：表现为发作性躯干肌（颈脊旁肌和腹肌）和四肢近端肌紧张、僵硬和强直，而面肌和肢体无端肌常不受累，僵硬可明显限制患者的主动运动，且常伴有疼痛，易与肌张力障碍区别
痉挛性斜颈需与先天性斜颈鉴别	先天性斜颈发病年龄早，可由胸锁乳突肌血肿后纤维化，颈椎的先天缺如或融合，颈肌肌炎、颈淋巴结炎及眼肌麻痹等所引起
Meige综合征应与颞下关节综合征、下颌错位咬合、面肌痉挛、神经症鉴别	面肌痉挛好发于老年妇女，表现为一侧面肌和眼睑的抽搐样表现，不伴有口-下颌的不随意运动

七、其他运动障碍性疾病

（一）特发性震颤

特发震颤进展慢，唯一症状是震颤；
普萘洛尔扑痫酮，一线药物疗效好。

表 12-21　特发性震颤（ET）的概况

ET	基本要点
临床表现	起病隐袭，疾病缓慢进展，但亦可长期缓解。多见于40岁以上，也可有少年、青年期发病。震颤是唯一的临床症状，主要表现为姿势性震颤和动作性震颤，往往见于一侧手或双手，头面部也常累及，腿部较少受累。部分患者饮酒后暂时减轻，情绪激动、寒冷等可使震颤加重
诊断	患者如果经常出现姿势性和（或）动作性震颤，饮酒后震颤减轻，有阳性家族史，不伴有其他神经系统症状和体征应考虑ET的可能性
治疗	国际上一线用药为普萘洛尔、扑痫酮；二线用药为苯二氮䓬类、加巴喷丁、托吡酯、A型肉毒素 对药物无反应，可选择立体定位丘脑毁损术或者丘脑深部刺激术

（二）抽动秽语综合征

此病男孩较多见，发病于十八岁前；
肢体运动不自主，挤眼皱眉又提肩；
咽肌抽搐发怪声，秽亵言语也常见；
药物治疗有效果，心理疏导不可免。

表 12-22　抽动秽语综合征的概况

抽动秽语综合征	基本要点
症状	本病临床特征是由表情肌、颈肌或上肢肌肉迅速、反复、不规则抽动发病，表现为挤眼、撅嘴、皱眉、摇头、仰颈、提肩等；以后症状加重，出现肢体及躯干的暴发性不自主运动，如躯干扭转、投掷运动、踢腿等。30%～40%的患儿因喉部肌肉抽搐而发出重复暴发性无意义的单调怪声，如犬吠声、喉鸣声和咳嗽声等，半数有秽亵言语。85%的患儿有轻至中度行为异常，表现为注意力不集中、焦躁不安、强迫行为、秽亵行为或破坏行为，约半数患儿可同时伴有注意力缺陷多动症。抽动在精神紧张时加重，入睡后消失。患儿智力不受影响。神经系统检查除不自主运动外一般无其他阳性体征
辅助检查	脑电图检查可有异常，但无特异性诊断价值。PET和SPECT检查可显示颞叶、额叶、基底节区糖代谢及脑灌注降低
诊断	本病诊断依据DSM-Ⅳ的诊断标准： ①18岁前发病 ②疾病期间有时存在多发性的运动和一或多种发声抽动 ③抽动1天内发作许多次（通常是阵发性），几乎是每天或1年多期间间歇性发作，在此期间从未有连续超过3个月的无抽动发作 ④疾病造成患者很大的痛苦或严重影响社交、学习和其他重要功能 ⑤疾病不是由于兴奋剂或其他疾病（如亨廷顿病或病毒性脑炎）的直接生理性反应所致。需注意与小舞蹈病和习惯性痉挛鉴别
治疗	药物治疗联合心理疏导是治疗本病的有效措施

注：抽动秽语综合征又称Tourette综合征（TS），多在2～15岁发病，男孩多见

（三）迟发性运动障碍

老年女性较多见，曾用抗精神病药；
手足徐动舞蹈样，刻板重复有节奏；
原用药物应更换，做好预防是重点。

表 12-23　迟发性运动障碍（TD）的概况

TD	基本要点
病因及发病机制	是抗精神病药物诱发持久的刻板重复的不自主运动，主要见于长期（1年以上）服用大量抗精神病药物的患者，减量或停服后最易发生。一般认为在长期阻断纹状体多巴胺能受体后，后者反应超敏所致，也可能与基底节γ-氨基丁酸功能受损有关
临床表现	本病多发于老年患者，尤其是女性。本病临床特征是节律性刻板重复的舞蹈-手足徐动样不自主运动，可见于口、面部、躯干或四肢。也可有颈或腰部肌张力障碍，或动作不宁。老年人口部运动具有特征性，年轻患者肢体症状常见，儿童以口面部症状较突出。无用药史时与亨廷顿舞蹈病不易区别
防治	本病重在预防，使用抗精神病药物应有明确指征，精神病患者宜更换药物

第十三章 癫痫

一、概述

癫痫及其发病机制

多种因素伤大脑，形成痫性细胞群；
高频同步来放电，癫痫症状即产生。

表 13-1 与癫痫有关的名词概念

癫痫相关名词术语	定义或概念
癫痫	是一组由大脑神经元高度同步化异常放电所致的临床综合征，临床表现具有发作性、间歇性、短暂性、重复性和刻板性（表 13-2）。异常放电神经元的位置不同及异常放电波的范围差异，导致患者的发作形式不一，可表现为运动、感觉、意识、精神、行为和自主神经等的障碍或兼有之
痫性发作	是指每次发作或每种发作的过程，一个患者可同时有一种或几种形式的痫性发作。在癫痫发作中，一组具有相似症状和体征的特定癫痫现象称为癫痫综合征
癫痫综合征	在癫痫患者中，由一组症状和体征构成的、具有特殊病因的癫痫现象
癫痫性脑病	癫痫活动本身可造成的进行性脑功能障碍，并超过原基础病病理改变所造成的损害，而且随着时间的推移不断恶化。这种痫性发作或癫痫产生的脑病性影响可发生在任何类型的癫痫中
反射性癫痫	有些患者仅在某种特定条件下出现癫痫发作，如闪光、阅读、书写、下棋、音乐、惊吓、打牌、沐浴、刷牙等，称为反射性癫痫

表 13-2 癫痫发作的特征

分类	特征表现
共性 （所有癫痫发作都有的共同特征）	①发作性：是指癫痫突然发生，持续一段时间后迅速恢复，间歇期正常 ②短暂性：是指发作持续的时间非常短，数秒、数分钟或数十分钟，除癫痫持续状态外，很少超过半小时 ③重复性：是指癫痫都有反复发作的特征，仅发作一次不能诊断为癫痫 ④刻板性：是指每种类型发作的临床表现几乎一致 ⑤间歇性：癫痫往往间隔一定时间后再发作
个性 （不同类型癫痫所具有的特征）	①全身性发作：最初的症状学和脑电图提示发作起源于双侧脑部，发作早期即有意识丧失 ②部分性发作：神经元异常放电从局部扩展到双侧脑部

表 13-3　癫痫的常见病因

年龄	病因
婴幼儿	产伤、颅内出血、代谢障碍或遗传因素等
儿童/青少年期	炎症、寄生虫、脑外伤、皮质发育障碍等
成年期	脑肿瘤、脑血管畸形、代谢异常或内分泌障碍
老年期	脑血管病、糖尿病、脑萎缩等

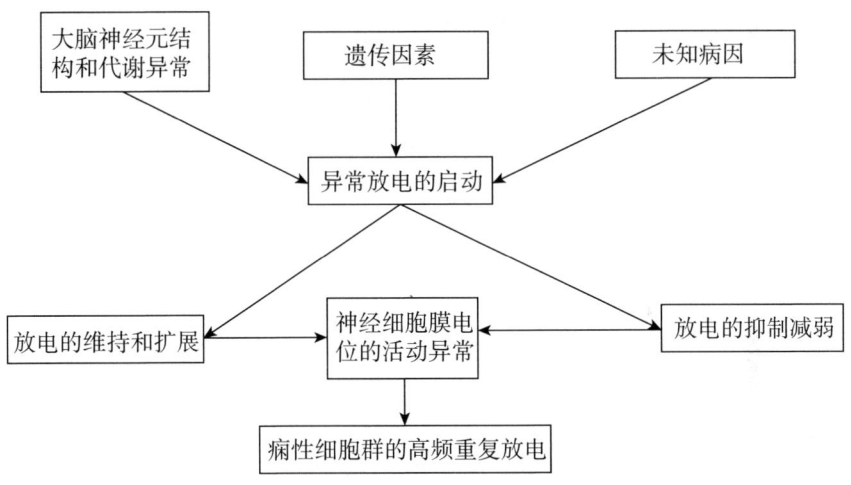

图 13-1　癫痫的发病机制

注：神经元异常放电是癫痫发病的电生理基础，异常的过度性同步放电反复通过突触联系和强直后的易化作用诱发周边及远处的神经元同步放电，从而引起异常电位的连续传播，导致不同类型的癫痫发作，但最终可能通过脑内各层结构的主动抑制作用，抑制异常放电扩散，减少癫痫灶的传入性冲动，促使发作放电的终止

二、癫痫的分类

癫痫发作的国际分类

癫痫发作三类分，各类表现有多种。

表 13-4　癫痫发作的国际分类

部分性发作		
	单纯部分性发作	①运动性发作：局灶性运动性发作、旋转性发作、贾克森发作、姿势性发作、发音性发作
		②感觉性发作：特殊感觉（嗅觉、视觉、听觉、味觉），眩晕性发作，躯体感觉（痛、温、触、运动、位置觉等）
		③自主神经性发作（心慌、烦渴、排尿感等）
		④神经症状性发作（似曾相识、遗忘等）
	复杂部分性发作	①单纯部分性后出现意识障碍：单纯部分性后出现意识障碍、自动症
		②开始即有意识障碍：仅有意识障碍、自动症
	部分性继发	①单纯部分性继发全身性
		②复杂部分性继发全身性
		③单纯部分继发复杂部分性再继发全身性发作
全身性发作		
	失神发作	①典型失神发作
		②非典型失神发作
	强直性发作	
	阵挛性发作	
	强直-阵挛性发作	
	肌阵挛性发作	
	失张力性发作	
不能分类的发作		

癫痫综合征的分类

癫痫综合征四类，各类细分有多种。

表 13-5　癫痫综合征的分类

I		
	与部位有关（局灶性、部分性）	①与发病年龄有关的特发性癫痫：伴有中央-颞部棘波的良性儿童癫痫、伴有枕叶阵发性放电的儿童癫痫、原发性阅读性癫痫
		②症状性：颞叶癫痫、额叶癫痫、顶叶癫痫、枕叶癫痫、持续性部分性癫痫、有特殊诱导模式的症状性癫痫
		③隐源性，需要确定：发作类型、临床特征、病因、解剖部位

II 全身性（或全面性）癫痫	①与发病年龄有关的特发性全身性癫痫：良性新生儿家族性惊厥、良性新生儿惊厥、婴儿良性肌阵挛性癫痫、儿童失神发作、青少年失神发作、青少年肌阵挛性癫痫、唤醒时伴有全身强直-阵挛性发作的癫痫、其他全身性特发性癫痫、特殊活动诱导的癫痫
	②隐源性或症状性癫痫：婴儿痉挛症、Lennox-Gastaut 综合征、肌阵挛-起立不能性癫痫、肌阵挛失神发作性癫痫
	③症状性全身性癫痫：无特殊诱因、早发性肌阵挛性脑病、伴有暴发抑制的早发性婴儿癫痫性脑病、其他症状性全身性发作
	特殊综合征：其他疾病状态下的癫痫发作
III 不能确定为局灶性或全身性的癫痫或癫痫综合征	①有全身性和局灶性发作的癫痫：新生儿癫痫、婴儿重症肌阵挛性癫痫、慢波睡眠中伴有连续性棘-慢波的癫痫、获得性癫痫性失语（Landau-Kleffner 综合征）、其他不能确定的发作
	②没有明确的全身或局灶性特征的癫痫
IV 特殊的综合征	发热惊厥、孤立性单次发作或孤立性单次癫痫状态、由乙醇、药物、子痫、非酮症高血糖等因素引起，急性代谢或中毒情况下出现的发作，常见的有家族性颞叶癫痫、不同病灶的家族性部分性癫痫、婴儿早期游走性部分性发作、非进行性脑病的肌阵挛持续状态、惊吓性癫痫

三、癫痫的诊断

确定病史具五性*，大小发作多类型；

神经影像脑电图，结合症状可助诊；

诊断步骤分三步，病因诊断应分明。

注：*临床表现具有发作性、间歇性、短暂性、重复性和刻板性五大特征

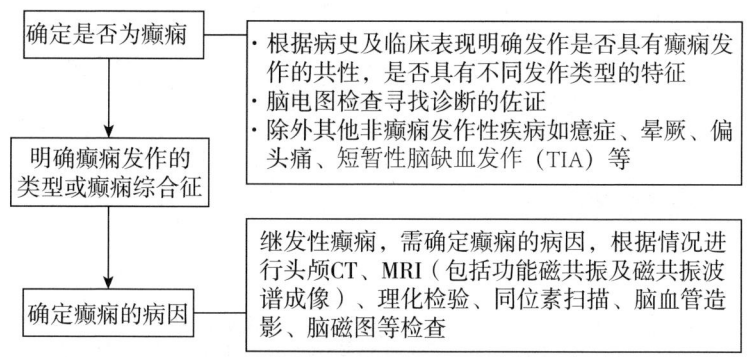

图 13-2　癫痫的诊断流程

表 13-6　癫痫的诊断

诊断	基本要点
病史和体检	完整和详尽的病史对癫痫的诊断、分型、和鉴别诊断具有非常重要的意义，全身及神经系统查体也是必需的
辅助检查	脑电图（EEG）：是诊断癫痫最重要的辅助检查方法。脑电图可显示棘波、尖波、棘-慢复合波等痫性异常放电；动态 EEG 可在自然条件下进行 24 小时连续记录，包括睡眠时记录，更易获得痫性波；录像 EEc（vide-EEG）监测可提供患者临床发作图像和同步的 EEG 异常放电资料，对提高 EEG 阳性率、记录发作类型、查出癫痫病因、明确痫性灶部位和选用抗癫痫药等均有裨益 神经影像学检查 ①头颅 MRI 加海马相关检查 ②功能性 MRI，可将电生理与形态学结合进行定位 ③磁共振波谱检查法，是一种新型功能性 MRI，原理是不同药物在不同磁场强度下各有独特的磁共振现象，给予特定药物，通过质子像分辨不同脑区能量代谢的变化，更易检出海马硬化引起的颞叶癫痫的双侧不对称，可发现神经元功能障碍，显示胶质瘢痕及慢性神经元损害 ④脑磁图（magnetoencephalography，MEG），是用超导量子干涉仪测定脑电周围存在的生物电磁场，可检测颅内三维的正常及病理电流，比 EEG 更敏感，对皮质下活动的观察可提供癫痫灶中电流的位置、深度和方向等精确的空间信息，MEG 定位癫痫灶比 PET 更精确，并可分辨原发灶或继发灶
鉴别诊断	见表 13-7、表 13-8 和表 13-9

表 13-7　应与癫痫相鉴别的疾病

常见病症	鉴别要点
晕厥	为脑血流灌注短暂全面降低，缺氧所致意识瞬时丧失。多有明显诱因，如久站、剧痛、见血、情绪激动和严寒等，胸内压力急剧增高，如咳嗽、哭泣、大笑、用力、憋气、排便、排尿等也可诱发。常有恶心、头晕、无力、震颤、腹部沉重感或眼前发黑等先兆，与癫痫发作相比，摔倒时较缓慢，表现面色苍白、出汗，有时脉搏不规则，偶可伴有抽动、尿失禁。少数患者可有四肢强直—阵挛性抽搐，但与痫性发作不同，多发生于意识丧失 10 秒以后，且持续时间短，强度较弱；有时需脑电图和心电图监测来帮助鉴别
假性癫痫发作	又称癔症性发作，可有运动、感觉、自动症、意识模糊等类似癫痫发作症状；多在情绪波动后发生，症状有戏剧性，表现双眼上翻、手足抽搐和过度换气，可伴有短暂精神和情绪异常，一般不会有自伤和尿失禁。强烈的自我表现，精神刺激后发生，发作中哭叫、出汗和闭眼等为其特点，暗示治疗可终止发作。脑电监测系统对其鉴别很有意义
发作性睡病	可引起意识丧失和猝倒，易误诊为癫痫。根据突然发作的不可抑制的睡眠、睡眠瘫痪、入睡前幻觉及猝倒等四联症可鉴别
基底型偏头痛	因有意识障碍应与失神发作鉴别，但其发生缓慢，程度较轻，意识丧失前常有做梦样感觉；偏头痛为双侧，多伴有眩晕、共济失调、双眼视物模糊或眼球运动障碍，脑电图可有枕区棘波

常见病症	鉴别要点
短暂性脑缺血发作（TIA）	多见于老年人，常有脑动脉硬化、冠心病、高血压、糖尿病等病史，临床症状多为缺失症状，肢体抽动不规则，也无头部和颈部的转动，症状持续15分钟至数小时，脑电图无痫性放电
低血糖症	血糖水平低于2mmol/L时，可产生局部癫痫样抽搐或四肢强直发作，伴有意识丧失，常见于胰岛β细胞瘤或长期服用降糖药的2型糖尿病患者，既往病史有助于确诊

表13-8 痫性发作与假性癫痫发作的临床鉴别

特点	痫性发作	假性癫痫发作
发作场合	任何情况下	有精神诱因及有人在场
发作特点	突然刻板发作	发作形式多样、有强烈的自我表现，如闭眼、哭叫、手足抽动及过度换气等
眼位	上睑抬起、眼球上窜或向一侧偏转	眼睑紧闭、眼球乱动
面色和黏膜	发绀	发红或苍白
瞳孔	散大、对光反射消失	正常、对光反射存在
对抗被动运动	不能	可能
摔伤、舌咬伤、尿失禁	可有	无
持续时间及终止方式	1~2分钟，自行停止	有时可长达数小时，需要安慰及暗示
锥体束征	Babinski征（+）	Babinski征（−）

表13-9 癫痫与偏头痛的鉴别

项目	癫痫	偏头痛
头痛程度	较轻	剧烈
头痛部位	双侧	单侧或双侧
头痛发作特点	突然	渐起
头痛持续时间	数分钟	数小时至72小时
胃肠道症状	常无	常伴恶心、呕吐
幻觉	常复杂，模糊	常以闪光、暗点
脑电图	多数见痫性波	少数出现局灶慢波

四、癫痫的治疗

根据类型选药新，长期坚持停有因；
持续状态强防护，首选安定苯妥因；
丙戊酸钠为广谱，手术中医治顽症。

表 13-10　癫痫的治疗

治疗方法	基本要点
药物治疗	①治疗原则：见表 13-11 ②常用药物：见表 13-12 ③选药原则：见表 13-13 和表 13-14 ④抗癫痫药的不良反应：见表 13-15
手术治疗	患者经长时间的正规单药治疗，或先后用两种 AEDs 达到最大耐受剂量，以及经过一次正规的、联合治疗仍不见效时，可考虑手术治疗
中药治疗	有一定疗效

表 13-11　药物治疗癫痫的一般原则

治疗原则	说明
确定是否用药	一般说来，半年内发作两次以上者，一经诊断明确，就应用药
正确选择药物	根据癫痫发作类型选择用药。癫痫初始选药见表 13-13，部分癫痫综合征选药原则见表 13-14
药物的用法	取决于药物的代谢特点、作用原理及不良反应出现规律等
不良反应	包括特异性、剂量相关性、慢性及致畸性（表 13-15）
坚持单药治疗原则	约 80% 的癫痫患者单药治疗有效，不良反应较小，故应提倡单药治疗，切勿滥用多种药物。应从小剂量开始，缓慢增量至能最大限度地控制发作而无不良反应或反应很轻的最低有效剂量
合理的联合治疗	下列情况可考虑联合用药： ①有多种类型的发作 ②针对药物的不良反应 ③针对患者的特殊情况 ④对部分单药治疗无效的患者 联合用药应注意： ①不宜用化学结构相同的药 ②尽量避开不良反应相同的药物合用 ③合并用药时应注意药物的相互作用
增减药物、停药及换药原则	①增减药物：增加药物可适当加快，减药一定要慢，必须逐一增减，以利于确切评估疗效和毒副作用 ②停药：应遵循缓慢和逐渐减量的原则，一般应在完全控制发作 4~5 年后，根据患者情况逐渐减量，减量 1 年内无发作者方可停药，一般需要半年甚至 1 年的时间才能完全停用，以免停药所致的发作 ③换药：应在第 1 种药逐渐减量时逐渐增加第 2 种药的剂量至控制发作或出现不良反应，并应监控血药浓度

表 13-12　常用的抗癫痫药物

抗癫痫药物	适应证
传统 AEDs	
苯妥英（PHT）	对 GTCS 和部分性发作有效，可加重失神和肌阵挛发作。达到稳态后成人可日服 1 次，儿童日服 2 次。因治疗量与中毒量接近，故不适用于新生儿和婴儿。不良反应为剂量相关的神经毒性反应，如皮疹、齿龈增厚、毛发增生和面容粗糙，干扰叶酸代谢可发生巨红细胞性贫血，建议同时服用叶酸
卡马西平（CBZ）	适应证同苯妥英，是单纯及复杂部分性发作的首选药物，对复杂部分性发作疗效优于其他 AEDs。20% 的患者可发生白细胞减少至 4×10^9/L 以下，个别可短暂降至 2×10^9/L 以下
苯巴比妥（PB）	适应证同苯妥英。对 GTCS 疗效好，也可用于单纯及复杂部分性发作，对少数失神发作或肌阵挛发作也有效，对热性惊厥有预防作用。镇静的不良反应常见，可致儿童兴奋多动和认知障碍，应尽量少用
扑痫酮（PMD）	经肝代谢、具有抗癫痫作用的苯巴比妥和苯乙基丙二酰胺，适应证主要是 GTCS，对单纯及复杂部分性发作也有效
丙戊酸钠（VPA）	是一种广谱抗癫痫药。胃肠道吸收快，2 岁以下婴儿有内科疾病时不要用此药治疗，因有发生致死性肝病的危险。可使 90% 失神发作和 GTCS 得到良好控制，也用于单纯部分性发作、复杂部分性发作及部分性发作继发 GTCS；可作为 GTCS 合并失神小发作的首选药物
乙琥胺（ESX）	仅用于单纯失神发作和肌阵挛。吸收快，约 25% 以原形由肾排泄，与其他 AEDs 很少相互作用
新型 AEDs	
加巴喷丁（GBP）	不经肝代谢，以原形由肾排泄。可作为部分性发作和 GTCS 的添加治疗
拉莫三嗪（LTG）	对部分性发作、GTCS 和 Lennox-Gastaut 综合征有效
非氨酯（FBM）	对部分性发作和 Lennox-Gastaut 综合征有效，可用作单药治疗
氨己烯酸（VGB）	用于部分性发作、继发 GTCS 和 Lennox-Gastaut 综合征，尤其对婴儿痉挛症有效，也可用作单药治疗。不可逆性抑制 GABA 转氨酶，增强 GABA 能神经元作用，有精神病病史的患者不宜应用
托吡酯（TPM）	亦称妥泰（Topamax），为天然单糖基右旋果糖硫代物，可作为丙戊酸的替代药物，对难治性部分性发作、继发 GTCS、Lennox-Gastaut 综合征和婴儿痉挛症等有效。远期疗效好，无明显耐受性，大剂量也可用作单药治疗
奥卡西平（OXC）	适应证与卡马西平相同，主要用于部分性发作及继发全面性发作的附加或单药治疗
左乙拉西坦（LEV）	对部分性发作伴有或不伴有继发 GTCS、肌阵挛发作等有效

表 13-13 癫痫初始治疗的选药原则（根据发作类型）

发作类型和癫痫综合征	药物
成人部分性发作和部分性发作继发全身性发作	A级：卡马西平、苯妥英钠 B级：丙戊酸钠 C级：加巴喷丁、拉莫三嗪、奥卡西平、托吡酯、氨己烯酸
儿童部分性发作	A级：奥卡西平 B级：无 C级：卡马西平、苯巴比妥、苯妥英钠、托吡酯、丙戊酸钠
老年人部分性发作	A级：加巴喷丁、拉莫三嗪 B级：无 C级：卡马西平
成人全面强直-阵挛发作	A级：无 B级：无 C级：卡马西平、拉莫三嗪、奥卡西平、苯巴比妥、苯妥英钠、托吡酯、丙戊酸钠
儿童全面强直-阵挛发作	A级：无 B级：无 C级：卡马西平、苯巴比妥、苯妥英钠、托吡酯、丙戊酸钠
儿童失神发作	A级：无 B级：无 C级：乙琥胺、拉莫三嗪、丙戊酸钠
伴中央-颞部棘波的良性儿童癫痫	A级：无 B级：无 C级：卡马西平、丙戊酸钠

注：A、B、C代表效能/作用的证据水平由高到低排列；A、B级：该药物应考虑作为该类型的初始单药治疗；C级：该药物可考虑作为该类型的初始单药治疗

表 13-14 癫痫综合征的药物应用

癫痫综合征	一线药物	二线药物	可能加重发作的药物
婴儿重症肌阵挛性癫痫	丙戊酸钠、托吡酯、氯硝西泮	左乙拉西坦	卡马西平、奥卡西平
婴儿痉挛	类固醇	氯硝西泮、丙戊酸钠、托吡酯、拉莫三嗪	卡马西平、奥卡西平
肌阵挛站立不能癫痫	丙戊酸钠、托吡酯、氯硝西泮	左乙拉西坦、拉莫三嗪	卡马西平、奥卡西平
儿童失神癫痫	丙戊酸钠、拉莫三嗪	左乙拉西坦、托吡酯	卡马西平、奥卡西平、苯妥英钠

续表

癫痫综合征	一线药物	二线药物	可能加重发作的药物
青少年失神癫痫	丙戊酸钠、拉莫三嗪	左乙拉西坦、托吡酯	卡马西平、奥卡西平、苯妥英钠
青少年肌阵挛癫痫	丙戊酸钠、拉莫三嗪	左乙拉西坦、托吡酯、氯硝西泮	卡马西平、奥卡西平、苯妥英钠
Lennox-Gastaut 综合征	丙戊酸钠、托吡酯、拉莫三嗪	左乙拉西坦、氯硝西泮	卡马西平、奥卡西平
具有中央-颞区棘波的良性儿童癫痫	丙戊酸钠、卡马西平、拉莫三嗪、奥卡西平	左乙拉西坦、托吡酯	
Landau-Kleffner 综合征（获得性癫痫性失语）	丙戊酸钠、类固醇、拉莫三嗪	左乙拉西坦、托吡酯	卡马西平、奥卡西平

表 13-15 抗癫痫药物的不良反应

药物	剂量相关的不良反应	长期治疗的不良反应	特异体质的不良反应	FDA 妊娠安全分级
卡马西平	头晕、恶心、困倦、视物模糊、中性粒细胞减少、低钠血症	低钠血症	皮疹、肝损害、再生障碍性贫血、Stevens-Johnson 综合征	D 级
氯硝西泮	镇静、共济失调	易激惹、攻击行为、多动（儿童）	白细胞减少（少见、偶见）	D 级
苯巴比妥	疲劳、抑郁、嗜睡、注意力涣散、多动、恶心、呕吐、攻击行为、巨幼细胞性贫血	面部粗糙、骨质疏松、凝冻肩、性欲缺乏	皮疹、中毒性表皮溶解症、肝炎	D 级
苯妥英钠	眼球震颤、共济失调、厌食、恶心、呕吐、攻击行为、巨幼细胞性贫血	痤疮、齿龈增生、面部粗糙、多毛、骨质疏松、小脑及脑干萎缩、性欲减退、维生素 K 及叶酸缺乏	皮疹、周围神经病、Stevens-Johnson 综合征、肝损害	D 级
扑痫酮	同苯巴比妥	同苯巴比妥	皮疹、血小板减少、狼疮样综合征	D 级
丙戊酸钠	震颤、厌食、恶心、呕吐、困倦	体重增加、脱发、月经失调或闭经、多囊卵巢综合征	肝损害、血小板减少、急性胰腺炎、丙戊酸钠脑病	D 级
加巴喷丁	嗜睡、头晕、疲劳、复视、感觉异常、健忘	较少	罕见	C 级

药物	剂量相关的不良反应	长期治疗的不良反应	特异体质的不良反应	FDA妊娠安全分级
拉莫三嗪	复视、头晕、头痛、恶心、呕吐、困倦、共济失调、嗜睡	攻击行为、易激惹	皮疹、Stevens-Johnson综合征、中毒性表皮溶解症、肝衰竭、再生障碍性贫血	C级
奥卡西平	疲劳、困倦、复视、头晕、低钠血症、共济失调、恶心	低钠血症	皮疹	C级
左乙拉西坦	头痛、困倦、易激惹、感染、类流感综合征	较少	无报告	C级
托吡酯	厌食、注意力、言语、记忆障碍、感觉异常、无汗	肾结石、体重下降	急性闭角性青光眼（罕见）	C级

五、癫痫持续状态

癫痫持续状态的分类

癫痫持续病情重，临床两类共八种。

表13-16 癫痫持续状态的分类

分类	类型
全面性发作持续状态	①全面性强直-阵挛性发作持续状态：最常见，表现为全身性强直-阵挛一次接一次发生，意识始终不清，不及时控制可造成多脏器损害，危及生命 ②强直性发作持续状态：多见于Lennox-Gastaut综合征患儿，表现为不同程度的意识障碍（昏迷较少），间有强直性发作或其他类型发作，如肌阵挛、不典型失神、失张力发作等，EEG出现持续性较慢的棘-慢或尖-慢波 ③阵挛性发作持续状态：阵挛性发作持续状态时间较长时，可出现意识模糊甚至昏迷 ④肌阵挛发作持续状态：特发性肌阵挛发作患者很少出现癫痫持续状态，严重器质性脑病晚期如亚急性硬化性全脑炎、家族性进行性肌阵挛癫痫等较常见。特发性患者EEG显示和肌阵挛紧密联系的多棘波，预后较好；继发性的EEG通常显示非节律性反复出现的棘波，预后较差 ⑤失神发作持续状态：主要表现为意识水平降低，甚至只表现出反应性下降，学习成绩下降；EEG可见持续性棘-慢波，频率较慢（<3Hz）

续表

分类	类型
部分性发作持续状态	①单纯性部分性发作持续状态：临床表现以反复的局部颜面或躯体持续抽搐为特征，或持续的躯体局部感觉异常为特点，发作时意识清楚，EEG上有关相应脑区局限性放电 ②边缘叶性癫痫持续状态：常表现为意识障碍和精神症状，又称精神运动性癫痫持续状态，常见于颞叶癫痫，需注意与其他原因导致的精神异常鉴别 ③偏侧抽搐状态伴有偏侧轻瘫：多发生于幼儿，表现为一侧抽搐，伴有发作后一过性或永久性同侧肢体瘫痪

注：癫痫持续状态（status epilepticus，SE）或称癫痫状态，是指一次癫痫发作持续5分钟以上或连续多次发作、发作间期意识或神经功能未恢复至通常水平

癫痫持续状态的治疗

选用药物是关键，癫痫持续快终止；
生命体征应稳定，心肺功能应支持；
根除病因及诱因，积极处理并发症；
防止舌咬及坠床，护理工作莫放松。

表 13-17　癫痫持续状态的治疗

治疗	基本要点
治疗目的	保持稳定的生命体征，进行心肺功能支持，终止呈持续状态的癫痫发作，减少癫痫发作对脑部神经元的损害，寻找并尽可能根除病因及诱因，处理并发症
一般措施	首先保持呼吸道通畅，鼻导管或面罩吸氧，必要时做气管切开；进行心电、血压、呼吸监护，定时进行血气、血化学分析；查找诱发癫痫持续状态的原因并治疗；有牙关紧闭者应放置牙垫，防止舌咬伤，放置床挡以防坠床 ①防治脑水肿：可给予20%甘露醇快速静脉滴注，亦可用地塞米松10～20mg静脉滴注 ②控制感染或预防性应用抗生素，防治并发症 ③高热可给予物理降温，纠正发作引起的代谢紊乱，如低血糖、低血钠、低血钙、高渗性状态及肝性脑病，纠正酸中毒，维持水及电解质平衡，并给予营养支持治疗
药物选择	①地西泮：静脉推注，对成人或儿童各型持续状态均为最有效的首选药物。成人剂量通常为10～20mg，单次最大剂量不超过20mg。儿童用量0.3～0.5mg/kg，5岁以上儿童5～10mg，5岁以下每岁1mg可控制发作，以每分钟3～5mg的速度静脉推注。15分钟后如复发可重复给药，或用50～100mg地西泮溶于5%葡萄糖生理盐水中，于12小时内缓慢静脉滴注。地西泮偶可抑制呼吸，则需停止注射 ②苯妥英：可迅速通过血-脑屏障，负荷量可使脑中很快达到有效浓度，无呼吸抑制，不降低觉醒水平，对GTCS持续状态尤为有效，但起效慢，约80%的患者20～30分钟内停止发作，作用时间长（半清期10～15小时）。成人剂量15～18mg/kg，儿童18mg/kg，溶于生理盐水中静脉注射，静脉注射速度不超过50mg/h。可致血压下降及心律失常 ③异戊巴比妥钠：0.5g溶于注射用水10ml静脉注射，儿童1～4岁每次0.1g，5岁以上每次0.2g，速度不超过0.05g/min，至控制发作为止；0.5g内多可控制发作，剩余未注完的药物可肌内注射 ④10%水合氯醛：成人25～30ml加等量植物油保留灌肠 ⑤副醛：8～10ml肌内注射或15～30ml用植物油稀释保留灌肠。可引起剧咳，故有呼吸系统疾病者勿用

治疗	基本要点
难治性癫痫持续状态	①异戊巴比妥：成人每次 0.25～0.5g，1～4 岁儿童每次 0.1g，4 岁以上儿童 0.2g，用注射用水稀释后缓慢静脉注射，每分钟不超过 100mg ②咪达唑仑：首剂静脉注射 0.15～0.2mg/kg，然后按 0.06～0.6mg/(kg·h) 静脉滴注维持；新生儿可按 0.1～0.4mg/(kg·h) 持续静脉滴注 ③利多卡因：用于地西泮静脉滴注无效者，1～3mg/kg 加入 10% 葡萄糖内，以 50mg/h 速度静脉滴注，有效或复发时均可重复应用。心脏传导阻滞及心动过缓者慎用 上述方法均无效者，可用硫喷妥钠静脉注射或乙醚吸入麻醉控制发作，也可选用氯氨酮治疗
维持治疗	持续状态发作控制后，应立即使用长效 AEDs：苯巴比妥 0.1～0.2g 肌内注射，每 8 小时 1 次，维持疗效。同时鼻饲卡马西平或苯妥英钠，待口服药达到稳态血浓度后可逐渐停用苯巴比妥

第十四章 脊髓疾病

一、概述

> 运动感觉和自主，三类神经功能障；
> 脊髓半切综合征，脊髓不完全损伤；
> 脊髓横断面以下，感觉丧失痉挛瘫；
> 脊髓损伤部位异，临床表现不一样。

表 14-1 脊髓疾病的临床特点

脊髓疾病的临床特点	基本要点
脊髓病变的三主征	运动障碍、感觉障碍和自主神经功能障碍；前两者对脊髓病变水平的定位很有价值
脊髓不同部位损害的临床特点	①不完全性脊髓损害：典型的脊髓半侧损害可引起脊髓半切综合征（Brown-Sequard syndrome），表现为同侧上运动神经元瘫痪、深感觉障碍及对侧痛温觉障碍等 ②脊髓横贯性损害：受累节段以下双侧上运动神经元瘫痪、感觉全部缺失、括约肌功能丧失。严重横贯性损害急性期呈脊髓休克（spinal shock）的表现
脊髓的定位及定性诊断	不同脊髓疾病所引起的脊髓损害具有其特殊的好发部位，见表14-2

表 14-2 不同部位脊髓疾病的好发部位及损害表现

病变部位	症状	定性诊断
前角	下运动神经元瘫痪	急性脊髓灰质炎、进行性脊髓肌萎缩症
锥体束	上运动神经元瘫痪	原发性侧索硬化
前角、锥体束	上、下运动神经元瘫痪	肌萎缩性侧索硬化
后索、锥体束	深感觉障碍、上运动神经元瘫痪	亚急性联合变性
后索	深感觉障碍、感觉性共济失调	脊髓结核、假性脊髓结核（糖尿病）
脊髓小脑束、后索、锥体束	共济失调、深感觉障碍、上运动神经元瘫痪	遗传性共济失调
中央管周围及灰质前联合	痛觉、温度觉缺失，触觉存在（节段性分离性感觉障碍）	脊髓空洞症、髓内肿瘤
脊髓半侧损害	Brown-Sequard 综合征	脊髓压迫症、脊髓外伤
脊髓横贯性损害	受损平面以下各种感觉缺失、瘫痪、自主神经功能障碍	急性脊髓炎、脊髓出血、脊髓外伤等

二、急性脊髓炎

（一）诊断

急性起病因感染，感觉障碍恢复慢；
肢体瘫痪肌无力，自主神经功能障；
相应反射有异常，辅助检查助诊断。

（二）治疗

皮质激素抗生素，免球蛋白维生素；
加强护理记心头，康复治疗放在后。

表 14-3　急性脊髓炎的概况

急性脊髓炎	基本要点
临床表现	青壮年好发，病前 1～2 周常有上呼吸道感染、腹泻等感染史或预防接种史。外伤、劳累、受凉等为发病诱因。急性起病，多数于 2～3 天内症状达高峰。以胸段脊髓炎最为常见，尤其是 T3-5 节段，颈髓、腰髓次之 运动障碍：急性起病，迅速进展，早期为脊髓休克期，出现肢体瘫痪、肌张力减低、腱反射消失、病理反射阴性。2～4 周后进入恢复期，肌张力及腱反射增高，出现病理反射，肌力由远端向近端恢复，脊髓休克期长短取决于脊髓受损程度及有无并发症。脊髓严重损伤时，常导致屈肌张力增高，下肢任何部位的刺激或膀胱充盈均可引起下肢屈曲反射和痉挛，伴有出汗、竖毛、尿便自动排出等症状，称为总体反射，常提示预后不良 感觉障碍：病变节段以下所有感觉丧失，在感觉缺失平面的上缘可有感觉过敏或束带感；较运动功能的恢复慢且差 自主神经功能障碍：早期表现为尿潴留，脊髓休克期膀胱容量可达 1000ml，呈无张力性神经源性膀胱。因膀胱充盈过度，可出现充盈性尿失禁。随着脊髓功能的恢复，膀胱容量缩小，尿液充盈到 300～400ml 即自行排尿称为反射性神经源性膀胱，出现反射性尿失禁。病变平面以下出现皮肤营养障碍。病变平面以上可有发作性出汗过度、皮肤潮红、反射性心动过缓等，称为自主神经反射异常
辅助检查	脑脊液检查：细胞数和蛋白含量正常或轻度增高，以淋巴细胞为主，其余均正常 电生理检查 ①视觉诱发电位：正常，可作为与视神经脊髓炎及多发性硬化的鉴别依据 ②肢体感诱发电位：波幅可明显减低 ③运动诱发电位：异常，可作为判断疗效和预后的指标 ④肌电图：可正常或呈失神经改变 影像学检查：MRI 可显示病变节段增粗，斑片状长 T1、长 T2 信号
诊断	根据急性起病，病前有感染或预防接种史，迅速出现的脊髓横贯性损害的临床表现，结合脑脊液检查和 MRI 检查，诊断并不困难
鉴别诊断	见表 14-4

续表

急性脊髓炎	基本要点
治疗	一般治疗：加强护理，防治各种并发症 药物治疗 ①皮质类固醇激素：急性期，可采用大剂量甲泼尼龙短程冲击疗法，连用3～5天；或地塞米松10～20mg静脉滴注治疗。使用上述药物后改用泼尼松口服，维持4～6周逐渐减量停药 ②大剂量免疫球蛋白：成人每次用量20g左右，每日1次，连用3～5天为1个疗程 ③维生素B族：常用维生素B_1、维生素B_{12} ④抗生素：及时治疗呼吸道和泌尿系统感染。抗病毒可用阿昔洛韦、更昔洛韦等 ⑤其他：在急性期可选用血管扩张药、神经营养药。双下肢痉挛者可服用巴氯芬 康复治疗：早期应将瘫痪肢体保持功能位，进行被动、主动锻炼和局部肢体按摩

表 14-4 需与急性横贯性脊髓炎鉴别的疾病

疾病名称	运动障碍特点	感觉障碍特点	辅助检查特征	合并其他表现
急性硬膜外脓肿	病变水平以下上运动神经元瘫痪，多在感觉症状出现后发生	放射性根痛和病灶处脊柱的局灶性剧痛、叩痛和压痛明显，可呈根型感觉障碍	腰椎穿刺显示椎管不通畅，脑脊液蛋白含量增高，MRI显示髓外长T2灶	躯体其他部位多有化脓感染灶及全身中毒症状
脊柱结核	病变水平以上下运动神经元瘫痪	病灶处脊柱的局灶性叩痛和压痛明显，可呈根型感觉障碍	CT或MRI可见椎体骨质破坏和椎旁脓肿	可伴有全身结核中毒症状
脊椎转移癌	病变水平以下上运动神经元瘫痪	病灶处脊柱的局灶性叩痛和压痛明显	CT或MRI可见椎体骨质破坏强化阳性	可有全身其他部位肿瘤证据
脊髓出血	上运动神经元瘫痪，发病更急	局部背痛和根痛剧烈，可有感觉分离现象	腰椎穿刺脑脊液为血性，MRI可见椎管内血肿	有外伤史或脊髓血管畸形证据
吉兰-巴雷综合征	下运动神经元瘫痪，多为四肢对称	可有末梢型感觉障碍或无明显障碍	发病后2～3周可见脑脊液蛋白细胞分离	可伴有脑神经病损表现
低血钾性周期性瘫痪	四肢对称性弛缓性瘫痪，近端重于远端	无感觉障碍	实验室检查和心电图可见低血钾的证据	括约肌功能正常，可有肢体酸胀针刺感

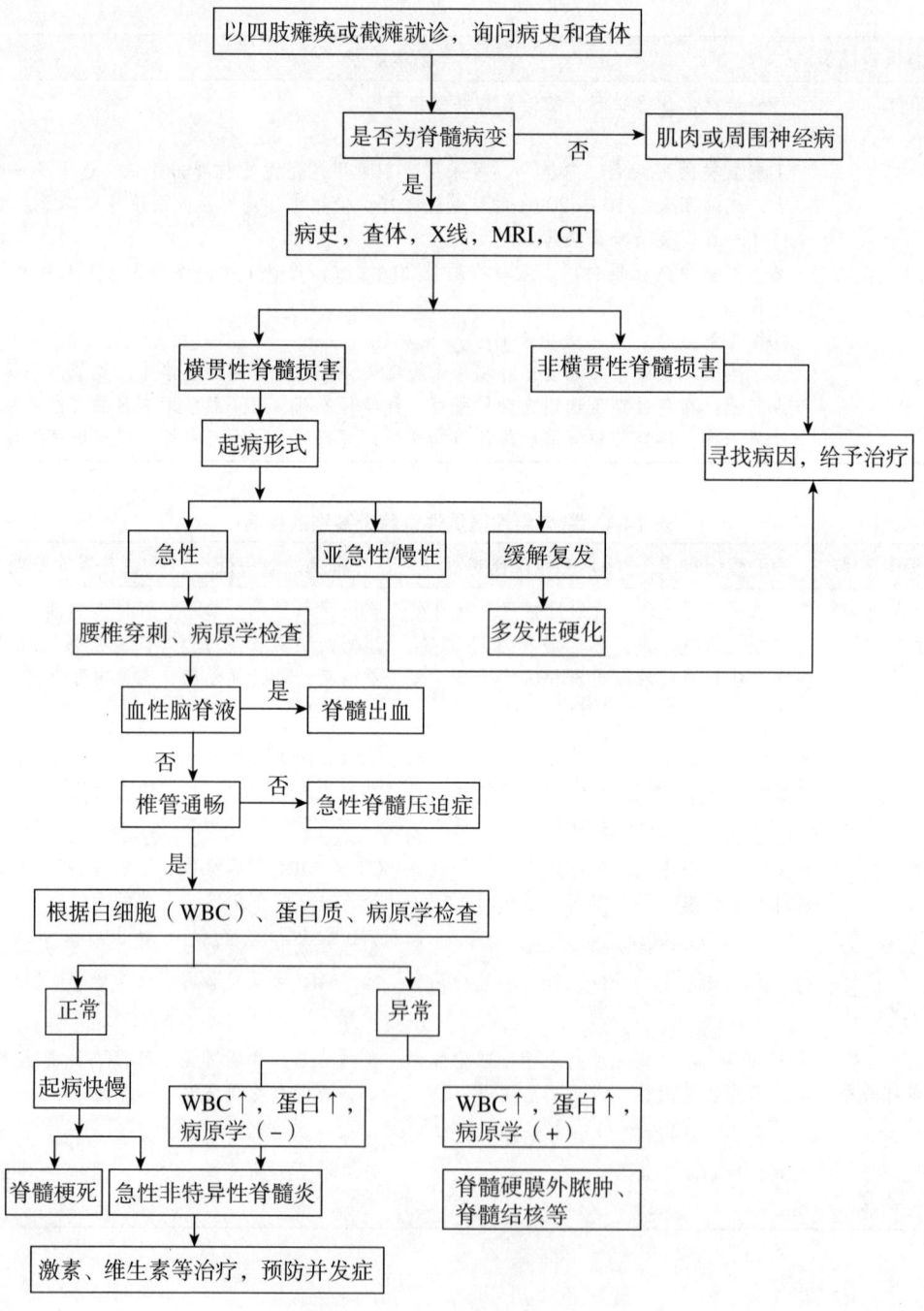

图 14-1　急性脊髓炎的诊治流程

三、脊髓压迫症

占位病变压脊髓,急性慢性两大类;
急性横贯伤脊髓,脊髓休克可出现;
慢性受压分三期,临床表现分六类;
治疗尽快除病因,如能手术莫迟延;
卧床应防并发症,康复理疗及训练。

表 14-5 脊髓压迫症的概况

脊髓压迫症	基本要点
分类	急性脊髓压迫症:急性发病,于数小时至数日内出现脊髓横贯性损害症状,伴有脊髓休克 慢性脊髓压迫症:病情缓慢进展,可分为 3 期: ①根痛期,表现为神经根痛及脊膜刺激症状 ②脊髓部分受压期,表现为脊髓半切综合征的临床表现 ③脊髓完全受压期,出现脊髓横贯性损害的症状和体征。3 期表现常有重叠
慢性脊髓压迫症的主要症状和体征	见表 14-6
辅助检查	脑脊髓检查:脑脊液常规、生化检查及动力学变化对确定脊髓压迫症和脊髓受压的程度很有价值。如椎管严重梗阻时脑脊液蛋白-细胞分离,细胞数正常,蛋白含量超过 10g/L 时,黄色的脑脊液流出后自动凝结,称为 Froin 征。通常梗阻愈完全、时间越长,梗阻的平面越低,蛋白含量越高 影像学检查 ①脊柱 X 线片 ② CT 及 MRI:能清楚显示椎管梗阻界面 ③椎管造影 ④核素扫描
诊断	首先明确脊髓损害为压迫性或非压迫性;再确定脊髓受压部位及平面,进而分析压迫是位于髓内、髓外硬膜内还是硬膜外(表 14-7)及压迫的程度;最后研究压迫性病变的病因及性质
鉴别诊断	急性脊髓炎:急性起病,病前多有感染病史,出现脊髓横贯性损害的症状和体征,脑脊液检查及脊髓 MRI 有助于鉴别 脊髓空洞症:起病隐匿,典型表现为病损节段支配区皮肤分离性感觉障碍,病变节段支配区肌萎缩,神经根痛少见,皮肤营养障碍改变明显。MRI 可显示脊髓内长条形空洞 亚急性联合变性:多缓慢起病,出现脊髓后索、侧索及周围神经损害体征。血清中维生素 B_{12} 缺乏、有恶性贫血者可确定诊断
治疗	脊髓压迫症的治疗原则是尽快祛除病因,可行手术治疗者应及早进行。急性脊髓压迫在起病 6 小时内减压 瘫痪肢体应积极进行康复治疗及功能训练,长期卧床者应防治并发症

表 14-6　慢性脊髓压迫症的主要症状和体征

慢性脊髓压迫症	症状和体征
神经根症状	主要是根痛或局限性运动障碍。疼痛部位固定，增加腹压的动作可使疼痛加剧，改变体位可使症状减轻或加重，可有相应节段束带感。病变位于脊髓腹侧者早期可见肌束颤动，后期出现肌无力或肌萎缩
感觉障碍	脊髓丘脑束受累产生对侧躯体较病变水平低 2～3 个节段以下的痛温觉减退或缺失。髓外病变感觉障碍自下肢远端向上发展至受压节段；髓内病变早期出现病变节段支配区分离性感觉障碍，累及脊髓丘脑束时感觉障碍自病变节段向下发展，鞍区（S_{3-5}）感觉保留至最后受累，称为"马鞍回避"。晚期表现脊髓横贯性损害
运动障碍	锥体束受压引起病变以下肢体上运动神经元性瘫痪。脊髓前角及前根受压可引起病变节段支配肌群弛缓性瘫痪，伴有肌束震颤和肌萎缩
反射异常	病变节段腱反射减弱或缺失；锥体束受累出现损害平面以下腱反射亢进和病理反射
自主神经症状	髓内病变括约肌功能障碍较早出现，圆锥以上病变早期出现尿潴留和便秘，晚期出现反射性膀胱；圆锥、马尾病变出现大小便失禁。病变水平以下可见少汗、无汗、皮肤营养障碍或 Horner 征
脊膜刺激症状	脊柱局部自发痛、叩击痛，直腿抬高试验阳性等

表 14-7　髓内、髓外硬膜内及硬膜外病变的鉴别

鉴别要点	髓内病变	髓外硬膜内病变	硬膜外病变
早期症状	多为双侧	自一侧，很快进展为双侧	多从一侧开始
神经根痛	少见，部位不明确	多见，明显，早期出现，部位固定	多见
感觉障碍	自上向下发展，分离性，鞍区感觉正常	自下向上发展，鞍区感觉障碍	自下向上发展
脊髓半切综合征	少见	多见，由半离断发展为全离断	可有
肌肉萎缩	早期出现，广泛明显	少见，局限	少见
营养障碍	有	无	无
锥体束征	不明显	早期出现，多自一侧开始	较早出现，多为双侧
大小便障碍	早期出现	晚期出现	较晚期出现
棘突压痛、叩痛	无	较常见	常见
椎管梗阻	晚期出现，不明显	早期出现，明显	较早期出现，明显
脑脊液改变	不明显	明显，蛋白细胞分离	较明显
脊柱 X 线片改变	无	常有，如椎间孔扩大，椎弓根变扁	明显，有椎体破坏
碘油造影	脊髓梭形膨大	杯口状完全梗阻	锯齿状梗阻
MRI	脊髓梭形膨大	髓外肿块及脊髓移位	硬膜外肿块及脊髓移位

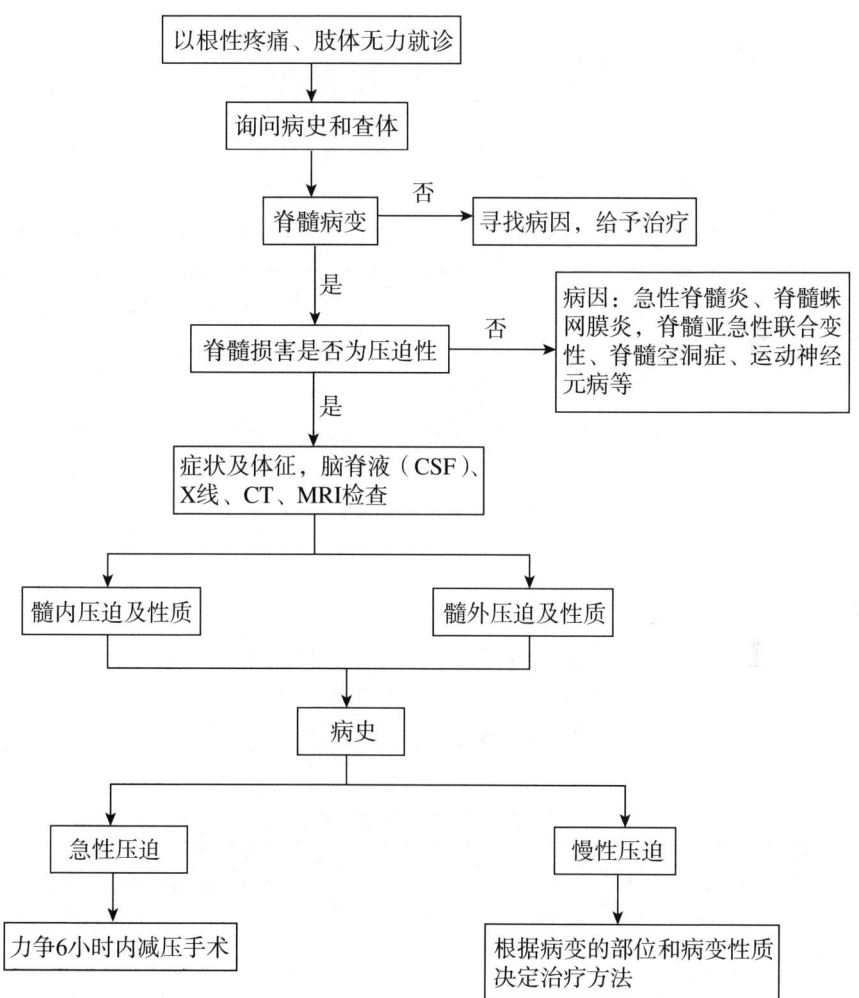

图 14-2 脊髓压迫症的诊治流程

四、脊髓蛛网膜炎

慢性起病渐进展，神经根痛感觉障；
运动障碍可瘫痪，影像检查可助诊；
治疗主要除病因，还有手术与对症。

表 14-8　脊髓蛛网膜炎的概况

脊髓蛛网膜炎	基本要点
病因病理	由感染性、外伤性、化学性或其他因素引起。因蛛网膜增厚与脊髓、脊神经根粘连，或形成囊肿阻塞脊髓腔而导致脊髓功能障碍。病变以胸腰段多见，多为慢性起病，逐渐进展
临床表现	因累及部位不同，临床表现呈多样性，可为单发或多发的神经根痛，感觉障碍多双侧不对称。运动障碍为不对称的单瘫、截瘫或四肢瘫。局限型症状常较轻，弥漫型则较重，囊肿型脊髓蛛网膜炎与脊髓肿瘤的临床表现相似。病程可有缓解或加剧
辅助检查	脑脊液检查、椎管造影、MRI 有助于诊断
鉴别诊断	需注意与脊髓肿瘤、颈椎间盘突出、多发性硬化等疾病相鉴别
治疗	主要为病因治疗。不宜手术者可选用肾上腺皮质激素、血管扩张药、维生素 B 族等药物治疗。囊肿型可行囊肿摘除术

五、脊髓空洞症

隐匿起病进展慢，感觉运动有障碍；
夏科关节是特征，神经营养性障碍；
确诊首选 MRI，对症治疗防意外。

表 14-9　脊髓空洞症的概况

脊髓空洞症	基本要点
临床分型	脊髓空洞伴有第四脑室正中孔堵塞和中央管扩大 特发性脊髓空洞症 继发性脊髓空洞症 单纯性脊髓积水或伴脑积水
临床表现	发病年龄多在 20～30 岁。隐匿起病，进展缓慢，因空洞大小和累及脊髓的位置不同，临床表现各异，主要症状如下 感觉障碍：以感觉障碍为首发症状的居多。最早症状常为相应支配区自发性疼痛，继而出现节段性分离性感觉障碍，典型特点是短上衣样分布 运动障碍：前角细胞受累出现相应节段支配区域肌无力、肌萎缩、肌束颤动、肌张力减低、腱反射减退或缺失 神经营养性障碍及其他症状：痛觉缺失区的表皮烫伤、外伤可造成顽固性溃疡及瘢痕形成，甚至指（趾）节末端无痛性坏死脱落，称为 Morvan 征。关节痛觉缺失可引起关节磨损、萎缩、畸形、关节肿大、活动度增加，运动时有明显骨摩擦音而无疼痛感，称为夏科（Charcot）关节，是本病的特征之一。 　　空洞可累及延髓，出现三叉神经脊束核、面神经核、疑核、舌下神经核、前庭小脑传导束等受损的症状和体征

脊髓空洞症	基本要点
辅助检查	脑脊液检查：常无特征性改变 影像学检查 ① X 线片 ②延迟脊髓 CT 扫描（DMCT）可清晰显示出高密度的空洞影像 ③ MRI 是确诊本病的首选方法
诊断	根据青壮年隐匿起病，病情进展缓慢，节段性分离性感觉障碍，肌无力和肌萎缩，皮肤和关节营养障碍等，MRl 或 DMCT 检查发现空洞可确诊
鉴别诊断	脊髓肿瘤：髓内肿瘤进展较快，所累及脊髓病变节段较短，膀胱直肠功能障碍出现早，锥体束征多为双侧，脑脊液蛋白含量增高，脊髓造影及 MRl 有助于鉴别诊断 颈椎病：多见于中老年，神经根痛常见，感觉障碍多呈根性分布，手及上肢出现轻度肌无力及肌萎缩；颈部活动受限或后仰时疼痛。颈椎 CT、MRI 有助于鉴别诊断 肌萎缩侧索硬化症：多在中年起病，上下运动神经元同时受累，严重的肌无力、肌萎缩与腱反射亢进、病理反射并存，无感觉障碍和营养障碍，MRI 无特异性发现
治疗	对症治疗：营养神经、镇痛；防止外伤、烫伤或冻伤；防止关节挛缩，辅助按摩等 手术治疗：可行肿瘤切除、脑脊液分流术等

六、脊髓亚急性联合变性

常因缺乏维 B_{12}，神经结构有变性；

隐匿起病进展慢，巨幼红细贫血症；

精神异常可出现，肢体无力行不稳；

辅助检查可助诊，治疗支持与对症；

维 B_{12} 长期用，治疗贫血要抓紧。

表 14-10 脊髓亚急性联合变性（SCD）的概况

SCD	基本要点
临床表现	多在中年以后起病，隐匿起病，缓慢进展 早期多有贫血、倦怠、腹泻和舌炎等病史，伴有血清维生素 B_{12} 减低，常在神经症状前出现。神经症状为双下肢无力、发硬和双手动作笨拙、步态不稳、踩棉花感，可见步态蹒跚、步基增宽征阳性等。随后出现手指、足趾末端对称性持续刺痛、麻木和烧灼感等。检查双下肢振动觉、位置觉障碍。有些患者屈颈时出现由脊背向下放射的触电感（Lhermitte 征） 双下肢可呈不完全性痉挛性瘫痪；若周围神经病变较重时，则表现为肌张力减低、腱反射减弱，但病理征常为阳性。少数患者大脑白质与视神经受累可出现视神经萎缩及中心暗点 可见精神异常

续表

SCD	基本要点
辅助检查	周围血象及骨髓涂片检查：提示巨细胞低色素性贫血，血网织红细胞数减少，维生素 B_{12} 含量减低 胃液分析：抗组胺性胃酸缺乏 脑脊液检查：多正常，少数可有轻度蛋白增高 MRI：可显示脊髓病变部位，呈条形点片状病灶，T1 低信号，T2 高信号
诊断	诊断根据缓慢隐匿起病，出现脊髓后索、侧索及周围神经损害症状和体征，血清维生素 B_{12} 缺乏，恶性贫血，或行诊断性治疗可明确诊断
鉴别诊断	非恶性贫血型联合系统变性：是一种累及脊髓后索和侧索的内生性脊髓疾病，与恶性贫血无关。与亚急性联合变性的区别在于整个病程中皮质脊髓束的损害较后索损害出现早且明显，进展缓慢 其他：脊髓压迫症、多发性硬化、周围神经病等
治疗	病因治疗：治疗导致维生素 B_{12} 缺乏的原发病因和疾病，给予富含维生素 B 族的食物 药物治疗 ①立即给予大剂量维生素 B_{12} 治疗，总疗程 6 个月。维生素 B_{12} 吸收障碍者需终身用药 ②贫血患者用铁剂，有恶性贫血者建议叶酸与维生素 B_{12} 共同使用 ③胃液中缺乏游离胃酸的萎缩性胃炎患者可服用胃蛋白酶合剂或饭前服稀盐酸合剂 康复治疗

七、脊髓血管病

脊髓血管病三类：缺血出血与畸形；
影像检查可助诊，血管畸形应矫正；
病因治疗与对症，截瘫护理要细心。

表 14-11　脊髓血管病的概况

脊髓血管病	基本要点
临床表现	
缺血性脊髓血管病	脊髓短暂性缺血发作：突发起病，持续时间不超过 24 小时，恢复完全。典型表现为间歇性跛行和下肢远端发作性无力，休息或用血管扩张药可缓解，间歇期症状消失 脊髓梗死：卒中样起病，因发生闭塞的供血动脉不同而分为以下 3 种 ①脊髓前动脉综合征：又称脊髓前 2/3 综合征。以中胸段或下胸段多见，首发症状常为突发病损水平根痛或弥漫性疼痛。起病时为弛缓性瘫，脊髓休克期后转变为痉挛性瘫、传导束型分离性感觉障碍、痛温觉缺失而深感觉保留，大小便障碍较明显 ②脊髓后动脉综合征：该综合征少见。表现为急性根痛，病变水平以下深感觉缺失和感觉性共济失调，痛温觉和肌力保存，括约肌功能常不受累 ③中央动脉综合征：病变水平相应节段的下运动神经元性瘫痪、肌张力减低、肌萎缩，多无锥体束损害和感觉障碍

脊髓血管病	基本要点
出血性脊髓血管病	包括硬脊膜外出血、硬脊膜下出血、髓内出血和脊髓蛛网膜下腔出血。前两者主要表现为脊髓受压的症状，患者出现截瘫及感觉障碍，症状迅速加重且范围进行性扩大。髓内出血的特点为急性剧烈背痛、数分钟或数小时后迅速出现损害水平以下运动障碍、感觉障碍及括约肌功能障碍。脊髓蛛网膜下腔出血表现为急骤的颈背痛、脑膜刺激征和截瘫
脊髓血管畸形	大多为动静脉畸形，分为4种类型：硬脊膜动静脉瘘、髓内动静脉畸形、青年型动静脉畸形和髓周动静脉瘘。病变多见于胸腰段。缓慢起病者多见，亦可为间歇性病程，有缓解期。部分患者以运动障碍为主，兼有上下运动神经元受累的体征。突然发病者为畸形血管破裂所致，多以急性疼痛为首发症状，出现脑膜刺激征、不同程度的截瘫、根性或传导束性感觉障碍，括约肌功能障碍早期为大小便困难，晚期失禁，少数以脊髓蛛网膜下腔出血为首发症状
辅助检查	①脑脊液检查：脊髓蛛网膜下腔出血脑脊液呈血性；椎管梗阻时脑脊液蛋白量增高，压力降低 ②CT和MRI：可显示脊髓局部增粗、出血或梗死。增强后可以发现畸形血管 ③脊髓血管造影
诊断	根据突然起病、脊髓损伤的临床特点，结合脑脊液和脊髓影像学表现可以做出临床诊断，但确定诊断有时困难
鉴别诊断	需与下列疾病鉴别 ①其他原因导致的间歇性跛行：如下肢血管性间歇性跛行和马尾性间歇性跛行，超声多普勒检查有助于血管性间歇性跛行的诊断 ②亚急性坏死性脊髓炎：是一种血栓性静脉炎。常表现为缓慢进行性加重的双下肢无力，伴有肌肉萎缩、腱反射亢进、锥体束征阳性、损害平面以下感觉障碍。脑脊液检查蛋白增高，椎管造影可见脊髓表面有血管扩张
治疗	缺血性脊髓血管病的治疗原则与缺血性脑血管病相似。病因治疗如脱水、止血、镇痛；紧急手术以清除血肿，解除对脊髓的压迫。显微外科技术治疗脊髓血管畸形，或采用介入栓塞治疗。截瘫患者应防治压疮和尿路感染

八、放射性脊髓病

放射治疗伤脊髓，临床表现分四类；
有效治疗法暂无，预防措施应到位。

表 14-12　放射性脊髓病的概况

放射性脊髓病	基本要点
概念	是指接受放射治疗的恶性肿瘤患者经一段时间后产生脊髓损害的症状和体征，如同时造成脑部损伤称放射性脑脊髓病
发病机制	直接照射损伤；血管受累引起脊髓缺血继发软化、坏死；自身免疫反应和自由基损伤

续表

放射性脊髓病	基本要点
临床表现	颈髓受累多见。起病隐匿，有以下几种临床类型 ①早期短暂型：仅有主观症状和轻微感觉障碍，潜伏期为3个月，3个月后症状可消退 ②急性瘫痪型：表现为截瘫或四肢瘫，仅数小时或数天达高峰，以后病情稳定 ③慢性进展型：最为常见，潜伏期平均18个月，为放射治疗最严重的并发症 ④下运动神经元损伤型：少见，表现为下运动神经元损害征象
辅助检查	脑脊液检查正常或蛋白稍高，椎管通畅；MRI检查可发现微小病灶。主要与癌肿的复发和转移相鉴别，注意有无颅底部位的骨质破坏
治疗	目前尚无有效的治疗方法，应注意预防

第十五章　周围神经疾病

一、概述

周围神经病多种，自主神经功能损；
感觉运动有障碍，综合检查可助诊；
治疗首先祛病因，其次支持与对症；
针灸疗法与按摩，促进康复有作用。

表 15-1　周围神经疾病的概况

周围神经疾病	基本要点
分类	按遗传与否分类： ①遗传性 ②后天获得性：营养缺乏性；代谢性；中毒性；感染性；免疫相关性炎症；缺血性；机械性 按病理改变分类：主质性（病变位于轴突和神经纤维）；间质性（病变位于神经纤维间的支持组织） 按临床病程分类：急性；亚急性；慢性；复发性；进行性 按症状分类：感觉性；运动；混合性；自主神经性 按解剖部位分类：神经根病；神经丛病；神经干病
症状和体征	见表 15-2
诊断	病史描述、临床体格检查和必要的辅助检查是诊断周围神经疾病的主要依据。神经传导速度（NCV）和肌电图（EMC）检查可发现亚临床型周围神经病，也是判断预后和疗效的客观指标。周围神经组织活检可判断周围神经损伤部位，还可明确疾病性质。周围神经疾病的病因诊断需综合判断，任何一项单独的辅助检查都不能作为诊断的"金标准"
治疗	周围神经病的治疗首先是病因治疗；其次是对症支持处理。针灸、理疗、按摩是恢复期中的重要措施

表 15-2　周围神经疾病的主要症状和体征

感觉障碍	运动障碍	自主神经功能受损
感觉缺失	神经刺激症状	无汗
感觉异常	肌束震颤	竖毛障碍
疼痛	肌纤维颤搐	直立性低血压
感觉性共济失调	痛性痉挛	无泪
	神经麻痹症状	无涎
	肌张力减低或丧失	阳痿
	肌萎缩	膀胱直肠功能障碍等

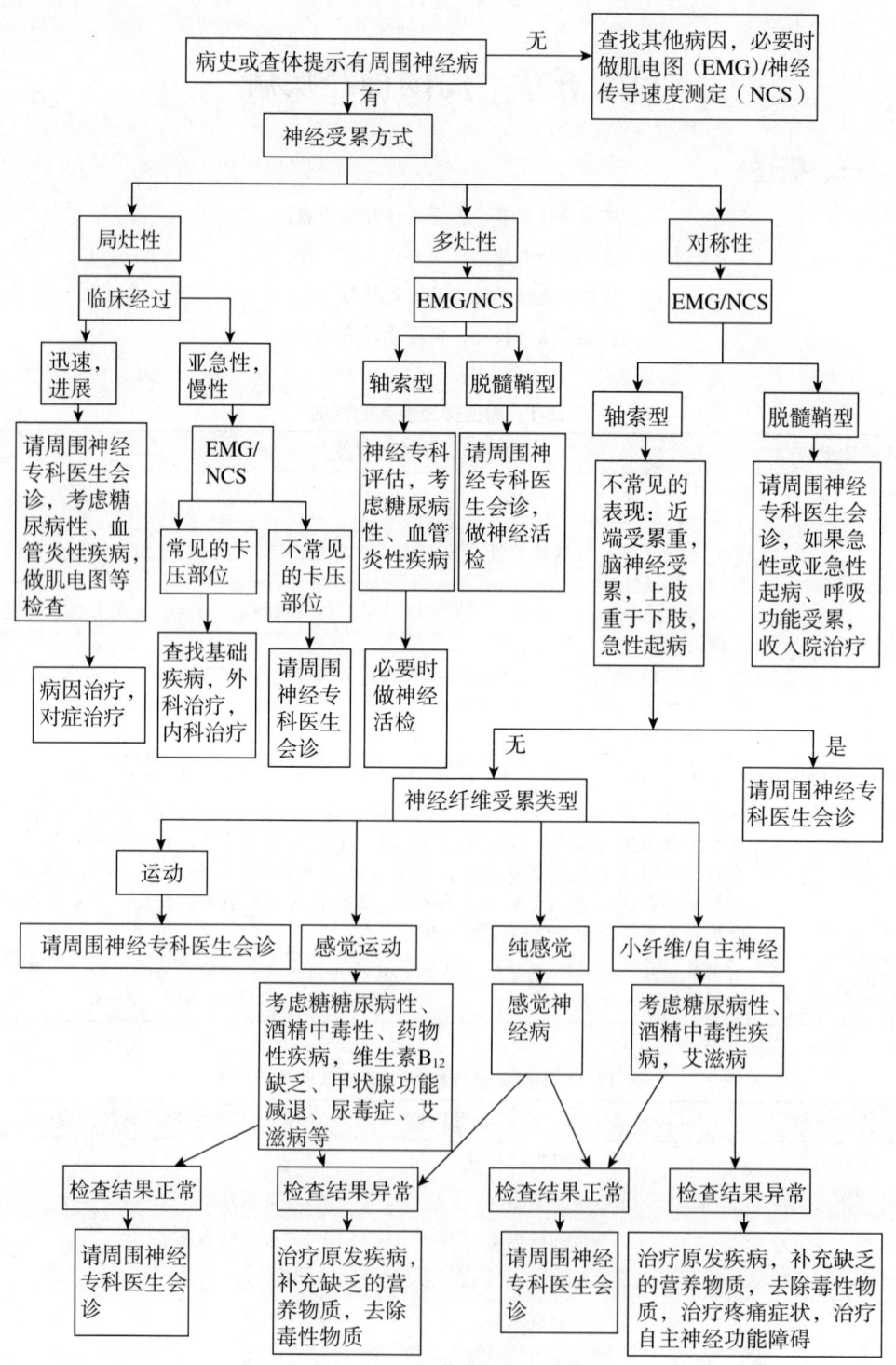

图 15-1　周围神经疾病的诊治流程

二、脑神经疾病

(一) 三叉神经痛

原发继发首分辨,继发病因显易见;
原发依据有三条,部位性质触发点;
剧痛反复又短暂,阳性体征未发现;
继发治疗祛病因,原发首选卡马平;
大量维 B_{12} 四周用,顽固可用哌咪清;
针灸封闭与射频,减压手术近推崇。

表 15-3 三叉神经痛的概况

三叉神经痛	基本要点
临床表现	中老年人多见,女性多于男性。常局限于三叉神经或两支分布区,以上颌支、下颌支多见。表现为面颊、上下颌及舌部明显的电击样、刀割样或撕裂样剧痛,持续数秒或1~2分钟,突发突止,间歇期完全正常。患者口角、鼻翼、颊部或舌部为敏感区,轻触可诱发,称为扳机点或触发点。严重病例可出现面肌痛性抽搐。病程呈周期性,发作可为数日、数周或数月不等,缓解期如常人。神经系统检查一般无阳性体征
诊断	根据疼痛部位、性质、扳机点及神经系统无阳性体征,不难确诊
鉴别诊断	本病需与以下疾病鉴别 继发性三叉神经痛:疼痛为持续性,伴有感觉减退、角膜反射迟钝等,常合并其他脑神经损害症状 牙痛:持续性钝痛,局限牙龈部,进食冷、热食物加剧。X线检查可鉴别 舌咽神经痛:局限于舌咽神经分布区的阵发性疼痛。吞咽、讲话、打哈欠、咳嗽常可诱发。在咽喉、舌根扁桃体窝等触发点用4%可卡因或1%丁卡因喷涂可阻止发作
治疗	首选药物治疗,无效或失效时选用其他疗法 药物治疗 ①卡马西平:首选 ②其他药物:苯妥英钠或加巴喷丁、普瑞巴林等。可同时辅用大剂量维生素 B_{12}。顽固性者可用哌咪清 封闭治疗:无水乙醇或甘油封闭三叉神经分支或半月神经节。不良反应为注射区面部感觉缺失 经皮半月神经节射频电凝疗法:适用于年老体衰有系统疾病、不能耐受手术者 手术治疗:传统方法有三叉神经感觉根部分切断术。近年来所推崇的有三叉神经显微血管减压术

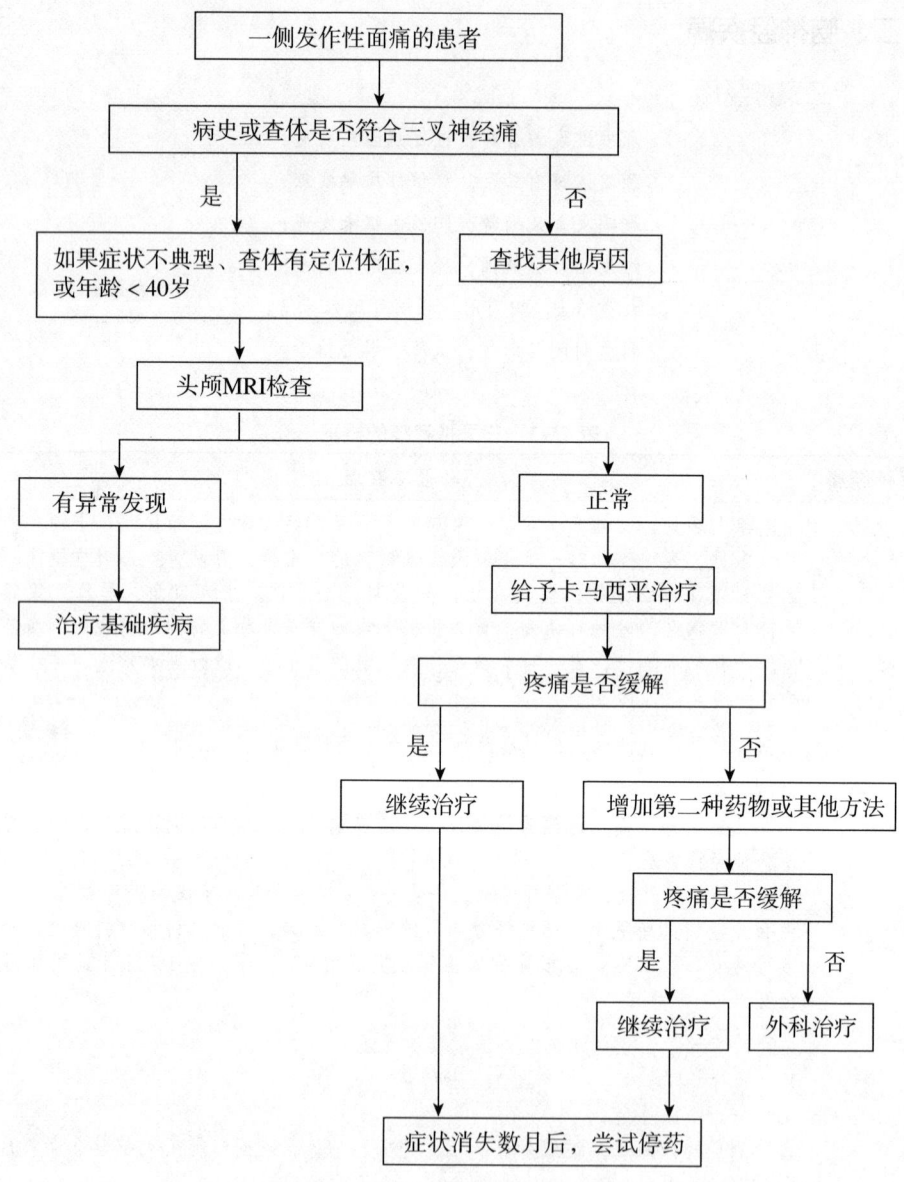

图 15-2 三叉神经痛的诊治流程

(二) 特发性面神经麻痹

　　　　　　　睡眠清晨突发现，风寒侵袭病毒染；
　　　　　　　青年多见常一侧，面部表情肌麻痹；
　　　　　　　贝尔现象眼裂宽，口角下垂唇沟浅；
　　　　　　　排除中枢性面瘫，格林巴征要鉴别；

急性早期用激素，B_1B_{12} 臀肌日一注；
理疗红外超短波，鳝食甲鱼食兼顾；
加兰他敏恢复期，针刺功训促康复；
每日一剂牵正散，阿昔洛韦日三服。

表 15-4　特发性面神经麻痹的概况

特发性面神经麻痹	基本要点
临床表现	任何年龄均可发病，男性略多。急性起病，症状于数小时至数天达高峰。发病初期可伴有麻痹侧耳后疼痛及乳突区压痛。主要表现为患侧表情肌瘫痪，额纹消失，不能皱额蹙眉，眼裂不能闭合或者闭合不全。闭眼时双眼球向外上方转动，露出白色巩膜，称为贝尔征（Bell征）；鼻唇沟变浅，口角下垂，露齿时口角歪向健侧；由于口轮匝肌瘫痪，鼓气、吹口哨漏气，颊肌瘫痪，食物易滞留病侧齿龈；而面瘫多见单侧 不同部位的面神经损害出现不同临床症状。如鼓索以上面神经病变出现舌前2/3味觉障碍；镫骨肌分支受累，出现听觉过敏；膝状神经节病变除表现有面神经麻痹、舌前2/3味觉障碍及听觉过敏外，还伴有耳郭、外耳道感觉迟钝和外耳道、鼓膜上出现疱疹，称为亨特综合征（Hunt sydrome）
诊断与鉴别诊断	本病根据急性起病、临床表现主要为周围性面瘫，诊断并不困难，需注意与吉兰-巴雷综合征、耳源性面神经麻痹、后颅窝肿瘤或脑膜炎等疾病鉴别，周围性面瘫与中枢性面瘫的鉴别见表15-5
治疗	治疗原则：改善局部血液循环，减轻面部水肿，缓解神经受压，促进神经功能恢复 药物治疗 ①皮质类固醇：急性期尽早使用皮质类固醇，连用7～10天逐渐减量 ②B族维生素：促神经髓鞘恢复 ③抗病毒治疗：阿昔洛韦，连服7～10天 理疗：急性期可在茎乳口附近行超短波透热疗法、红外线照射或局部热敷等 护眼：可戴眼罩防护角膜，或用眼药水等预防感染 康复治疗
预后	约80%的患者可在数周或1～2个月内恢复。年轻患者预后好，老年患者伴有乳突疼痛或合并糖尿病、高血压、动脉硬化、心肌梗死等，预后较差

表 15-5　周围性面瘫的中枢性面瘫的鉴别

鉴别点	周围性面瘫	中枢性面瘫
神经元部位	同侧下运动神经元	对侧上运动神经元
面瘫范围	全面肌瘫	眼裂以下
蹙额皱眉	不能完成	正常
眼闭合不全	明显	正常或轻

续表

鉴别点	周围性面瘫	中枢性面瘫
角膜反射	减退或消失	正常
瞬目反应	减退	正常
偏瘫	无	常有
病因	病毒感染或冷风侵袭	大脑或脑干的病变

(三)面肌痉挛

面肌痉挛或抽搐,中年妇女较多见;
局部注射肉毒素,药物治疗效亦显;
血管受压面肌痉,手术治疗有效应。

表15-6 面肌痉挛的概况

面肌痉挛	基本要点
概念	本病亦称面肌抽搐,是指一侧面部肌肉间断性不自主阵挛性抽动或无痛性强直
临床表现	多中年以后发病,女性较多。早期多为眼轮匝肌间歇性抽搐,后扩散至一侧其他面肌,以口角肌肉抽搐最为明显,严重时可累及同侧颈阔肌。紧张、疲倦、自主运动时抽搐加剧,入睡后停止,两侧面肌均有抽搐者少见。晚期可伴有患侧面肌轻度瘫痪。神经系统无其他阳性体征,肌电图可见肌纤维震颤及肌束震颤波,需与功能性睑痉挛、习惯性抽动症、Meige综合征等鉴别
治疗	首选肉毒素A局部注射,安全有效,简便易行,3~5天起效,疗效可持续3~6个月。药物治疗可选用多种镇静、抗癫痫药。对于血管压迫所致面肌痉挛,可采用面神经微血管减压术、周围神经切断术,可能有效

(四)多发性脑神经损害

多个脑神经受损,多种原因可致病;
表现多种综合征,治疗关键除病因。

表15-7 常见的多发性脑神经损害综合征

综合征	病变部位	累及脑神经	常见病因	临床表现
海绵窦综合征	海绵窦	第Ⅲ、Ⅳ、Ⅵ对脑神经,第Ⅴ对脑神经第1支,病变偏后者可有第Ⅴ对脑神经的第2、3支受累	继发于面部感染后的海绵窦血栓形成或血栓性海绵窦炎,也见于外伤性海绵窦动静脉瘘	第Ⅲ、Ⅳ、Ⅵ对脑神经受损致患侧上睑下垂,瞳孔散大,眼球运动障碍,复视,第Ⅴ对脑神经受损致分布区感觉障碍,角膜反射消失,眼结膜充血水肿

续表

综合征	病变部位	累及脑神经	常见病因	临床表现
眶上裂综合征	眶上裂附近（颅中窝前部）	第Ⅲ、Ⅳ、Ⅵ对脑神经，第Ⅴ对脑神经第1支	眶上裂骨折、鼻窦炎蔓延、肿瘤如鼻咽癌、垂体瘤；血管性病变如动脉瘤、血管炎；感染如眶上部骨膜炎等	第Ⅲ、Ⅳ、Ⅵ对脑神经受损出现全眼肌麻痹，展神经麻痹出现早；三叉神经区域感觉障碍，角膜反射迟钝或消失；可出现同侧Horner综合征
眶内综合征（又称眶上裂视神经孔综合征）	眶尖区域	第Ⅱ、Ⅲ、Ⅳ、Ⅵ、Ⅴ对脑神经第1支	眶尖部位及附近区域肿瘤、血管病、外伤、感染	第Ⅲ、Ⅳ、Ⅵ对脑神经受损出现眼球活动受限，复视，上睑下垂；三叉神经支配区域感觉过敏、减退，视神经受损致视力下降，视神经萎缩，周边视野缺损
岩尖综合征	颞骨岩部尖端	第Ⅴ、Ⅵ对脑神经	颞骨岩部炎症以急性中耳炎最常见；肿瘤如表皮样瘤、脑膜瘤等；外伤、骨折及出血	患侧展神经麻痹致内斜视和复视，患侧三叉神经眼支支配区疼痛、畏光、角膜感觉减退
脑桥小脑脚综合征（CushingⅠ综合征）	脑桥小脑脚	第Ⅴ、Ⅶ、Ⅷ对脑神经，有时伴有第Ⅵ、Ⅸ、Ⅹ对脑神经	肿瘤以听神经鞘瘤最常见，或脑膜瘤、上皮样囊肿；蛛网膜炎、血管畸形	同侧进行性耳聋伴有前庭功能受损；面部感觉异常，角膜反射减退或消失，同侧眼内斜，轻度周围性面瘫，同侧小脑性共济失调；伴有颅内高压表现
迷走-舌下神经综合征	颅外咽旁间隙、延髓	第Ⅹ、Ⅻ对脑神经	颅骨骨折、环椎脱位、颈动脉瘤、肿瘤等	舌下神经损害患侧舌肌无力伴萎缩；迷走神经损害致发音、吞咽困难；可合并同侧Horner综合征
迷走-副-舌下神经综合征（Jackson综合征）	延髓下部或颈静脉孔附近	第Ⅹ、Ⅺ、Ⅻ对脑神经	原发性和转移性肿瘤、颅底骨折、后咽腔脓肿、脑底动脉瘤、颈静脉孔神经鞘瘤等	迷走神经损害致发音、吞咽困难，可出现心动过速；患侧胸锁乳突肌和斜方肌全部或部分瘫痪，患侧舌肌无力伴萎缩
偏侧颅底综合征	一侧颅底弥漫性病变	第Ⅰ～Ⅻ对脑神经	颅底恶性肿瘤或颅外肿瘤转移所致	广泛一侧脑神经损害（Ⅰ～Ⅻ），一般无脑实质性损害症状；颅骨X线片可见颅底广泛性骨质破坏
枕髁-颈静脉孔综合征	颈静脉孔和枕骨髁周围	第Ⅸ、Ⅹ、Ⅺ、Ⅻ对脑神经	肿瘤；外伤；血管病变；感染等	舌咽、迷走神经损害致发音、吞咽困难；副神经损害致胸锁乳突肌和斜方肌无力；舌下神经受损致舌肌无力、萎缩，伸舌偏患侧

续表

综合征	病变部位	累及脑神经	常见病因	临床表现
腮腺后间歇综合征	颅外咽后区	第Ⅸ、Ⅹ、Ⅺ、Ⅻ对脑神经、颈交感神经干	肿瘤；外伤；感染；颅内动脉瘤	患侧舌后1/3味觉消失，软腭、咽喉部感觉缺失和声带、软腭麻痹；胸锁乳突肌和斜方肌麻痹与萎缩，舌肌麻痹及萎缩，可有Horner征
颈静脉孔综合征	颈静脉孔附近	第Ⅸ、Ⅹ、Ⅺ对脑神经	肿瘤、外伤、炎症、脑血管病	舌咽、迷走神经损害致患侧软腭、咽喉部感觉障碍，舌后1/3味觉缺失，声带及软腭麻痹，患侧咽反射消失；副神经受损致患侧胸锁乳突肌和斜方肌麻痹与萎缩
枕大孔区综合征	枕大孔区	第Ⅸ、Ⅹ、Ⅺ、Ⅻ对脑神经	肿瘤；先天性畸形等	吞咽、发音困难，斜颈、舌肌萎缩，可伴颈神经根受损及脑膜刺激征，可有颈髓及延髓损害，小脑损害等

三、脊神经疾病

（一）单神经病及神经痛

受累神经分布区，感觉运动功能损；
腱反射弱传速慢，肌电检查可助诊；
治疗首先祛病因，营养理疗与对症。

表15-8 单神经病及神经痛的概况

项目	基本要点
定义或概念	①单神经病：是指单一神经受损产生与该神经支配范围一致的运动、感觉功能缺失症状及体征 ②神经痛：是受损神经分布区疼痛
病因	由创伤、缺血、肿瘤浸润、物理损伤、全身代谢性疾病（如糖尿病）或中毒（乙醇、铅）等引起
临床共同特征	临床共同特征为受累神经分布区感觉、运动及自主功能障碍，伴有腱反射减低或消失，肌电图和神经传导速度测定有助于诊断
常见疾病及治疗	见表15-9

表 15-9　临床常见的单神经病及神经痛

疾病	常见原因	感觉障碍	运动障碍	治疗
桡神经麻痹	是臂丛神经中最易受损伤的一支；腋部或上肢受压、感染、肩关节脱臼、肱骨骨折、桡骨骨折、上肢贯通伤、铅中毒、乙醇中毒、手术时上臂长时间过度外展或新生儿脐带绕上臂	仅限于手背拇指和第1、2掌指间隙的"虎口区"	根据损伤部位分为：①高位损伤（腋部），完全性桡神经麻痹，上肢各伸肌完全瘫痪，肘、腕、掌指关节不能伸直，前臂伸直位旋后不能，手通常处于旋前位；②肱骨中1/3损伤，肱三头肌功能正常，其他体征同前；③前臂中1/3以下损伤，仅有伸指功能丧失而无腕下垂	病因治疗及营养神经治疗
正中神经麻痹	牵拉伤致肩关节、肘关节脱位；腕部最易受损	手掌桡侧半，拇指、中指及示指掌面，无名指桡侧半掌面，示、中指末节和无名指末节桡侧半背面感觉减低或消失，常合并灼性神经痛	握力及前臂旋前功能受损；肌肉萎缩以大鱼际肌明显，手掌扁平，拇指内收呈"猿手"畸形	腕关节制动，局部理疗，服用非甾体抗炎药，腕管内注射药物，或可切开腕横韧带松解神经
尺神经麻痹	外伤、压迫、炎症、骨折、麻风病，拄拐姿势不当，肱骨内上髁发育异常及肘外翻畸形	腕以下手尺侧及小指、无名指尺侧伴有皮肤感觉减退或消失	手部小肌肉萎缩、无力、手指精细动作减退或不能，手偏向桡侧；拇指外展位；掌指关节过伸，末端指节屈曲呈"爪形手"，同时伴有小鱼际肌及骨间肌萎缩。前臂中1/3和下1/3受损尺神经损伤时仅见手部小肌肉麻痹	病因治疗，神经营养及类固醇类药物，辅以理疗，加强功能锻炼
腓总神经麻痹	外伤、压迫、糖尿病及滑囊炎	小腿前外侧及足背部感觉障碍	足、足趾背屈不能，足下垂，走路呈跨阈步态	病因治疗，神经营养剂及局部理疗
胫神经麻痹	外伤、压迫	小腿后面、足底、足外侧缘感觉障碍，偶有足趾、足心疼痛、烧灼感等感觉异常	足、足趾跖屈不能，屈膝及足内收受限，跟腱反射减低或消失。足外翻外展，骨间肌瘫痪致足趾爪形姿势，行走时足跟着地	病因治疗，营养神经、理疗及手术矫正治疗

续表

疾病	常见原因	感觉障碍	运动障碍	治疗
枕神经痛	颈椎病、颈椎结核、外伤、脊髓肿瘤、骨关节炎、颈枕部肌炎、硬脊膜炎和转移瘤等，多为继发性神经损害	枕部的一侧性持续性钝痛，向头顶、乳突部或外耳放射，可阵发性加剧，常伴颈肌痉挛。枕外隆突下常有压痛，枕神经分布区常有感觉减退或过敏		首先是病因治疗，也可用镇痛、镇静及神经营养药，局部封闭，理疗等对症治疗，效果不佳可手术治疗
臂丛神经痛	分特发性和继发性两类，后者多见。继发性多由臂丛邻近组织病变压迫所致，分为根性和干性臂丛神经痛，前者常见病因有颈椎病、颈椎结核、骨折、脱位、颈髓肿瘤等，后者常由胸廓出口综合征、外伤、锁骨骨折、肺沟瘤、转移性癌肿等引起	出现上肢肌无力、反射改变和感觉障碍。继发性臂丛神经痛表现为肩、上肢出现不同程度的针刺样、烧灼样或酸胀感，始于肩、颈部，向同侧上肢扩散，持续性或阵发性加剧，夜间或上肢活动时明显，臂丛分布区运动、感觉障碍，局限性肌萎缩，腱反射减低或消失。病程长者可有自主神经功能障碍。臂丛神经牵拉试验和直臂抬高试验多呈阳性		病因治疗为首选，可辅以消炎镇痛、镇静类药物。可试用局部理疗、针灸、颈椎牵引等综合治疗
肋间神经痛	继发性常由带状疱疹、胸膜炎、肺炎、肿瘤等引起	疼痛沿1个或几个肋间呈持续性刺痛、灼痛，呼吸、咳嗽、打喷嚏时加重。查体可发现相应肋间皮肤区感觉过敏和肋骨缘压痛。带状疱疹性肋间神经痛在相应肋间可见疱疹，疼痛出现于疱疹前，疱疹消失后疼痛可持续一段时间		病因治疗为主，对症镇痛、镇静、B族维生素、局部封闭、理疗
肌外侧皮神经炎	包括局部受压、腹膜后肿瘤、腹部肿瘤、妊娠子宫压迫等。其他病因有肥胖、外伤、乙醇及药物中毒及糖尿病单神经累及	多一侧受累，表现为大腿前外侧下2/3区感觉异常如麻木、疼痛、蚁走感等，久站或久走后症状加剧。体征有大腿外侧感觉过敏、减退或消失	无	首选病因治疗，及镇痛、B族维生素或局部封闭。可行阔筋膜或腹股沟韧带切开术松解神经压迫
股神经痛	骨盆骨折、枪伤、刺割伤及中毒、糖尿病、传染病、盆腔肿瘤、脓肿、静脉曲张和股动脉瘤等	皮支损伤有分布区剧烈神经痛及痛觉过敏。大腿前内和小腿内侧痛觉减退或消失，可伴有水肿、青紫等营养性改变	膝反射减弱或消失，下肢无力，尽量避免屈膝的特殊步态，行走时步伐细小，先伸出健足，然后病足拖曳前行，奔跑跳跃不能	病因治疗；药物治疗；股神经封闭

续表

疾病	常见原因	感觉障碍	运动障碍	治疗
坐骨神经痛	分为根性和干性。根性多见，由椎管内和脊柱疾病引起，以腰椎间盘突出引起者最为多见。干性常由骶髂关节病、髋关节炎、腰大肌脓肿、盆腔肿瘤等所致	单侧居多。疼痛主要沿坐骨神经由腰部、臀部向股后、小腿后外侧和足外侧放射。疼痛常为持续性钝痛，阵发性加剧，也可为电击、刀割或烧灼样疼痛，行走和牵拉坐骨神经时疼痛明显。根性痛在咳嗽、打喷嚏、用力时加剧。查体可发现直腿抬高试验（Lasegue征）阳性，在70°范围内患者感到疼痛即为阳性，系腘旁肌反射性痉挛所致，此征与疼痛严重程度一致。踝反射减弱或消失，L_4、L_5，棘突旁、骶髂旁、腓肠肌处等有压痛点		病因治疗；镇痛、神经营养等药物；封闭治疗；物理疗法；手术治疗

（二）多发性神经病

手套-袜子形分布，四肢远端对称性；
感运自主三神经，相应功能均受损；
治疗首先除病因，营养止痛与对症；
理疗针灸及训练，促进健康有信心。

表15-10　多发性神经病（末梢性神经病）的概况

多发性神经病	基本要点
病因及病理	见表15-11
临床表现	周围神经损伤通常是完全性的，一般均有肢体远端对称性感觉、运动和自主神经功能障碍 肢体远端感觉障碍：早期出现感觉异常和感觉过度等刺激性症状。后逐渐出现对称性深浅感觉减退或缺失，呈手套-袜子形分布。病变区可有皮肤触痛和神经压痛等 肢体远端运动障碍：呈下运动神经元性瘫痪，可伴有肌萎缩、肌束颤动等，四肢腱反射减弱 自主神经功能障碍：表现为肢体末端皮肤菲薄、干燥、苍白、变冷、发绀，汗多或无汗，指（趾）甲粗糙、松脆，竖毛障碍，高血压及直立性低血压等
诊断	根据肢体远端手套-袜套样分布的对称性感觉障碍，末端明显有弛缓性瘫痪、自主神经功能障碍，肌电图、神经传导速度及神经组织活检的改变，诊断并不困难
治疗	①病因治疗：包括糖尿病患者控制血糖；药物所致者立即停药；中毒者立即脱离中毒环境，应用解毒剂及排出毒物，酒精中毒者需戒酒等治疗 ②一般治疗：神经营养、镇痛等对症治疗。加强护理，防止关节挛缩、畸形。恢复期可使用针灸、理疗及康复训练

表 15-11　多发性神经病的病因及病理

主要病理改变	病因
轴索变性	最常见，自远端逐渐向近端发展，常见于药物、化学品、重金属、酒精中毒、代谢障碍性疾病
节段性脱髓鞘病变	吉兰-巴雷综合征、铅中毒
神经元变性	遗传性运动感觉神经病 2 型（CMT2）及某些副肿瘤综合征

（三）吉兰-巴雷综合征

感染病史与诱因，四肢软瘫常对称；
感觉障碍在末梢，四肢手套袜套型；
电生理与脑脊液，NCV 缓分离征；
及早插管是关键，病因治疗用"一线"；
静注免疫球蛋白，患者血浆应置换；
对症治疗心电监，康复理疗多训练。

表 15-12　吉兰-巴雷综合征（GBS）的概况

GBS	
临床表现	见表 15-13 和表 15-14
辅助检查	脑脊液检查：特征性表现为蛋白-细胞分离，即蛋白含量增高而细胞数目正常。部分患者出现寡克隆区带 血清学检查：少数患者出现肌酸激酶轻度升高，肝功能轻度异常。部分患者抗神经节苷脂抗体阳性 神经电生理：在非嵌压部位出现传导阻滞或异常波形离散对诊断脱髓鞘病变有重大价值。主要依据运动神经传导速度（NCV）减慢，提示周围神经存在脱髓鞘性病变 腓肠神经活检：可见炎症细胞浸润及神经脱髓鞘
鉴别诊断	见表 15-15
治疗	免疫治疗 ①血浆置换：每次交换血浆量按 40ml/kg 体重计算 ②丙种球蛋白：成人按每日 0.4g/kg 计算，连用 5 天 皮质激素：无条件应用血浆置换或丙种球蛋白，可选用地塞米松或甲基泼尼松龙，注意避免其不良反应 神经营养治疗：B 族维生素、维生素 C、辅酶 Q10 等 对症支持治疗：呼吸肌麻痹者，密切观察呼吸情况，必要时呼吸机辅助；吞咽困难者，鼻饲保证营养；加强护理，预防压疮及下肢静脉血栓等

表 15-13　吉兰-巴雷综合征的临床特点

项目	临床特点
发病形式	急性或亚急性
诱因	病前 1~3 周有呼吸道或胃肠道感染史
运动障碍	四肢远端对称性无力，并很快向近端发展，也可自近端向远端发展，可涉及躯干和脑神经，严重病例累及肋间肌和膈，导致呼吸麻痹，瘫痪为弛缓性，腱反射减弱或消失，病理反射阴性
感觉障碍	肢体远端感觉异常和手套、袜子样感觉减退。肌肉可有压痛
脑神经麻痹	面神经麻痹常见，其次为舌咽和迷走神经麻痹，动眼神经、展神经、舌下神经、三叉神经损害较为少见
自主神经功能障碍	可有出汗、皮肤潮红、手足肿胀、营养障碍、心动过速等症状，括约肌功能障碍罕见
脑脊液检查	发病 1 周内脑脊液多正常，第 2 周后出现蛋白-细胞分离现象
电生理检查	早期即可有 F 波或 H 反射延迟或消失，神经传导速度减慢，远端潜伏期延长

表 15-14　吉兰-巴雷综合征变异型的临床特点

变异型	主要特点
Miller-Fisher 综合征	共济失调，腱反射减退，眼外肌麻痹，而肢体瘫痪轻或无，电生理显示髓鞘及轴索同时受累，血清抗 GQ1b 抗体阳性
急性轴索性运动神经病	急性起病，四肢下运动神经元瘫痪，常有呼吸肌受累，很少有感觉障碍，肌肉萎缩出现早，电生理检查显示主要为运动神经轴索受累，血清抗 GM1、GD1b 抗体可阳性
脑神经性	急性或亚急性起病，主要表现为双侧对称的运动性脑神经麻痹，如双侧周围性面瘫、延髓麻痹（舌咽、迷走神经损害）、复视（动眼神经、展神经、滑车神经损害），四肢和躯干活动不受损害

表 15-15　吉兰-巴雷综合征的鉴别诊断

疾病	鉴别要点
吉兰-巴雷综合征	急性或亚急性发病，发病前 1~3 周有感染史，对称性四肢弛缓性瘫痪和脑神经损害，轻微感觉异常，脑脊液蛋白-细胞分离现象，肌电图显示早期 F 波或 H 反射延迟或消失，神经传导速度减慢，远端潜伏期延长，动作电位波幅下降
脊髓灰质炎	急性起病，多有发热，肌肉瘫痪多为节段性，可不对称，无感觉障碍，脑脊液蛋白和细胞均增多
急性脊髓炎	急性起病，多表现为截瘫，锥体束征阳性，传导束型感觉障碍和括约肌功能障碍，脑脊液蛋白轻度增高
周期性麻痹	呈发作性，表现为四肢弛缓性瘫痪，无感觉障碍和脑神经损害，脑脊液正常，血钾降低，低钾性心电图改变，补钾后症状迅速缓解
重症肌无力	可表现为四肢弛缓性瘫痪，但有病态易疲劳性、波动性特点，电生理显示重频试验阳性，新斯的明试验阳性

(四)慢性炎性脱髓鞘性多发性神经根神经病

缓慢起病渐加重,四肢无力张力低;
腱反射弱或消失,免疫制剂与维B;
首选糖皮质激素,对症康复亦并用。

表 15-16 慢性炎性脱髓鞘性多发性神经根神经病(CIDP)的概况

CIDP	基本要点
临床表现	各年龄组均可发病,病前少见前驱感染,发病缓慢并逐渐进展,2个月以上达高峰。临床表现为对称性肢体远端或近端无力,大多自远端向近端发展。部分患者可伴有自主神经功能障碍。查体显示四肢肌力减退,肌张力低,伴有或不伴有肌萎缩,四肢腱反射减低或消失。四肢末梢性感觉减退或消失,腓肠肌可有压痛,Kernig征可阳性
辅助检查	脑脊液检查:见蛋白-细胞分离,病情严重程度与脑脊液蛋白含量呈正相关。部分患者寡克隆带阳性 电生理检查:早期行EMG检查有神经传导速度减慢,F波潜伏期延长,提示脱髓鞘病变,发病数月后可有动作电位波幅减低,提示轴索变性 腓肠神经活检:可见反复节段性脱髓鞘与再生形成的"洋葱头样"改变
诊断	CIDP的诊断为排除性诊断。符合以下条件的可考虑本病 ①症状进展超过8周,慢性进展或缓解复发 ②临床表现为不同程度的肢体无力,多数呈对称性,少数为非对称性,近端和远端均可累及,四肢腱反射减弱或消失,伴有深、浅感觉异常 ③脑脊液蛋白-细胞分离 ④电生理检查提示周围神经传导速度减慢、传导阻滞或异常波形离散 ⑤除外其他因素引起的周围神经病 ⑥糖皮质激素治疗有效
鉴别诊断	应注意与以下疾病鉴别 多灶性运动神经病(MMN):以运动神经末端受累为主,临床表现慢性非对称性肢体远端无力,以上肢为主,感觉正常 进行性脊肌萎缩症:运动障碍不对称分布,有肌束震颤,无感觉障碍。神经电生理显示NCV正常,EMG可见纤颤波及巨大电位 遗传性运动感觉性神经元病(HMSN):一般有遗传家族史,常合并手足残缺,色素性视网膜炎等。确诊需依靠神经活检
治疗	糖皮质激素:首选治疗药物 PE和IVIG:PE每月进行1个疗程。IVIG方法同AIDP,需注意的是,在应用IVIG后3周内不能进行血浆交换 免疫抑制药:如环磷酰胺冲击治疗,硫唑嘌呤、环孢素A、甲氨蝶呤等 神经营养:应用B族维生素治疗 对症及康复治疗

第十六章 自主神经系统疾病

一、雷诺病

女性手指易发病，苍白青紫继潮红；
戒烟保暖护血管，交感末梢可切去。

表 16-1 雷诺病的概况

雷诺病	基本要点
临床表现	多发生于青年女性。多于冬季发病，起病隐匿，也可突发，每日发作3次以上，每次持续1分钟到数小时，可自行缓解。寒冷、情绪变化可诱发，回到温暖环境、温水浴、揉擦和挥动患肢可缓解 主要表现为间歇性肢端血管痉挛，伴有疼痛及感觉异常，典型临床发作分为以下3期 ①缺血期：表现为双侧手指或足趾、鼻尖、外耳对称性地从末端开始呈苍白色、变凉、肢端皮温降低，皮肤出冷汗，常伴感觉异常，持续数分钟至数小时 ②缺氧期：缺血期继续，毛细血管扩张淤血。肢端青紫，界限清楚，疼痛，持续数小时至数日后消退或转入充血期 ③充血期：动脉充血，皮肤温度上升，皮肤潮红，然后恢复正常。部分患者开始即出现青紫而无苍白后即转为潮红，也可由苍白或青紫之后即恢复正常。晚期指尖偶有溃疡或坏疽，肌肉可有轻度萎缩 多数患者仅累及手指，不到1/2的患者可同时累及足趾，仅累及足趾的患者极少。有些患者可累及鼻尖、外耳、面颊、舌、口唇、胸部及乳头 体格检查：除指（趾）发凉、手部多汗外，其余正常。桡动脉、尺动脉、足背动脉及胫后动脉搏动均存在
辅助检查	彩色多普勒超声：可发现寒冷刺激时手指的血液量减少 激发试验 ①冷水试验：指（趾）浸入4℃冷水中1分钟，75%可诱发颜色变化，或将全身暴露于寒冷环境，同时将手浸于10～15℃水中，发作的阳性率更高 ②握拳试验：两手握拳1.5分钟松开手指后，部分患者可出现发作时的颜色改变 ③指动脉造影：分别在冷刺激前后做指动脉造影，可以显示动脉内膜增厚、管腔狭窄，偶见动脉闭塞 ④其他：红细胞沉降率、微循环检查、C反应蛋白、免疫指标检测、神经传导速度及手部X线检查等
诊断	典型的四肢末端（手指为主）对称性皮肤苍白、发绀，继之皮肤发红，伴有感受异常（指或趾疼痛），多见于青年女性，寒冷或情绪改变可诱发；病史2年以上；无其他引起血管痉挛发作性疾病的证据
鉴别诊断	见表16-2

续表

雷诺病	基本要点
治疗	预防发作：注意保暖；避免精神紧张和情绪激动；避免指（趾）损伤及引起溃疡等 药物治疗：缓解症状，防止肢端溃疡发生 ①钙通道拮抗药：硝苯地平为首选药物 ②血管扩张药：原发性者疗效较好，病情较重者疗效较差，如草酸萘呋胺、烟酸肌醇等 ③前列腺素：具有较强的扩张血管和抗血小板聚集作用，对难治者疗效较好。如伊洛前列素，此药作为治疗的次选 ④其他药物治疗：伴发严重硬皮病的患者可用低分子右旋糖酐静脉滴注。巴比妥类镇静药及甲状腺素也有减轻动脉痉挛的作用。充血期的治疗主要以调整自主神经药物及中药治疗为主 其他治疗 ①外科治疗，可考虑交感神经切除术，或应用长效普鲁卡因阻滞 ②血浆交换治疗 ③条件反射和生物反馈疗法等

表16-2　雷诺病与雷诺现象的鉴别

特点	雷诺病	雷诺现象
起病	20～30岁	30～40岁
性别	女性多发	男性多发
严重程度	较轻，少见组织坏死	较严重，常见组织坏死
红细胞沉降率	多正常	常见增快
分布	对称，双手和双足	非对称
甲皱毛细血管	正常	扩张，管腔不规则，血管样增大
病因	不明	结缔组织病，血管性及神经血管性疾病，高凝状态，血液病，肿瘤，药物，损伤等

注：①雷诺现象：是指继发于其他疾病的肢端动脉痉挛现象
②肢端发绀症：表现为双手、足肢端对称发绀，寒冷、情绪激动时加重，温暖环境或略缓解，不能完全消失，无界限分明的苍白、青紫及潮红变化，不会出现肢端坏死

二、红斑性肢痛症

成人肢端阵发红，剧烈灼热样疼痛；
卧床休息抬患肢，局部冷敷缓解痛；
治疗药物有多种，理疗封闭均可用。

表 16-3　红斑性肢痛症的概况

红斑性肢痛症	基本要点
临床表现	多见于青年，夏季发病，冬季缓解。表现为肢端皮肤阵发性皮温升高、潮红、肿胀，伴有剧烈灼热样疼痛，以足趾、足底为著，环境温度升高可诱发或加剧，温度降低可使疼痛缓解。病情进展缓慢 严重患者可因营养障碍而出现溃疡或坏疽。病变区可有感觉过敏 体检：发作期可见患处皮肤血管扩张，潮红，压之红色可暂时消失，温度升高，轻度肿胀和多汗，足背动脉与胫后动脉搏动略增强。反复发作者可见皮肤与指甲变厚
诊断	①成年期发病 ②出现肢端对称以足为主的阵发性红、肿、热、痛 ③无局部感染及炎症 ④受热、站立和运动后疼痛加剧，冷敷、抬高患肢和休息后疼痛减轻 ⑤排除继发性红斑性肢痛症
鉴别诊断	雷诺病：多见于青年女性，是由肢端局部缺血所致，寒冷是主要诱因。临床表现主要为苍白、发绀、潮红及局部温度低 血栓闭塞性脉管炎：多见于中青年男性，20～40岁发病，多在寒冷季节发病，主要表现为动脉缺血症状，出现间歇性跛行、皮肤苍白、发绀及足背动脉搏动减弱（或消失）、足部干性坏疽、溃疡等表现，疼痛较剧烈 小腿红斑病：寒冷为发病诱因，红斑以小腿为主，无明显疼痛 糖尿病周围神经病：起病缓慢，可累及任何周围神经，一般下肢重于上肢，以疼痛或感觉障碍为主，夜间明显
治疗	一般治疗：急性期应卧床休息，抬高患肢，局部冷敷可暂时缓解疼痛。急性期后，应避免过热和任何引起局部血管扩张的刺激 药物治疗 ①阿司匹林：对继发于血小板增多症等血液疾病的红斑性肢痛症患者，可口服小剂量阿司匹林 ②β受体阻滞药：如普萘洛尔，可减轻大部分患者的疼痛感 ③5-羟色胺再摄取抑制药：如文拉法辛或舍曲林 ④前列腺素：如米索前列醇或 PGE1、PGI2 ⑤其他：三环类抗抑郁药物、钙通道阻滞药、加巴喷丁等 ⑥中药治疗 其他疗法：如物理疗法、封闭疗法、外科治疗 继发性红斑性肢痛症患者：应同时积极治疗原发疾病

三、面偏侧萎缩症

少年女性多发生，一侧面部渐萎缩；

躯干四肢可累及，重者偏身可萎缩；

一日更比一日重，有效疗法暂无有。

表 16-4　面偏侧萎缩症的概况

面偏侧萎缩症	基本要点
基本概念	是一种病因未明的、进行性发展的偏侧组织营养障碍性疾病，表现为一侧面部慢性进行性组织萎缩，如范围扩大可累及躯干和肢体，又称进行性半侧萎缩症
临床表现	起病隐匿，多在儿童、少年期发病，女性多见。病初，面部可有感觉异常、感觉迟钝或疼痛。萎缩过程可从一侧面部任何部位开始，皮肤皱缩、毛发脱落呈"刀痕样"萎缩是本病的特殊表现。后期病变可累及舌肌、喉肌、软腭等；严重者患侧的面部骨骼甚至大脑半球可萎缩，甚至发展至偏身萎缩。肌力不受影响。部分患者出现 Horner 征、虹膜色素减少、眼球炎症、继发性青光眼等
鉴别诊断	本病常与硬皮病、进行性脂肪营养不良有关或并存，脑组织受累可以有癫痫或偏头痛发作。在疾病早期需与局限性硬皮病、面肩肱型肌营养不良症、面偏侧肥大症等鉴别。还要注意与两侧正常性不对称相区别
治疗	目前仅限于对症处理

四、其他自主神经系统疾病

出汗异常

汗腺分泌交感控，控制异常则生病；
出汗过多或过少，病因治疗加对症。

表 16-5　出汗异常的概况

出汗异常	基本要点
多汗症	原发性多汗症：为自主神经中枢调节障碍所致，也可能与遗传有关。一般自少年期开始，青年时期明显加重。平时手心、足心、腋窝及面部对称性多汗，一般在情绪激动、温度升高或活动后出汗量比正常明显增多，常见大汗淋漓，可湿透衣裤 继发性多汗症 ①由某些神经系统疾病引起：如间脑病引起偏身多汗、脊髓病变引起节段型多汗等 ②味觉性局部型多汗：多为反射性多汗，当摄入过热和过于辛辣的食物时，引起额部、鼻部、颞部多汗，与延髓发汗中枢有关 ③面神经麻痹：恢复期可有一侧局部多汗，同时还有流泪和颞部发红，称为鳄鱼泪征和耳颞综合征，是面神经中自主神经纤维变性再生错乱所致 ④某些内分泌疾病：如甲状腺功能亢进、肢端肥大症等，也可出现多汗
无汗症	是由于自主神经功能失调所致，包括先天性少汗和无汗症；与汗腺变性或先天性汗腺缺失有关。治疗以病因治疗为主

其他几种自主神经系统疾病

自主神经失调症，处理方法是对症；
神经血管性水肿，治疗主要抗过敏；
脂肪营养不良症，特殊疗法待发明。

表 16-6 其他几种自主神经系统疾病的概况

项目	临床表现	治疗
家族性自主神经功能失调症（Riley-Day 综合征）	以无泪液、异常多汗、皮肤红斑、吞咽困难，偶发高热及舌部菌状乳头缺失为临床特征的一种少见的常染色体隐性遗传病，可伴有智力低下和发育障碍	对症处理
神经血管性水肿（Quincke 水肿）	发作性、局限性皮肤或黏膜水肿（面部、颈部和上下肢多见），无疼痛、瘙痒及皮肤颜色改变，水肿部位呈豆大至手掌大，压之较硬，无指压痕迹。起病急，数分钟或数十分钟达高峰，持续数日或数十日，不经治疗可缓解，可反复发作，间歇期正常	抗过敏疗法治疗有效
进行性脂肪营养不良	多数 5～10 岁起病，女性常见；起病缓慢，呈进行性局部或全身性皮下脂肪组织萎缩、消失，由面部开始，继而累及颈肩、臂及躯干，常对称分布，部分患者合并局限的脂肪组织增生、肥大；患者可表现为脂肪消失、特殊肥胖及正常脂肪并存；可合并其他症状如出汗异常、皮温异常、多尿、心动过速等；有的患者可合并糖尿病、肝脾大等；个别合并内分泌功能障碍，一般发病 5～10 年内症状逐渐稳定	暂无特殊治疗方法

第十七章 神经-肌肉接头和肌肉疾病

一、概述

> 神经肌肉接头处,兴奋传递有障碍;
> 肌肉功能代谢障,肌肉结构受损伤;
> 临床症状有多种,肌肉运动不自主;
> 肌肥大与假肥大,肌肉萎缩肌无力;
> 肌肉疼痛与压痛,不耐疲劳肌强直。

表 17-1 神经-肌肉接头和肌肉疾病的概况

项目	基本要点
神经-肌肉接头病变的机制	突触前膜病变造成ACh合成和释放障碍:如肉毒杆菌中毒和高镁血症等 突触间隙中乙酰胆碱酯酶活性和含量异常:如有机磷中毒 突触后膜 AChR 病变:如重症肌无力
肌肉疾病发病机制	肌细胞膜电位异常:如周期性瘫痪、强直性肌营养不良症和先天性肌强直症等 能量代谢障碍:如线粒体肌病和脂质代谢性肌病等 肌细胞结构病变:如各种肌营养不良症和先天性肌病等
临床表现	肌肉萎缩:是指由于肌纤维数目减少或体积变小导致的骨骼肌容积下降 肌无力:是指骨骼肌力量下降 不耐受疲劳:是指达到疲劳的运动负荷量下降,行走短距离即产生疲劳感,休息后可缓解 肌肥大与假性肥大:肌肉肥大分为功能性和病理性两种。体力劳动者某些肌群特别发达,肌肉体积肥大,肌力增强,这是生理性(功能性)肥大。病理性肌肥大可见于以下 3 种 ①肌病:先天性肌强直症患者可伴有肌肉肥大,但肌力减弱。假肥大型肌营养不良症可有腓肠肌等肌肉肥大,是由于肌纤维的破坏导致脂肪和结缔组织的反应性增生所致,故称假性肥大 ②内分泌障碍:甲状腺功能减退可引起黏液性水肿,导致肢体外形增大。肢端肥大症早期肌肥大,晚期肌萎缩 ③先天性偏侧肥大:主要表现为一侧面部肥大,或一侧面部与同侧半身肥大 肌肉疼痛和肌压痛:最常见于炎性肌病 肌肉强直:是指由于肌膜兴奋性改变导致肌肉收缩或机械刺激后产生不自主的持续的肌收缩,如先天性肌强直症、强直性肌营养不良症 肌肉不自主运动:系指肌肉在静息状态下不自主地收缩、抽动 ①肌束颤动:是指肌束发生的短暂性不自主收缩,肉眼可以辨认但不引起肢体运动,由脊髓前角或前根损害所致 ②肌纤维颤动:肉眼不能识别,只能在肌电图上显示 ③肌颤搐:是指一群或一块肌肉在休止状态下呈现的缓慢、持续、不规则的波动性颤动,肉眼可见。见于特发性肌颤搐等
肌肉疾病诊断程序	见图 17-1

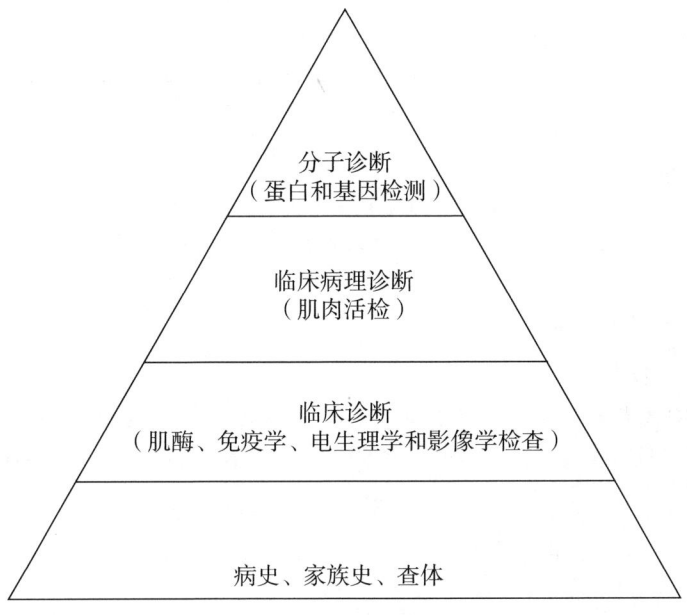

图 17-1 肌肉疾病的诊断程序

二、重症肌无力

重症肌无力的诊断

活动之后肌无力，减轻症状需休息；
晨轻暮重有规律，全身肌肉可累及；
呼吸困难称危象，呼吸肌因受累及；
辅助检查有多种，协助诊断有意义。

表 17-2 重症肌无力（MG）的临床表现与诊断

MG	基本要点
临床表现	
一般表现	任何年龄均可发病，存在两个发病高峰期：20～40岁，女性多见；40～60岁，以男性较多见，多合并胸腺瘤。诱因包括创伤、感染、妊娠、分娩、疲劳等
临床特征	受累骨骼肌病态疲劳：肌肉连续收缩后出现严重无力甚至瘫痪，休息后症状减轻。肌无力于下午或傍晚劳累后加重，晨起或休息后减轻，此波动现象称之为"晨轻暮重" 受累肌的分布和表现：全身骨骼肌肉均可受累，多以脑神经支配的肌肉最先受累。首发症状以眼外肌最为多见，其次为面部、咀嚼、咽喉、颈部肌，最后为肢体近端肌。四肢肌肉受累以近端无力为重，腱反射通常不受影响，感觉正常

MG	基本要点
	重症肌无力危象：危象是指呼吸肌受累时出现咳嗽无力甚至呼吸困难，需用呼吸机辅助通气，是致死的主要原因。诱发因素包括肺部感染、手术、精神紧张、全身疾病等 胆碱酯酶抑制药治疗有效：重症肌无力的一个重要临床特征 病程特点：起病隐袭，病程波动，缓解与复发交替。晚期患者休息后不能完全恢复。多数病例迁延数年至数十年，靠药物维持。少数病例可自行缓解
临床分型	见表17-3和表17-4
辅助检查	见表17-5
诊断	MG患者临床特点为受累肌肉在活动后出现疲劳无力，经休息或胆碱酯酶抑制药治疗可以缓解，有"晨轻暮重"的波动现象。结合药物试验、肌电图、胸腺影像学及免疫学等检查可以做出诊断 以下检查有助于确诊 疲劳试验（Jolly试验）：患者持续上视出现上睑下垂或两臂持续平举后出现上臂下垂，休息后恢复则为阳性 抗胆碱酯酶药物试验 ①新斯的明试验：新斯的明0.5～1mg肌内注射，20分钟后肌无力症状改善为阳性，为对抗新斯的明的毒蕈碱样反应，可同时肌内注射阿托品0.5mg ②依酚氯铵试验：依酚氯铵10mg用注射用水稀释至1ml，静脉注射2mg，观察20秒，如无出汗、唾液增多等不良反应，再给予8mg，1分钟内症状好转为阳性，持续10分钟后又恢复原状
鉴别诊断	应与以下伴有肌无力的疾病相鉴别：Lambert-Eaton肌无力综合征、肉毒杆菌中毒、肌营养不良症、延髓麻痹、多发性肌炎，与Lambert-Eaton肌无力综合征的鉴别见表17-6

表17-3 重症肌无力的临床类型

MG分型	说明
成年型	重症肌无力成年型的Osserman分型见表17-4
儿童型	①新生儿型：母亲为重症肌无力患者，约10%的患儿出生后出现哭声低、吸吮无力、肌张力低、动作减少等肌无力现象，发病机制为母亲乙酰胆碱受体抗体经胎盘传给新生婴儿所致 ②先天性肌无力综合征：出生后短期内即出现持续的眼外肌麻痹，其母未患重症肌无力
少年型	于10岁后发病，多为单纯眼外肌麻痹，部分伴有吞咽困难及四肢乏力

表 17-4　重症肌无力成年型（Osserman）分型

分型	临床表现
Ⅰ型（眼肌型）	病变仅限于眼外肌，出现上睑下垂和复视
Ⅱ型（全身型）	
Ⅱa型（轻度全身型）	累及眼、面、四肢肌肉，无明显咽喉肌受累，缓慢进展，药物疗效好
Ⅱb型（中度全身型）	四肢肌群受累明显，除伴有眼外肌麻痹外，还有较明显的咽喉肌无力症状，但呼吸肌受累不明显
Ⅲ型（急性重症型）	急性起病，数周或数月内迅速发展，出现呼吸肌无力，有重症肌无力危象，死亡率高
Ⅳ型（迟发重症型）	由Ⅰ、Ⅱ型发展而来，病程为2年或更长，出现呼吸肌无力，常合并胸腺瘤
Ⅴ型（肌萎缩型）	少数患者肌无力合并肌萎缩

表 17-5　MG 的辅助检查

MG 辅助检查项目	说明
血、尿、脑脊液检查	正常，常规肌电图及神经传导速度检查基本正常
重复神经电刺激	为常用的具有确诊价值的检查方法。方法是低频（3～5Hz）和高频（10Hz以上）神经重复刺激尺神经、正中神经和副神经等运动神经，MG 典型改变为动作电位波幅第5波比第1波在低频刺激时递减 10% 以上或高频刺激时递减 30% 以上。90% 的重症肌无力患者低频刺激时反应为阳性，且与病情轻重有关
单纤维肌电图	通过特殊的单纤维针电极测量并判断同一运动单位内肌纤维产生动作电位的时间是否延长来反映神经-肌肉接头处的功能，重症肌无力患者表现为间隔时间延长
AChR 抗体滴度的检测	85% 以上全身型重症肌无力患者的血清中 AChR 抗体浓度明显升高
胸腺影像学检查（CT、MRI）检查	常可发现胸腺增生、肥大，胸腺瘤
其他	部分患者存在甲状腺功能亢进、抗核抗体及甲状腺抗体阳性

表 17-6　Lambert-Eaton 肌无力综合征与重症肌无力的鉴别要点

项目	Lambert-Eaton 肌无力综合征	重症肌无力
性别	男性居多	女性居多
伴发疾病	2/3 伴发癌症，尤以肺癌常见	其他自身免疫疾病
患肌分布	下肢症状重，脑神经支配肌受累轻或无	多有眼外肌、脑神经支配肌受累，有复视、构音障碍

续表

项目	Lambert-Eaton 肌无力综合征	重症肌无力
疲劳试验	休息后肌力减退，短暂用力后增强，持续收缩后又呈病态疲劳状态	休息后症状减轻
药物试验	可阳性	阳性
电刺激试验	低频使动作电位下降，高频使动作电位升高	低频和高频均使动作电位降低 10% 以上

重症肌无力的治疗

胸腺切除或放疗，药物治疗有多种；
胆碱酯酶抑制药，激素免疫抑制药；
禁用慎用之药物，药名也应要牢记；
IVIG 静脉滴注，连用五天缓病情；
三类肌无力危象，紧急处置莫大意。

表 17-7 重症肌无力的治疗

治疗	基本要点
胸腺治疗	包括胸腺切除和胸腺放射治疗
药物治疗	①胆碱酯抑制药：常用的有溴吡斯的明 ②肾上腺皮质激素：通过抑制自身免疫反应，减少乙醇胆碱受体抗体生成及促使运动终板再生和修复，改善神经-肌肉接头的传递功能，治疗方法有冲击疗法、小剂量递增法，适用于各种类型 MG ③免疫抑制药：适用于对肾上腺皮质激素疗效差或不能耐受者，应注意白细胞、血小板减少，肝肾功能受损，出血性膀胱炎等不良反应，如硫唑嘌呤、环磷酰胺等 ④禁用和慎用药物：氨基糖苷类抗生素、新霉素、多黏菌素、巴龙霉素、奎宁、奎尼丁等；另外，吗啡、地西泮、苯巴比妥、苯妥英钠、普萘洛尔等药物也应禁用或慎用
血浆置换	仅适用于危象和难治性重症肌无力
IVIG	0.4%/(kg·d) 静脉滴注，连用 5 天，作为辅助治疗缓解病情
危象的处理	危象分为 3 种类型 ①肌无力危象：多由抗胆碱酯酶药量不足，疾病本身发展所致，是最为常见的危象；注射新斯的明后症状减轻 ②胆碱能危象：由抗胆碱酯酶药物过量引起，伴有胆碱酯酶抑制药的不良反应，如肌束颤动及毒蕈碱样反应 ③反拗危象：由于对抗胆碱酯酶药物不敏感而出现的严重呼吸困难。停用抗胆碱酯酶药物，对气管插管或切开的患者可采用大剂量类固醇激素治疗，待运动终板功能恢复后再重新调整抗胆碱酯酶药物剂量

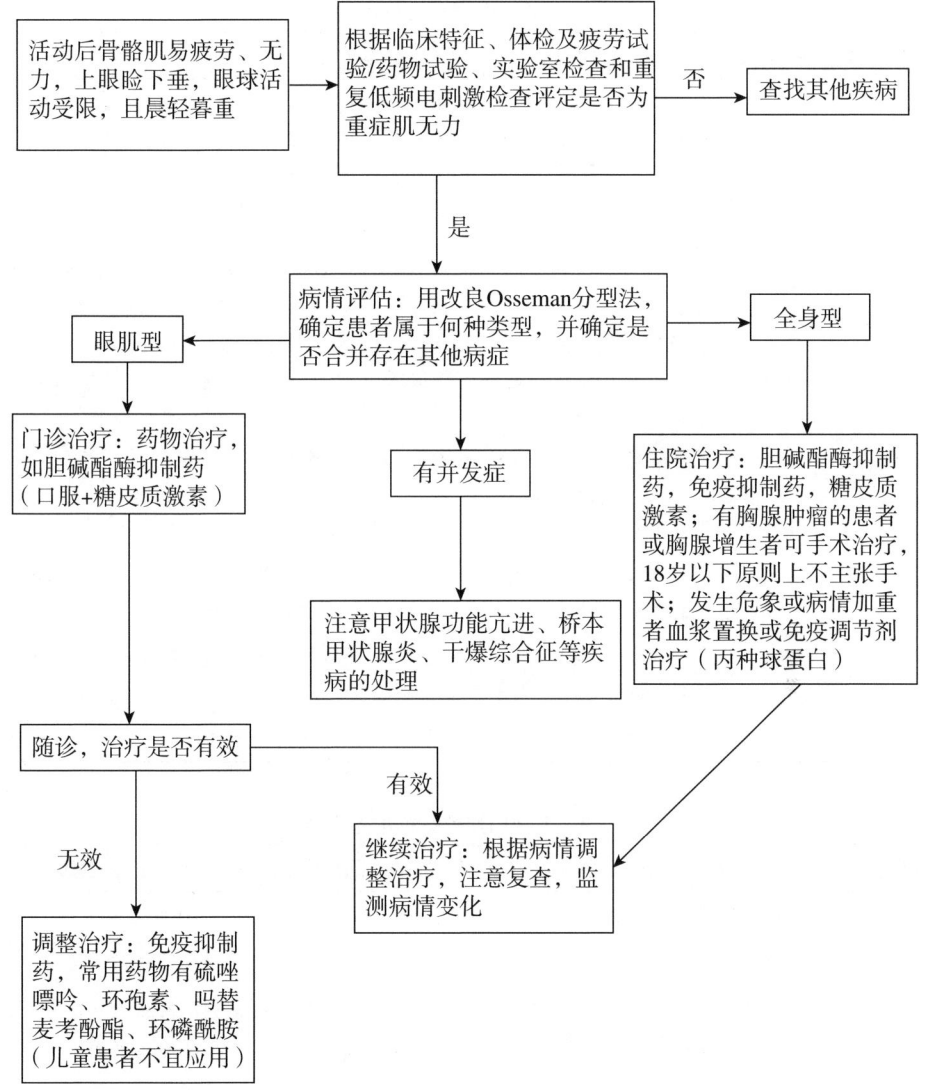

图 17-2 重症肌无力的诊治流程

三、周期性瘫痪

（一）低钾型周期性瘫痪

弛缓瘫痪周期性，血钾浓度低于常；
肌电活动有异常，补钾治疗效果强。

表 17-8　低钾型周期性瘫痪的概况

低钾型周期性瘫痪	基本要点
临床表现	①任何年龄均可发病，20~40岁男性多见 ②发病诱因：饱餐、酗酒、寒冷、精神刺激、疲劳、剧烈运动、注射胰岛素、皮质类固醇等 ③前驱症状：发病早期可有肌肉萎缩、嗜睡、多汗、少尿、口干、潮红、感觉异常等 ④发病特点：急性起病，常在饱餐后夜间或晨醒时出现双下肢对称性弛缓性瘫痪，可扩展至双上肢，近端重于远端，脑神经支配的肌肉常不受累，严重者呼吸肌及肋间肌可累及，有低血钾表现，如心动过速或过缓、心律失常、少尿、无尿、便秘。查体患者神志清楚，肌张力、腱反射减低或消失，无感觉障碍，发作间期一切正常，最先受累的肌肉最先恢复
辅助检查	①血钾浓度发作期＜3.5mmol/L，间歇期正常 ②心电图呈低钾性改变 ③肌电图显示运动电位时限缩短、波幅减低甚至运动单位电位消失
诊断	根据反复发作的肢体弛缓性瘫痪，无感受障碍，间歇期一切正常的病史，结合发作时血钾低，经给予补钾治疗肌无力迅速缓解可做出诊断
鉴别诊断	与高钾型周期性瘫痪、正常血钾型周期性瘫痪（表17-9）、重症肌无力、吉兰-巴雷综合征、继发性低血钾等鉴别
治疗	避免各种诱发因素，发作时给予补钾，一日总量达10g

表 17-9　三种周期性瘫痪的鉴别要点

项目	低血钾型	高血钾型	正常血钾型
起病年龄	各年龄均可，青年多见	10岁之前	10岁之前
发作时间	饱餐后或清晨起床	运动后多见	夜间或清晨醒后
诱发	服用大量糖类后、剧烈运动后多见	剧烈运动或饥饿后	限制盐摄入或补钾
持续时间	数小时或数天	30~60分钟	数天至数周
肌强直	无	有	无
治疗	补钾	补钙	补钠

（二）高钾型周期性瘫痪

周期瘫痪强直性，常有阳性家族史；
发作血钾常增高，降低血钾病可治。

表 17-10 高钾型周期性瘫痪的概况

高钾型周期性瘫痪	基本要点
临床表现	多发病于 10 岁以前,饥饿、剧烈运动、寒冷及摄入钾盐时易诱发肌无力发作,肌无力多先累及下肢近端肌,逐渐累及躯干、上肢肌肉,严重者颈肌和脑神经支配的肌肉可受累,常有肌肉痛性痉挛,可见肌强直。发作一般持续 10 分钟至 1 小时,随着年龄增长发作频率可减少
辅助检查	发作时血清钾可升高至 7~8mmol/L。心电图可见高钾改变。肌电图检查可见纤颤电位和肌强直放电,肌无力发作高峰时呈电静息
诊断及鉴别诊断	根据患儿发作性肌无力伴肌强直,无感觉障碍和高级神经活动异常,结合血钾升高、有家族史及钾负荷试验阳性可做出诊断。需注意与低钾型周期性瘫痪、正常钾型周期性瘫痪、继发性高血钾瘫痪、先天性副肌强直症鉴别
治疗	避免诱发因素,病情重者可给予 10% 葡萄糖酸钙 10~20ml 静脉注射,或 10% 葡萄糖 500ml 加胰岛素 10~20U 静脉注射

(三)正常钾型周期性瘫痪

多在十岁前发病,发作之时肌无力;

检查血钾却正常,治用盐水静脉滴。

表 17-11 正常钾型周期性瘫痪

正常钾型周期性瘫痪	基本要点
临床表现	多在 10 岁前发病,常于夜间或清晨醒来时发现四肢或部分肌肉瘫痪,运动后休息、寒冷、摄入钾盐可加重或诱发,严重者发音不清、呼吸困难等。发作常持续 10 天以上
诊断及鉴别诊断	根据患儿发作性肌无力病史,结合血清钾检查正常可做出诊断,需注意与低钾型和高钾型周期性瘫痪、吉兰-巴雷综合征鉴别
治疗	避免进食含钾多的食物,防止过度疲劳或过度肌肉活动,避免寒冷或暑热。发作时采用大量生理盐水静脉滴注或缓解症状,间歇期给予氢化可的松和乙酰唑胺可预防发作

四、多发性肌炎和皮肌炎

多发肌炎皮肌炎,起病急性亚急性;

四肢近端肌无力,皮肤害损有特征;

CK 增高肌炎症,肌电检查可助诊;

首选皮质类固醇,免疫制剂亦可用。

表 17-12　多发性肌炎（PM）和皮肌炎（DM）的概况

PM 和 DM	基本要点
临床表现	①多为急性或亚急性起病，儿童和成人多见，发病前多有低热或感冒史。首发症状多为四肢近端乏力、双侧肩胛带肌肉无力，表现为上楼、起蹲困难，双臂高举困难；颈肌乏力表现为抬头困难；呼吸肌受累表现为胸闷、气短。伴有关节、肌肉痛。晚期有肌肉萎缩和关节挛缩 ②皮肌炎伴发特征性皮肤损害：典型的皮疹为眶周和上下眼睑水肿性淡紫色斑和Gottron征，Gottron征为四肢关节伸面的水肿性红斑 ③其他表现：心脏、消化道、肾、肺部均可受累而出现相应症状，少数病例可合并其他自身免疫性疾病、恶性肿瘤
辅助检查	①急性期血象白细胞增高，红细胞沉降率增快，血清CK增高，部分患者类风湿因子和抗核抗体阳性，免疫球蛋白及抗肌球蛋白抗体增高 ②肌电图可见自发性纤颤电位和正向尖波。多相波增多，呈肌源性损害表现。部分患者心电图表现为异常 ③24小时尿肌酸增高，为肌炎活动期的指标 ④肌肉活检主要为骨骼肌的炎性改变
诊断	①急性或亚急性四肢近端及骨盆带肌无力伴压痛，腱反射减弱或消失 ②血清CK明显增高 ③肌电图呈肌源性损害 ④活检见典型肌炎病理表现 ⑤伴有典型皮肤损害 具有前4条诊断为多发性肌炎，前4条标准具有3条以上并且同时具有第5条者为皮肌炎
鉴别诊断	需与包涵体肌炎、肢带型肌营养不良症、重症肌无力鉴别
治疗	急性期应卧床休息，适当体疗，防止肺炎等并发症。皮质类固醇激素为多发性肌炎首选药物，激素治疗疗效不理想时，可选用免疫抑制药。急性期可选用免疫球蛋白与其他治疗方法联合使用。重症者应预防关节挛缩及失用性肌萎缩

五、进行性肌营养不良症

肌肉无力肌萎缩，缓慢进行性加重；
临床类型有多种，常见假性肥大型；
辅检显示肌受损，治疗主要是对症。

表 17-13　进行性肌营养不良症（PMD）的概况

PMD	基本要点
临床表现	分多种类型（表 17-14）
辅助检查	大多数类型肌营养不良症血清肌酶检测（CK、LDH、CK-MB）多有异常升高，DMD 患者肌肉严重萎缩，血清 CK 值明显下降。肌电图检查呈现典型肌源性损害，神经传导速度正常。肌肉活检表现为肌肉坏死、再生、间质脂肪及结缔组织增生
诊断	根据临床表现、起病年龄和遗传方式，配合血清酶测定、肌电图、肌肉活检及基因分析，可做出明确诊断
鉴别诊断	与少年型近端脊肌萎缩症、慢性多发性肌炎、肌萎缩侧索硬化、重症肌无力等疾病鉴别
治疗	尚无特效治疗。对症支持治疗为主，避免过度劳累，防止继发性感染。药物治疗可选用 ATP、肌苷、肌生注射液、维生素 E 等

表 17-14　PMD 的临床类型

PMD 临床类型	基本要点
假肥大型	Duchenne 型肌营养不良症（DMD） ①DMD 为最常见的 X 连锁隐性遗传肌病，女性为基因携带者，女性患病者罕见 ②患儿几乎均为男性，起病隐袭，多在 3～5 岁发病，首发症状常因骨盆带肌无力而表现为不能正常跑步、行走缓慢、足尖着地，容易跌倒。因髂腰肌和股四头肌无力表现为登楼及蹲位站立困难；背部伸肌乏力呈现腰椎过度前凸；臀中肌无力造成行走时骨盆向两侧上下摆动，呈典型鸭步。还可出现 Gower 征，即患儿仰卧位站立时，必须先翻身成俯卧位，然后以双手支撑双足背、膝部等处顺次攀附，方能起立。此为本病的特征性表现 ③翼状肩胛：肩胛带肌、上臂肌同时受累，表现为举臂困难；由于前锯肌及斜方肌无力，无法固定肩胛内缘，导致肩游离呈翼状支于背部，此为翼状肩胛 ④四肢近端肌萎缩明显，90% 的患儿存在双侧腓肠肌肉假性肥大，假性肥大也可发生于臀肌、三角肌、冈下肌及肱三头肌等 ⑤多数患儿心肌伴有受累，约 30% 的患儿存在智力障碍，可有胃肠功能障碍表现 ⑥病程后期出现双足下垂、跟腱挛缩，9～12 岁无法行走，需坐轮椅，此为 DMD 和 BMD 鉴别之处。晚期患者膝、肘、髋关节屈曲不能伸直，脊柱侧弯，同时有呼吸肌受累、心律失常及心功能衰竭，常在 20～30 岁因呼吸道感染、心力衰竭死亡 Becker 型肌营养不良症（BMD） ①为 X 连锁隐性遗传。5～15 岁发病，至 20～25 岁丧失行走能力，心肌受累罕见，临床表现类似于 DMD，被认为是良性的 DMD 变异型 ②肌无力首先累及骨盆带肌和下肢近端肌肉，逐渐波及肩胛带肌，有腓肠肌肥大 ③BMD 与 DMD 的不同点是发病年龄较晚，病情进展慢，预后较好

续表

PMD 临床类型	基本要点
面肩肱型肌营养不良症（FSHD）	最常见的常染色体显性遗传肌病，多于青少年期发病 肌无力表现：面部和肩胛带肌肉最先受累，如面部表情少，眼睑闭合无力，吹口哨、鼓腮困难，肩胛带和上臂肌肉萎缩明显，可出现斧头脸、翼状肩胛、三角肌、肱二头肌、肱三头肌及胸大肌上半部可累及。口轮匝肌假性肥大可使口唇增厚而微翘，称为"肌病面容"，可有腓肠肌、三角肌假性肥大 病情进展缓慢，可向躯干和骨盆带肌肉蔓延，一般不伴有心肌损害，寿命接近正常
肢带型肌营养不良症	为常染色体隐性或显性遗传，可有散发病例。多在10～20岁发病，病情进展缓慢。首发症状常为骨盆带肌肉萎缩，腰椎前凸，鸭步，下肢近端无力，上楼困难。后期肩胛带肌肉萎缩，出现翼状肩胛。可有腓肠肌假性肥大。发病后20年左右丧失劳动能力
眼咽型肌营养不良症	为常染色体显性遗传。40岁左右起病，首发症状为对称性上睑下垂和眼球运动障碍，可逐步出现轻度面肌、眼肌无力和萎缩，近端肢体无力，有吞咽困难、构音不清等症状
Emery-Dreifuss型肌营养不良症（EDMD）	X连锁隐性遗传，5～15岁缓慢起病。受累肌群有肱二头肌、肱三头肌、腓骨肌和胫前肌，后期可出现骨盆带肌和下肢近端肌无力和萎缩。在早期则出现肘部屈曲挛缩和跟腱缩短、颈部前屈受限、脊柱强直而弯腰转身困难，此为EDMD特征表现。多伴有心脏传导功能障碍，常因心脏病死亡
其他类型	眼肌型又称Kiloh-Nevin型、远端型、先天性肌营养不良症

六、肌强直性肌病

（一）强直性肌营养不良症

肌肉强直难松弛，肌肉萎缩肌无力；
伴随症状有多种，身体消瘦智力低；
心律失常糖尿病，额头宽大及秃顶；
辅助检查助诊断，治疗主要是对症。

表 17-15 强直性肌营养不良症的概况

强直性肌营养不良症	基本要点
临床表现	发病年龄及起病形式：多在30岁以后隐匿起病，进展缓慢，肌强直在肌萎缩之前数年或同时发生。病情严重程度差异较大 肌强直：肌肉用力收缩后不能正常地松开，遇冷加重。主要影响手部动作、行走和进食，用叩诊锤叩击四肢肌肉可见肌球，具有重要的诊断价值

强直性肌营养不良症	基本要点
	肌无力和肌萎缩：常先累及手部和前臂肌肉，延至头面部肌肉，患者面容瘦长，颧骨隆起，呈"斧状脸"，颈消瘦而稍前屈，呈"鹅颈"状。呼吸肌也常受累。部分患者有上睑下垂、眼球活动受损、构音障碍、吞咽困难、足下垂及跨越步态 骨骼肌外的表现 ①白内障 ②内分泌症状：男性睾丸小，生育能力低；女性月经不规律，卵巢功能低下，过早停经甚至不孕；糖耐量异常；宽额头及秃顶 ③心脏：心律失常、心悸，甚至晕厥。常有一度、二度房室传导阻滞 ④胃肠道：胃排空慢、胃肠蠕动差等 ⑤其他：消瘦，智力低下，听力障碍等
辅助检查	肌电图：典型的肌强直放电对诊断具有重要意义 肌肉活组织检查：Ⅱ型肌纤维肥大，Ⅰ型肌纤维萎缩，伴有大量核内移，可见肌浆块和环状肌纤维，以及肌纤维的坏死和再生 基因检测 其他：血清CK和LDH等正常或轻度升高；血清免疫球蛋白减少；心电图有房室传导阻滞；头颅CT及MRI显示蝶鞍变小和脑室扩大
诊断	根据常染色体显性遗传病史，中年缓慢起病，临床表现为全身骨骼肌强直、无力及萎缩，同时具有多系统受累表现。结合肌电图、血清肌酶、肌肉活检和基因检测等诊断一般不困难
鉴别诊断	先天性肌强直：与强直性肌营养不良症的主要区别点是肌强直及肌肥大，貌似运动员但肌力减弱，无肌萎缩和内分泌改变 先天性副肌强直：特点是出生后就持续存在面部、手、上肢远端肌肉遇冷后肌强直或活动后出现肌强直和无力，如冷水洗脸后眼睛睁开缓慢、在温暖环境下症状迅速消失、叩击性肌强直明显。患者寿命正常
治疗与预后	缺乏根本的治疗。针对肌强直可口服苯妥英钠或卡马西平及物理治疗等对症治疗。起病越早预后越差，有症状者多在45～50岁死于心脏病。症状轻者可接近正常寿命

（二）先天性肌强直

     肌强直症先天性，肌肉收缩难松弛；
     肌力正常肌肥大，肌电检查可助诊；
     治疗主要是对症，卡马西平苯妥英。

表 17-16 先天性肌强直的概况

先天性肌强直	基本要点
临床表现	①起病年龄：多数于婴儿期或儿童期起病。肌强直及肌肥大逐渐加重，在成人期趋于稳定 ②肌强直：患者肢体僵硬、动作笨拙，静息后初次运动较重，如久坐后不能立即站立，静立后不能起步，握手后不能放松，但重复运动后症状减轻。在寒冷的环境中上述症状加重。叩击肌肉可见肌球。呼吸肌及尿道括约肌受累可出现呼吸及排尿困难，眼外肌强直可出现斜视或复视 ③肌肥大：全身骨骼肌普遍性肌肥大，酷似运动员。肌力基本正常，无肌肉萎缩 ④其他：可出现精神症状，心脏不受累，患者一般能保持工作能力，寿命不受限
辅助检查	肌电图检查出现肌强直电位。肌肉活组织检查显示肌纤维肥大、核中心移位、横纹欠清。血清肌酶正常，心电图正常
诊断	根据阳性家族史、典型临床表现，结合肌电图、肌活检及血清肌酶检查可以做出诊断
鉴别诊断	主要与强直性肌营养不良症、先天性副肌强直、高钾型周期性麻痹等鉴别
治疗与预后	尚无特效的治疗，药物可用苯妥英钠、卡马西平、乙酰唑胺等减轻肌强直，保暖也可使肌强直减轻。预后良好，寿命不受影响

七、线粒体肌病及线粒体脑肌病

轻度活动即乏力，若要好转需休息；
肌肉酸痛及压痛，破碎纤维可检及；
线粒体性脑肌病，中枢神经亦累及；
注意支持与营养，维生素与能量剂。

表 17-17 线粒体肌病及线粒体脑肌病的概况

项目	基本要点
临床表现	本病可发生于任何年龄段，多呈慢性进展，可累及多个系统。骨骼肌和脑最易受累而出现症状，具体内容见表 17-18
辅助检查	生化检查 ①乳酸、丙酮酸最小运动量试验：约 80% 的患者阳性，即运动后 10 分钟血乳酸和丙酮酸仍不能恢复正常。脑肌病者 CSF 乳酸含量也增高 ②线粒体呼吸链复合酶活性降低 ③约 30% 的患者血清 CK 和 LDH 水平升高 肌肉活检：见破碎红纤维 影像学检查：头颅 CT 或 MRI 显示白质脑病、基底节钙化、脑软化、脑萎缩和脑室扩大 肌电图：60% 的患者为肌源性损害，少数为神经源性损害或两者兼之 线粒体 DNA 分析对诊断有决定性意义

续表

项目	基本要点
诊断	根据家族史、典型临床表现，结合血乳酸、丙酮酸最小运动量试验阳性、肌肉组织病理检查发现大量异常线粒体、线粒体生化检测异常、肌电图和基因检测异常可以做出诊断
鉴别诊断	主要应与重症肌无力、多发性肌炎、肢带型肌营养不良症鉴别；还应与多发性硬化、急性播散性脑脊髓炎、脑血管病、心肌病、肌阵挛癫痫、血管性痴呆等鉴别。但上述疾病可因血中乳酸和丙酮酸水平不高，通过肌肉活检和线粒体生化功能测定鉴别
治疗	饮食疗法：高蛋白、高糖类、低脂饮食 药物治疗：ATP、辅酶A、左卡尼汀、辅酶Q_{10}和大量B族维生素。对癫痫发作、颅内压增高、心脏病、糖尿病等进行对症治 其他物理治疗：根本治疗有待于正在研究的基因靶向治疗

表 17-18　线粒体肌病与线粒体脑肌病的临床表现

疾病类型	临床表现
线粒体肌病	多于20岁左右发病，也有儿童及中年发病者，男女均可受累。临床上以肌无力和不能耐受疲劳为主要特征，往往轻度活动后即感疲乏，休息后好转，常伴有肌肉酸痛及压痛，无"晨轻暮重"现象，肌萎缩少见
线粒体脑肌病	①慢性进行性眼外肌瘫痪（CPEO）：任何年龄均可发病，儿童期发病者多见。首发症状为眼睑下垂、眼肌麻痹，缓慢进展为全眼外肌瘫痪，眼球运动障碍，由于双眼外肌对称受累，复视不常见，部分患者可有咽部肌肉和四肢无力。对新斯的明试验不敏感 ② Kearns-Sayre 综合征（KSS）：多在20岁前发病，表现为三联征：CPEO、视网膜色素变性、心脏传导阻滞。常伴有其他神经系统异常表现。病情进展较快，多在20岁前死于心脏病 ③线粒体肌病伴高乳酸血症和卒中样发作（MELAS）综合征：40岁前发病，儿童期发病者更多见，临床表现为卒中样发作伴有偏瘫、偏盲或皮质盲、偏头痛、恶心呕吐、反复癫痫发作、智力低下、身体矮小、神经性耳聋等。病情逐渐加重，头颅CT和MRI显示主要为枕叶脑软化，病灶范围与主要脑血管分布不一致，也常见脑萎缩、脑室扩大和基底节钙化。血和脑脊液乳酸增高 ④肌阵挛性癫痫伴有肌肉破碎红纤维（MERRF）综合征：主要特征为肌阵挛性癫痫发作、小脑性共济失调，常合并智力低下、听力障碍和四肢近端无力，多在儿童期发病，有明显的家族史，有的家系伴发多发性对称性脂肪瘤

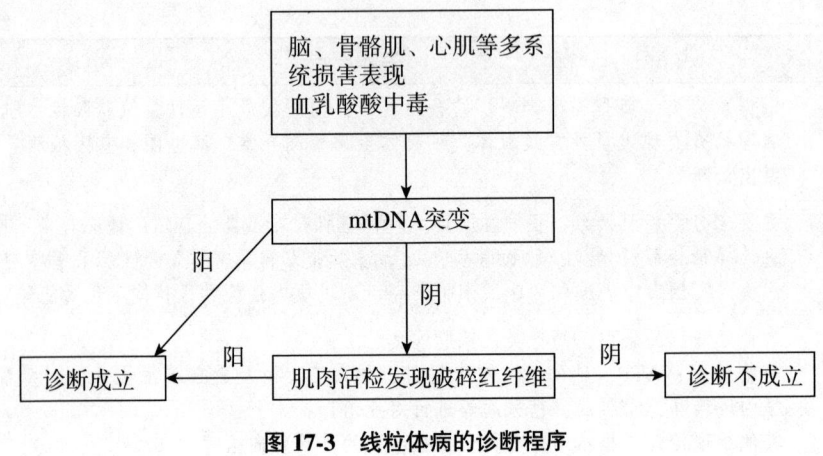

图 17-3　线粒体病的诊断程序

第十八章　神经系统遗传性疾病

一、概述

神经系统遗传病，遗传因素来决定；
临床分为四类型，发病家族聚集性；
早年发病渐加重，神经功能多受损；
症状可有特征性，遗传检查可助诊；
替代疗法及对症，预防工作应抓紧。

表 18-1　神经系统遗传性疾病的概况

神经系统遗传性疾病	基本要点
病因发病机制	三核苷酸重复扩增：三核苷酸重复扩增导致减数分裂复制不稳定，基因表达产物功能异常导致疾病发生，如 Huntington 病、强直性肌营养不良等 离子通道病：离子通道病是由编码离子通道蛋白亚基的基因突变，导致离子通道功能改变所致的疾病，如低钾性周期性麻痹等 遗传代谢病：遗传代谢病是由基因突变引起的酶活性降低或缺乏，使有机酸、糖、电解质等物质正常代谢过程不能完成，形成额外产物在体内蓄积，引起毒性作用所致，如糖原病、脂类代谢病等 异常蛋白产物沉积：淀粉样前体蛋白基因突变所致的淀粉样斑块在神经元细胞外沉积与家族性阿尔茨海默病发病有关 金属离子转运障碍：Menkes 病和肝豆状核变性（Wilson disease）均为铜离子转运代谢障碍性疾病
分类	单基因病：是指基因发生碱基替代、插入、缺失、重复或动态突变所引起的疾病。常见的单基因遗传病有腓骨肌萎缩症、肝豆状核变性、假肥大型肌营养不良症和遗传性共济失调等 多基因病：是指一个以上基因突变的累加效应与环境因素相互作用所致的疾病，常见的神经系统基因遗传病有癫痫、偏头痛和脑动脉硬化症等 线粒体病：由线粒体 DNA 突变所致，为母系遗传，常见病有线粒体脑肌病等 染色体病：由染色体数目或结构异常所致，如先天愚型患者的体细胞中多了一个 21 号染色体
症状和体征	普遍性特征：发病年龄早，进行性加重，有家族聚集性，认知、行为和发育异常，语言运动障碍，多系统、多器官和多功能障碍 特征性症状：如肝豆核变性的 K-F 环、黑矇性痴呆的眼底樱桃红斑可以作为诊断依据，对诊断有重要价值

续表

神经系统遗传性疾病	基本要点
诊断步骤	临床资料搜集：尤其要注意发病年龄、性别、独特的症状和体征，如皮肤牛奶咖啡斑应考虑神经纤维瘤 系谱分析：可判断是否为遗传病，并区分是单基因遗传病、多基因遗传病或线粒体遗传病；根据有无遗传早现现象，推测是否为动态突变疾病 常规辅助检查：包括生化、电生理、影像学和病理学检查等，对诊断及鉴别诊断十分重要 遗传物质及基因产物的检测：可对疾病进行确诊和预测。常用的检测方法如下 ①染色体检查：可查出染色体数目异常和结构畸变，如先天愚型和性染色体病变 ②基因诊断：主要用于单基因遗传病，如假肥大型肌营养不良症、家族性肌萎缩侧索硬化症等的基因突变检测和连锁分析 ③基因产物检测：主要应用免疫学技术对已知基因产物的遗传病的蛋进行分析，如对假性肥大肌营养不良症患者
治疗	针对遗传缺陷采取替代疗法、对症治疗、康复和手术矫正等以提高患者的生活质量，神经营养和保护治疗延缓疾病的进展
预防	避免近亲结婚、遗传咨询、携带者检测和产前诊断、选择性人工流产等

二、遗传性共济失调

（一）Friedreich 型共济失调

共济失调弗氏型，儿童少年时起病；
从下向上肢发展，病程慢性进行性；
共济失调深感障，脊柱侧突心肌病；
基因检测可助诊，辅酶 Q_{10} 及对症。

表 18-2　Friedreich 型共济失调的概况

Friedreich 型共济失调	基本要点
病因及发病机制	大多数情况下，Friedreich 型共济失调是由位于9号染色体长臂9P13-21.1 上的 Frataxin 基因内含子区 GAA 三核苷酸序列扩增突变所致，突变致 Fraraxin 蛋白表达水平降低和功能丧失。Frataxin 是一种线粒体基质蛋白，可以调节线粒体内铁的内环境，它的缺乏致铁在线粒体中聚集，增加线粒体对氧化应激的敏感性，通过自由基的释放介导细胞死亡
病理	肉眼可见脊髓变细，以胸段为著。镜下可见脊髓后索、脊髓小脑束和皮质脊髓束变性，后根神经节和 Clarke 柱神经细胞丢失；周围神经脱髓鞘，胶质增生；脑干、小脑和大脑受累较轻，心脏因心肌肥厚而扩大

续表

Friedreich 型共济失调	基本要点
临床表现	通常 4～15 岁起病，偶见婴儿和 50 岁以后起病者 首发症状为进行性步态共济失调，双下肢同时受累，行走不稳、步态蹒跚、左右摇晃、易于跌倒；继而发展到双上肢共济失调、动作笨拙、取物不准和意向性震颤；常有言语不清或暴发性语言、视听力减退、反应迟钝 查体可见水平眼震，眼球运动不受限，瞳孔反射存在。早期深感觉减退，后期浅感觉轻度减退。几乎所有患者腱反射早期消失，巴宾斯基征阳性和屈肌痉挛，腹壁反射保留。可见弓形足和脊柱后侧凸畸形。半数以上患者可出现心肌病是该病的一个突出特点 变异型： ①反射保留型 ②晚发型
辅助检查	MRI 显示脊髓变细，无明显小脑萎缩 心电图常有心室肥厚、心律失常及传导阻滞；超声心动图显示对称性、向心性、肥厚型心肌病 感觉神经传导速度正常而波幅显著下降甚至消失 检测 FRDA 基因 GAA 的扩增次数可协助诊断
诊断	儿童或少年期起病，呈常染色体隐性遗传，逐渐从下肢向上肢发展，出现进行性共济失调、深感觉障碍和腱反射消失等，通常可以诊断，如有脊柱侧凸、弓形足、心肌病、MRI 显示脊髓萎缩及 FRDA 基因 GAA 异常扩增，可确定诊断
鉴别诊断	不典型病例需与腓骨肌萎缩症、脱髓鞘性疾病鉴别；还应与维生素 E 缺乏症引起的共济失调鉴别
治疗与预后	目前本病治疗措施包括给予辅酶 Q_{10} 和其他抗氧化剂。本病预后差

（二）脊髓小脑性共济失调

成年发病进展慢，共济失调下肢起；

构音障碍锥体征，各型症状有特征；

小脑脑干有病损，对症治疗缓病情。

表 18-3　脊髓小脑性共济失调（SCA）的概况

SCA	基本要点
病因及发病机制	常染色体显性遗传的脊髓小脑性共济失调最具特征的基因缺陷是 CAG 扩增，CAG 扩增次数越多发病年龄越早。SCA 发病机制如下 ①转录异常 ②钙信号缺陷 ③磷酸化缺陷 ④泛素化和蛋白酶体功能缺陷 ⑤蛋白质错误折叠和伴侣蛋白的缺陷
病理	SCA 共同的病理改变主要是小脑、脑干和脊髓变性、萎缩，但各亚型各有特点
临床表现	一般在 30～40 岁隐袭起病，缓慢进展，但也有儿童期及 70 岁起病者 首发症状多为下肢共济失调；上肢共济失调和构音障碍也是早期症状，腱反射早期活跃，后期减弱，有深感觉障碍及眼部症状 各亚型也具各自的特点 ①SCA1 有眼肌麻痹和吞咽障碍 ②SCA2 的眼慢扫视运动较明显 ③SCA3 有肌萎缩、面肌及舌肌纤颤、突眼 ④SCA6 的共济失调发生呈发作性，病情发展缓慢 ⑤SCA7 的特征性症状是视力减退或丧失、视网膜色素变性，遗传早现现象较突出 ⑥SCA8 的振动觉减退、反射亢进，病情进展缓慢 ⑦SCA10 有纯小脑征和癫痫发作
辅助检查	CT 或 MRI 显示小脑和脑干萎缩，尤其是脑桥和小脑中脚萎缩 脑干诱发电位可异常；肌电图显示周围神经损害 脑脊液检查正常 确诊及区分亚型可进行分子遗传学检查
诊断	根据共济失调病史及家族史，构音障碍、锥体束征及其他伴随的症状和体征，结合神经影像学可做出临床诊断；分子遗传学检查有助于确诊
鉴别诊断	不典型病例需与多发性硬化、CJD 及感染引起的共济失调鉴别
治疗	无特效治疗，对症治疗可缓解症状

三、遗传性痉挛性截瘫

痉挛截瘫遗传性，双侧下肢肌无力；
肌张力高进行性，剪刀步态为特征；
单纯复杂两类型，治疗主要是对症。

表 18-4 遗传性痉挛性截瘫（HSP）的概况

HSP	基本要点
病理	常染色体显性遗传性单纯型 HSP 的主要病理改变是轴突变性，以皮质脊髓束和薄束的终末部分改变最明显，脊髓小脑束纤维受累较轻
临床表现	具有高度异质性，发病年龄和严重程度在不同病例差异较大。HSP 多在儿童期或青春期发病，男性略多，典型症状是缓慢进行性痉挛性双下肢无力，严重程度不一 ①单纯型：较多见，仅表现为痉挛性截瘫，可有尿频、尿急症状及足部的振动觉减退。有的患者双手僵硬，动作笨拙，轻度构音障碍 ②复杂型：除痉挛性截瘫外，常合并不同程度的肌萎缩、小脑性共济失调、帕金森样症状、肌张力障碍、手足徐动症、视神经萎缩、视网膜变性、听力障碍、癫痫、鱼鳞病、精神发育迟滞或痴呆，构成各种综合征
辅助检查	①诱发电位：下肢体感诱发电位（SEP）显示后索神经纤维传导速度减慢。皮质运动诱发电位显示皮质脊髓束传导速度显著下降。相比而言，上肢诱发电位却是正常的，或仅显示轻度的传导速度减慢 ②肌电图：周围神经传导速度正常 ③MRI：脑和脊髓 MRI 一般无异常
诊断	主要基于临床症状和体征，阳性家族史，并排除其他疾病可以诊断；进一步分为单纯型和复杂型；可根据基因诊断分型
鉴别诊断	本病需与 Amold-Chiari 畸形、颈椎病、多发性硬化、脑性瘫痪和遗传性运动神经元病等鉴别
治疗	主要采取对症治疗

四、腓骨肌萎缩症

四肢远端肌无力，感觉障碍腱反低；

肌肉萎缩如鹤足，粗大神经可触及；

辅助检查助诊断，治疗支持与对症。

表 18-5 腓骨肌萎缩症（CMT）的概况

CMT	基本要点
临床表现	患者临床表现的严重程度差异较大，通常是儿童或青春期发病，也可以中年发病，主要表现为慢性进行性、对称性的肢体远端肌肉无力和萎缩、感觉障碍、腱反射减低或消失。足部肌肉萎缩可导致弓形足和锤状趾畸形。一般情况下，自主神经和脑神经不受累。CMT1 型可以触及粗大周围神经，尤其是耳大神经和尺神经
辅助检查	①神经电生理检查：CMT1 型广泛性 NCV 显著下降，复合肌肉动作电位和感觉神经动作电位的波幅正常或降低。CMT2 型 NCV 大致正常或轻度下降，复合肌肉动作电位和感觉神经动作电位的波幅明显降低 ②周围神经活检：可见到不同程度的脱髓和（或）轴索变性 ③基因检测：有助于疾病诊断及分型

CMT	基本要点
诊断	根据儿童或青春期发病，出现缓慢进展的对称性双下肢无力，以及"鹤腿"、足下垂、弓形足，伴有感觉障碍，腱反射减低或消失，结合神经电生理、神经活检、阳性家族史和基因检测异常，可以确诊
鉴别诊断	①远端型肌营养不良：表现为四肢远端逐渐向上发展的肌无力、肌萎缩；该病成年起病、肌源性损害肌电图、运动 NCV 正常等可用于鉴别 ②远端型脊肌萎缩症：该病的肌萎缩和肌无力及病程类似 CMT 病，但感觉功能不受累，EMG 显示为前角损害 ③遗传性共济失调伴肌萎缩：又称 Roussy-Levy 综合征，儿童期起病，缓慢进展，表现为腓骨肌萎缩、弓形足、脊椎侧凸、四肢腱反射减弱或消失，运动 NCV 减慢，但有站立不稳、步态蹒跚、手震颤等共济失调表现 ④慢性炎症性脱髓鞘性多发性神经病：进展相对较快，CSF 蛋白含量增多，泼尼松治疗有效
治疗	目前无特殊治疗，主要是对症和支持治疗

五、神经皮肤综合征

(一) 神经纤维瘤病

临床分为两类型，Ⅰ型牛奶咖啡斑；
多发神经纤维瘤，色素沉着和雀斑；
Ⅱ型听神经纤维瘤，皮肤无或少症状；
肿瘤压迫应手术，治疗癫痫药物上。

表 18-6 神经纤维瘤病 (NF) 的概况

NF	基本要点
病因及发病机制	NF Ⅰ型致病基因定位于常染色体 17q11.2；NF Ⅱ型致病基因定位于常染色体 22q12。这两个基因的产物是肿瘤抑制因子
病理	主要特点为外胚层结构的神经组织发育不良、过度增生和肿瘤形成
临床表现	神经纤维瘤病Ⅰ型 ①皮肤症状：皮肤牛奶咖啡斑具有极高的诊断价值；雀斑和色素沉着也是特征之一 ②神经症状：神经纤维瘤是此病具有特征性的临床表现。常见神经纤维瘤有皮肤或皮下肿瘤（最常见）；周围神经或神经根肿瘤；颅内肿瘤，可合并脑膜瘤等；椎管内肿瘤 ③眼部症状：裂隙灯可见虹膜有粟状橙黄色圆形小结节，为错构瘤，也称 Lisch 结节，为 NF Ⅰ型所特有 ④其他症状：常见的先天性骨发育异常 神经纤维瘤病Ⅱ型：主要特征是双侧听神经瘤

NF	基本要点
辅助检查	X线检查可发现各种骨骼畸形；椎管造影、CT及MRI有助于发现中枢神经系统肿瘤；脑干听觉诱发电位对听神经瘤有较高的诊断价值；基因分析可确定NFⅠ型和NFⅡ型的突变类型
诊断	NFⅠ型的诊断标准：符合2条或以上者可确诊 ①6个或以上的牛奶咖啡斑，青春期前最大直径5mm以上，青春期后15mm以上 ②2个或以上任意类型神经纤维瘤或1个丛状神经纤维瘤 ③腋窝或腹股沟褐色雀斑 ④视神经胶质瘤 ⑤2个或以上Lisch结节，即虹膜错构瘤 ⑥骨损害 ⑦一级亲属中有确诊Ⅰ型神经纤维瘤的患者 NFⅡ型的诊断标准：患者符合以下1项即可 ①影像学确诊双侧听神经瘤 ②一级亲属中有NFⅡ型并有单侧听神经瘤 ③一级亲属中有NFⅡ型和下列中的2项：神经细胞瘤、脑膜瘤和青少年后囊下晶状体混浊
鉴别诊断	应与结节性硬化、脊髓空洞症、骨纤维结构不良综合征和局部软组织蔓状血管瘤鉴别
治疗	无特异性治疗。对于视神经瘤、听神经瘤等颅内及椎管内肿瘤宜手术治疗，解除压迫。有癫痫发作可用抗痫药治疗。部分患者可用放疗

（二）结节性硬化症

皮脂腺瘤在面部，常发癫痫智力低；

影像检查助诊断，对症治疗无特异。

表18-7 结节性硬化症（TS）的概况

TS	基本要点
病因和发病机制	常染色体显性遗传为主，散发病例也较多见。基因定位在染色体9q34或16p13.3，其基因产物分别为hamartin和tuberin，均调节细胞的生长
病理	神经胶质增生性硬化性结节是脑部病理改变，广泛出现于大脑皮质、白质和室管膜下
临床表现	通常在2~3岁内出现明显的智力减退和癫痫发作 ①神经系统损害：癫痫发作是主要症状 ②皮肤损害：色素脱失斑是最早的皮肤改变，出生时即存在。4岁时有明显的皮脂腺瘤，10岁以后可出现明显的鲨革样斑，见于腰骶部 ③其他脏器的损害
辅助检查	头颅CT或MRI可发现室管膜下巨细胞星形细胞瘤、皮质中的结节、钙化及血管发育异常；超声、心电图及脑电图检查也有帮助

TS	基本要点
诊断	根据典型的皮脂腺瘤、癫痫发作及智能减退，临床诊断不难。如CT检查发现颅内钙化灶及室管膜下结节，结合常染色体显性遗传家族史，可以确诊，根据婴儿痉挛和3个以上的色素脱失斑，也可确诊
鉴别诊断	应与其他累及皮肤、神经系统和视网膜的疾病鉴别，如神经纤维瘤病等
治疗	目前无特异性治疗方法。对症治疗包括控制癫痫发作、降颅内压等，婴儿痉挛可用ACTH；脑脊液循环受阻可手术治疗，面部皮脂腺瘤可整容治疗

（三）脑面血管瘤病

血管斑痣出生有，癫痫发作难控制；
眼部症状有数种，辅助检查可助诊；
治疗主要是对症，癫痫发作应控制。

表 18-8 脑面血管瘤病的概况

脑面血管瘤病	基本要点
临床表现	皮肤改变：出生即有红葡萄酒色扁平血管痣沿三叉神经第Ⅰ支走行分布，也可波及第Ⅱ、Ⅲ支，严重者可蔓延至对侧面部、颈部和躯干，少数可见于口腔黏膜。若只累及三叉神经第Ⅱ或第Ⅲ支，则神经症状少 神经系统症状：癫痫发作常见，抗癫痫药难以控制。可有智力减退，脑面血管瘤对侧可有偏瘫和偏身萎缩 眼部症状：可出现青光眼和突眼，有时伴有脉络膜血管瘤，枕叶受损出现同侧偏盲
辅助检查	影像学检查 ① 2岁后头颅X线检查可显示特征性的与脑回外形一致的双轨状钙化 ② CT：可见钙化和单侧脑萎缩 ③ MRI：可见软脑膜血管瘤等 ④ DSA：可以出现皮质浅静脉缺乏、静脉窦充盈缺损和异常扭曲的静脉 ⑤ SPECT：早期见皮质高灌注，后期为低灌注 ⑥ PET：可见受累脑半球代谢减低 脑电图检查：受累脑半球背景活动减少、波幅降低和痫样放电
诊断	有典型面部红葡萄酒色扁平血管瘤，加上一个以上的其他症状，如癫痫、青光眼、突眼、对侧偏瘫、偏身萎缩，即可诊断。头颅X线检查与脑回一致的双轨状钙化，CT和MRI显示的钙化、脑萎缩和脑膜血管瘤，均有助于诊断
治疗	主要是对症治疗，控制癫痫发作

第十九章 神经系统发育异常性疾病

神经系统发育异常性疾病的分类

神经发育异常病，临床分为四类型。

表 19-1 神经系统发育异常性疾病的主要分类

分类	常见疾病
与颅骨脊柱畸形相关的神经疾病	①神经管闭合缺陷，颅骨裂、脊椎裂及相关畸形，可分为隐性和显性两类 ②颅骨、脊椎畸形：如狭颅症、小头畸形、枕骨大孔区畸形（扁平颅底及颅底凹陷症等），寰枢椎脱位、寰椎枕化、颈椎融合、小脑扁桃体下疝及先天性颅骨缺损等 ③脑室系统发育畸形：如中脑导水管闭塞、第四脑室正中孔及外侧孔闭锁等导致的先天性脑积水，常合并脑发育障碍
神经组织发育缺陷	①脑皮质发育不良：如脑回增宽、脑回狭小、脑叶萎缩性硬化及神经细胞异位等 ②先天性脑穿通畸形（congenital porencephalia）：局部脑皮质发育缺陷，并与脑室相通，可双侧对称发生 ③胼胝体发育不良：胼胝体部分或完全缺如，常伴有其他畸形，如脑积水、小头畸形及颅内先天性脂肪瘤等 ④全脑畸形：如脑发育不良（无脑畸形）、先天性脑缺失性脑积水、巨脑畸形、左右半球分裂不合或仅有一个脑室等
脑性瘫痪	
神经外胚层发育不全	也称斑痣性错构瘤病（phakomatosis），临床上称神经皮肤综合征，如结节性硬化症、多发性神经纤维瘤病、脑面血管瘤病、共济失调-毛细血管扩张症和视网膜小脑血管瘤病等

一、颅颈区畸形

颅颈区域有畸形，常见类型有三种；
神经系统常受损，手术治疗最为重。

表 19-2 颅颈区的常见畸形

颅颈区畸形	基本要点
颅底凹陷症	颅底凹陷症是常见的颅颈区畸形，是以枕骨大孔区为主的颅底骨组织陷入颅腔，枢椎齿状突上移并进入枕骨大孔，使枕骨大孔狭窄，后颅窝变小，导致脑桥、延髓、小脑、颈髓和神经根受压、牵拉产生一系列症状，如椎动脉受压可有供血不足的表现（表 19-3）

続表

颅颈区畸形	基本要点
扁平颅底	扁平颅底是颅颈区较常见的先天性骨畸形，如单独存在则一般不出现症状，常与颅底凹陷症并发。诊断主要根据颅骨侧位片测量颅底角（蝶鞍与斜坡形成角度），颅骨侧位片中由鼻根至蝶鞍中心连线与蝶鞍中心向枕大孔前缘连线形成的夹角，成人正常值为 109°～145°，平均 132°。本病颅底角＞145°，具有诊断意义
小脑扁桃体下疝畸形	小脑扁桃体下疝畸形又称 Arnold-Chiari 畸形，是一种先天性枕骨大孔区发育异常，颅后窝容积变小，小脑扁桃体、延髓下段及第四脑室下部下疝入颈段椎管内，造成枕大池变小或闭塞、蛛网膜粘连肥厚等（表 19-4）

表 19-3　颅底凹陷症的概况

颅底凹陷症	基本要点
临床表现	多在成年后发病，缓慢进展。常有后颈部疼痛、颈部运动不灵受限、强迫头位、短颈、后发际低 枕骨大孔区综合征的症状和体征： ①后组脑神经损害 ②延髓及上位颈髓损害 ③小脑损害 ④颈神经根受累 ⑤椎-基底动脉供血不足症状 ⑥颅内压增高症状
辅助检查	颅颈侧位、张口正位 X 线检查枢椎齿状突位置是确诊本病的重要依据。腭枕线是颅骨侧位硬腭后缘到枕大孔后上缘的连线，正常时枢椎齿状突应低于此线。如超过此线 3mm 则可确诊，高出 0～3mm 为可疑
诊断	诊断依据： ①成年后发病，病程缓慢进展 ②颈部运动受限、短颈、后发际低 ③枕骨大孔区综合征的症状和体征 ④典型影像学改变
鉴别诊断	本病应与延髓、脊髓空洞症等鉴别
治疗	手术治疗

表 19-4　小脑扁桃体下疝畸形的概况

小脑扁桃体下疝畸形	基本要点
病因及发病机制	病因不明，可能与胚胎第 3 个月时神经组织生长过快或脑组织发育不良，及脑室系统和蛛网膜下腔之间脑脊液动力学紊乱相关 临床上依据畸形的特点及轻重程度分为 4 型 ① Chiari Ⅰ型：小脑扁桃体及下蚓部疝入椎管内，延髓与第四脑室位置正常或轻度下移，可合并脊髓空洞证，一般不伴有脊髓脊膜膨出 ② Chiari Ⅱ型：最常见，小脑、延髓、第四脑室疝均入椎管内，第四脑室正中孔与导水管粘连狭窄造成梗阻性脑积水，常合并脊髓脊膜膨出 ③ Chiari Ⅲ型：最严重，除Ⅱ型特点外，常合并上颈段、枕部脑膜膨出 ④ Chiari Ⅳ型：表现为小脑发育不全，但不向下方移位
临床表现	女性多于男性，Ⅰ型多见于儿童及成人，Ⅱ型多见于婴儿，Ⅲ型多见于新生儿期，Ⅳ型常于婴儿期发病，罕见 颈枕部疼痛常为首发症状，伴有颈枕部压痛及强迫头位。随着病情的发展，可同时出现以下几组症状：延髓、上颈髓受压症状；脑神经、颈神经症状；小脑症状；慢性高颅内压症状
辅助检查	首选颅脑 MRI 检查，矢状位可显示小脑扁桃体直疝和继发囊肿、脑积水、脊髓空洞症等。头颅颈椎 X 线检查显示枕骨大孔区、头颅、颈椎骨畸形
诊断	根据发病年龄、临床表现，尤其是 MRI 影像学表现可明确诊断
鉴别诊断	应与多发性硬化、脊髓空洞症等鉴别
治疗	手术治疗为唯一选择。手术指征包括： ①梗阻性脑积水或颅内压增高 ②临床症状进行性加重，有明显的神经系统受损体征

二、脑性瘫痪

脑性瘫痪的诊断

双侧痉挛性瘫痪，智力低下语言障；
临床表现六类型，诊断标准有三项。

表 19-5　脑性瘫痪的临床表现和诊断

脑性瘫痪	基本要点
病理改变	分为两类损害：一是出血性损害；二是缺血性损害
分类	见表 19-6

脑性瘫痪	基本要点
临床类型及表现	①痉挛型：是最多见和最典型的类型，占脑瘫患儿的60%～70% ②强直型：此型有最严重的痉挛型表现 ③不随意运动型：又称手足徐动症，约占脑性瘫痪的20% ④共济失调型：以小脑功能障碍为主要特点 ⑤肌张力低下型：又称软瘫 ⑥混合型：各型的典型症状混合存在者
辅助检查	头部MRI、CT有助于了解颅内有无结构异常。脑电图对确定患儿是否合并癫痫及合并癫痫的风险具有意义。脑诱发电位可发现视听功能异常
诊断标准	①婴儿期内出现的中枢性瘫痪 ②可伴有智力低下、言语障碍、惊厥、行为异常、感知障碍及其他异常 ③需除外进行性疾病所致的中枢性瘫痪及正常小儿一过性运动发育落后 高度提示脑性瘫痪的临床表现如下 ①早产儿、低体重儿、出生时及新生儿期有严重缺氧、惊厥、颅内出血和核黄疸等 ②精神发育迟滞、情绪不稳和易惊恐等 ③运动发育迟缓，肌张力增高及痉挛的典型表现 ④锥体外系症状（双侧耳聋和上视麻痹）
鉴别诊断	①遗传性痉挛性截瘫：单纯型为儿童期起病，双下肢肌张力增高、腱反射亢进、病理征及弓形足，病程进展缓慢，有家族史 ②共济失调毛细血管扩张症：常染色体隐性遗传病，进行性发展，除共济失调和锥体外系症状外，还有眼结膜毛细血管扩张、甲胎蛋白显著增高等，因免疫功能低下常发生支气管炎和肺炎等

表19-6 脑性瘫痪的分类

分类依据	临床类型
根据病因病理分类	①早产儿基质（室管膜下）出血 ②脑性痉挛性双侧瘫（Little病） ③进展性运动异常
根据肌紧张运动姿势异常症状分类	①痉挛型：最常见 ②强直型 ③不随意运动型 ④共济失调型 ⑤肌张力低下型 ⑥混合型

脑性瘫痪的治疗

物理疗法和训练，药物治疗较局限；

手术方法有几种，根据病情可挑选。

表 19-7 脑性瘫痪的治疗

治疗方法	基本要点
物理疗法和康复训练	一般治疗 康复治疗：方法主要有 5 种 ①家庭康复 ②特殊教育 ③引导式教育 ④感觉整合性训练 ⑤音乐治疗
药物治疗	作用较局限，主要对症治疗
手术治疗	①选择性脊神经后根切断术（selective posterior rhizotomy，SPR） ②蛛网膜下腔持续注入巴氯芬 ③矫形外科系列手术

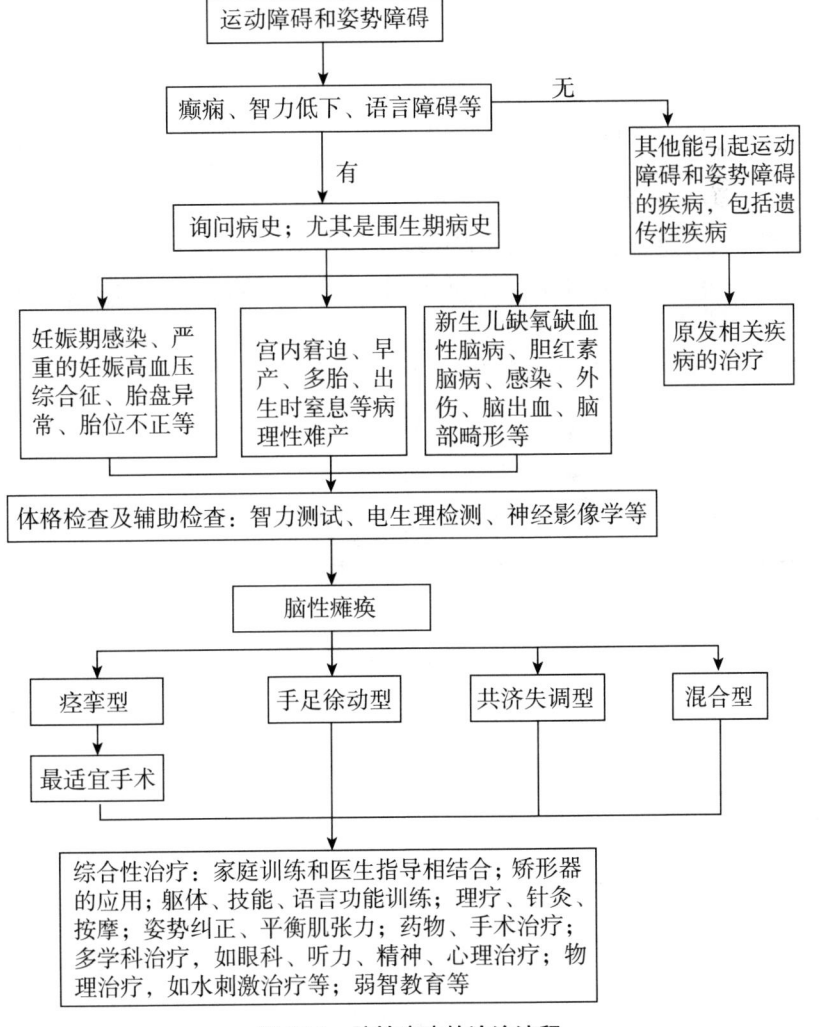

图 19-1 脑性瘫痪的诊治流程

三、先天性脑积水

先天性的脑积水，脑室扩张脑受压；
头颅异常颅压高，神经功障智力差；
药物治疗作辅助，手术治疗效果佳。

表 19-8 先天性脑积水的概况

先天性脑积水	基本要点
病理	脑积水的病理特点是脑室扩张，脑沟回平坦，脑沟消失，脑白质萎缩明显
临床表现	头颅形态异常 神经功能障碍：双眼球上视不能，呈"落日征"，智力迟钝，肢体可呈痉挛性瘫痪 颅内压增高
辅助检查	头围测量：头围显著增加，可为同龄儿数倍 影像学检查： ①头颅平片：颅腔扩大，颅骨变薄，颅缝分离，前后囟扩大 ②头颅 CT：梗阻性脑积水可见脑室系统扩大，脑实质变薄；交通性脑积水时鞍上池等基底池增大，额顶区蛛网膜下腔增宽 ③MRI 检查：可发现畸形结构和脑室系统阻滞部位
诊断及鉴别诊断	根据婴儿出生后头围快速增长，以及特殊头形、破壶音、"落日征"等，不难诊断。CT 和 MRI 检查可确诊本病并可进一步明确病因。本病需与巨脑病、婴儿硬膜下血肿等鉴别
治疗	手术治疗：是主要治疗手段，对进展性脑积水更应手术。包括以下 3 个方面 ①病因治疗 ②减少脑脊液形成 ③脑脊液分流术 药物治疗：目的是暂时减少 CSF 分泌或增加机体水分排出，首选乙酰唑胺；有蛛网膜粘连的患者可试用地塞米松口服等

第二十章 睡眠障碍

一、失眠症

失眠是种常见病,三代安眠药可用。

表 20-1 失眠症的概况

失眠症	基本要点
诊断标准	①患者主诉有失眠 ②社会功能受损 ③上述情况每周至少 3 次,持续至少 1 个月 ④排除各种神经、精神和躯体疾病导致的继发性失眠 ⑤多导睡眠图(polysomngram,PSG):可作为失眠的客观指标,睡眠潜伏期超过 30 分钟,实际睡眠时间每夜少于 6 小时,夜间觉醒时间超过 30 分钟
治疗	①非药物治疗:睡眠卫生教育和心理治疗 ②药物治疗:原则是使用最低有效剂量、间断给药、短期用药、减药缓慢、逐渐停药,包括第一代巴比妥类药物(如司可巴比妥)、第二代苯二氮䓬类药物(如三唑仑、咪达唑仑、替马西泮、劳拉西泮、地西泮、氯硝西泮等)及第三代非苯二氮䓬类药物(如佐匹克隆、唑吡坦)

二、发作性睡眠病

发作睡病四主征,病理睡眠是主症;
睡眠瘫痪及幻觉,猝倒发作是特征;
常用中枢兴奋药,莫达非尼等可用。

表 20-2 发作性睡眠病的概况

发作性睡眠病	基本要点
发病机制	其病理生理学基础是 REM 睡眠异常,即在觉醒时插入了 REM 睡眠
临床表现	病理性睡眠:是发作性睡眠病的主要症状,表现为白天突然发生不可克制的睡眠发作,可以在静息时,也可以在一些运动情况下发生,持续数分钟至数小时 猝倒发作:是本病的特征性症状,具有诊断价值,表现为觉醒时突然躯体随意肌失去张力而摔倒,持续数秒,偶尔达数分钟 睡眠瘫痪:于刚入睡或刚睡醒的数秒至数分钟内,肢体不能活动,不能言语,但意识清楚 睡眠幻觉:不常见

续表

发作性睡眠病	基本要点
诊断	诊断标准： ①嗜睡或突然感觉肌无力 ②白天频繁小睡或突然进入睡眠的症状持续至少3个月 ③猝倒发作 ④相关症状还包括睡眠瘫痪、睡眠幻觉、自动行为、夜间频繁觉醒 ⑤PSG证实下述一项以上：睡眠潜伏期<10分钟，REM睡眠潜伏期<20分钟，多次小睡潜伏期试验平均潜伏期<5分钟，出现两次或两次以上睡眠始发的REM睡眠 ⑥HLA检查证实DQB1*0602或DR2阳性 ⑦临床上不能用躯体和精神疾病解释 ⑧可以伴有其他睡眠障碍。上述8项中符合第2、3两项，或符合1、4、5、7项，均可诊断
鉴别诊断	需与下列疾病鉴别： ①特发性睡眠过多症 ② Kleine-Levin 综合征 ③复杂部分性癫痫发作 ④其他如低血糖、低血钙、脑干肿瘤所致的发作性睡眠病
治疗	主要是一般治疗和药物治疗，药物治疗包括：传统的中枢兴奋剂，如苯丙胺、哌甲酯、马吲哚等；新型中枢兴奋剂，如莫达非尼

三、阻塞性睡眠呼吸暂停综合征

呼吸暂停十余秒，打鼾发声三有一，夜眠紊乱低通气，白昼嗜睡记忆退；
确诊多导睡眠图，三型分析靠血气，诸因常是行为异，肥胖烟酒镇静药；
正压通气为首选，行为治疗不可缺，控制热量减体重，戒烟戒酒多锻炼；
睡眠方法要正确，提倡合理科学眠，三类药物差强用，口矫手术亦为三。

表 20-3 阻塞性睡眠呼吸暂停综合征（OSAHS）的概况

OSAHS	基本要点
临床表现	常见的临床症状是打鼾，并伴有呼吸暂停，严重者可憋醒，醒后心慌、气短等，还可出现睡眠行为异常，以及睡眠障碍 患者可伴有记忆力减退、注意力不集中、性格改变、性功能减退、心悸或心律失常、高血压、肺动脉高压、水肿、红细胞增多、认知功能减退，更严重者合并心力衰竭和其他脑功能减退的症状和体征
诊断	典型的临床表现结合多导睡眠监测结果可明确诊断
治疗	①减少危险因素，如减肥、戒烟酒，尽量不服安眠药 ②治疗相关疾病，如甲状腺功能减退可补充甲状腺素，肢端肥大症可手术切除垂体瘤 ③药物治疗，如雌激素治疗绝经期妇女的呼吸暂停、口服有一定兴奋作用的抗抑郁药 ④经鼻持续正压通气 ⑤口腔矫形 ⑥行气道成形术

四、不安腿综合征

强烈愿望动双腿,静息出现或加重;
活动之时可缓解,傍晚夜间更严重;
首先治疗原发病,左旋多巴等可用。

表20-4 不安腿综合征(RLS)的概况

RLS	基本要点
临床表现	①任何年龄均可发病,老年人多见,男:女=1:2 ②患者有强烈活动双腿的愿望,常伴有各种不适的感觉症状,尤其在安静时。长时间坐卧及夜间易发生,活动、捶打后可缓解症状 ③肢体不适是本病的特征之一,如麻木、蚁行感、蠕动、烧灼感、疼痛、痉挛等 ④80%的患者有周期性肢动(PLM) ⑤95%的患者合并睡眠障碍
辅助检查	睡眠监测入睡期的肢体运动;夜间睡眠PLM是目前唯一有效的客观指标
诊断	诊断标准:国际不安腿综合征研究组(IRLSG)制订了由4个症状组成的最低诊断标准,包括: ①强烈活动双腿的愿望,常伴有各种不同的感觉症状 ②静息时出现或加重 ③活动后部分或完全缓解 ④傍晚和夜间加重。支持诊断证据包括阳性家族史、周期性肢体运动、多巴胺能药物治疗有效
诊断	需与周期性肢体运动障碍、静坐不能及周围神经病变和神经根病变鉴别
治疗	继发性不安腿综合征应首先治疗原发病,轻度原发性不安腿综合征患者不需要药物治疗,中至重度患者需要规律性应用左旋多巴(L-dopa,多巴胺受体激动药)

第二十一章 内科系统疾病的神经系统并发症

一、概述

常见一些内科病,神经系统也受损;
神经系统并发症,原发继发应分明。

表 21-1 神经系统副肿瘤综合征(PNS)的概况

PNS	基本要点
病因及发现机制	PNS 的原因尚不明确,最初认为是癌肿分泌的某种毒素作用于神经、肌肉,后来也有许多推测,目前比较推崇的学说是自身免疫反应所致。近年来在 PNS 患者体内发现了一些与神经组织有关的抗体
病理	受累局部的神经系统改变主要有血管间隙的炎症细胞浸润、脑脊液细胞数增多、IgG 增多及出现寡克隆区带
诊断与鉴别诊断	PNS 发病率较低,易漏诊及误诊。在原有癌肿诊断的基础上,除外肿瘤直接侵犯和放、化疗所导致的神经症状后,出现 PNS 常见的几组症状,需要考虑该病。同时注意与神经系统变性病鉴别
治疗与预后	①缺乏有效的治疗:主要包括两个方面,一是针对原发癌肿的治疗,二是免疫治疗,如糖皮质激素、免疫抑制药、血浆置换等 ②原发癌肿的治疗:是影响预后的重要因素

二、神经系统副肿瘤综合征

神经系统副瘤征,肿瘤远隔效应称;
脑与神经和肌肉,均可受累而发病;
发病机制较复杂,自身免疫关系深;
原发肿瘤应治疗,免疫治疗有效应。

表 21-2 常见的副肿瘤综合征

PNS	肿瘤来源	抗体	主要表现
副肿瘤性脑脊髓炎	小细胞肺癌	抗 Hu 抗体	①边缘性脑炎:以近期记忆力减退为主的遗忘综合征,进行性加重直至痴呆 ②脑干炎:表现为眩晕、眼震、复视、构音障碍、吞咽困难、共济失调、病理征 ③脊髓炎:表现为慢性进行性对称、不对称性肌无力、肌萎缩,上肢多见

续表

PNS	肿瘤来源	抗体	主要表现
亚急性小脑变性	小细胞肺癌、卵巢癌、乳腺癌、淋巴瘤	抗Yo抗体	成年女性多见,急性或亚急性发病,步态不稳,躯干和肢体对称性小脑性共济失调,构音障碍,可有精神及认知障碍
斜视性阵挛-肌阵挛	神经母细胞瘤(小儿);乳腺癌或妇科肿瘤(女性);小细胞肺癌、膀胱癌(男)	Ri抗体	是一种伴有眨眼动作的眼球不自主、快速、无节律、无固定方向的高波幅集合性扫视运动,可伴有四肢、躯干、横纹肌、咽喉及软腭肌阵挛和共济失调
亚急性坏死性脊髓病	小细胞肺癌	抗Hu抗体	亚急性脊髓横贯性损伤,多以下肢无力起病,呈传导束性感觉运动障碍,伴有括约肌功能障碍,受损平面可在数日内上升
亚急性运动神经元病	骨髓瘤、淋巴细胞增殖性肿瘤		亚急性进行性上、下运动神经元出现受损的症状,如双下肢无力,肌萎缩,上肢和脑神经受损较少,不伴有疼痛
副肿瘤性感觉神经元病	小细胞肺癌、淋巴瘤	抗Hu抗体	亚急性发病,肢体远端疼痛麻木或感觉异常,向近端及躯干发展,深感觉障碍明显,严重者感觉性共济失调,肌力相对保留
Lambert-Eaton肌无力综合征	小细胞肺癌	抗Hu抗体	四肢和躯干骨骼肌无力和易疲劳,下肢比上肢重,近端比远端重,休息时症状不缓解,短暂用力后肌力反而增加,持续活动后肌力又开始减退

表21-3 PNS的治疗效应

临床综合征	自身抗体	免疫治疗效果	对原发肿瘤的治疗反应	注释
脑脊髓炎	Hu(ANNA-1)	无效	能稳定患者处于好的较状态	极少数可自缓解
边缘叶性脑炎	Hu(ANNA-1),Ma2	部分患者有效	可能改善	部分可自行缓解
亚急性小脑变性	Yo(PCA-1)Tr(PCA-Tr),mGluR1	无效 可能改善	神经症状无改善 可能改善	亚急性小脑变性合并Hodgkin病的也可以自行缓解
斜视性阵挛-肌阵挛(成人)	Ri(ANNA-2)	可能改善	部分神经症状恢复	维生素B_1、巴氯芬、氯硝西泮可有效
斜视性阵挛-肌阵挛(儿童)	没有抗体	2/3可以改善	部分神经症状可恢复	

续表

临床综合征	自身抗体	免疫治疗效果	对原发肿瘤的治疗反应	注释
僵人综合征	Amphiphysin	可能改善	可能改善	巴氯芬、地西泮、丙戊酸、卡马西平对痛性痉挛有效
癌相关的视网膜病	Recoverin	视觉可有轻微改善	无效	
黑色素瘤相关的视网膜病	双极细胞抗体	视觉症状可以改善	视觉症状可以改善	
副肿瘤性视神经病	CV2/CRMP5	视觉症状可以改善	视觉症状可以改善	
亚急性感觉神经元病	Hu（ANNA-1）	无效，极少数有效	能稳定病情	可用三环类和抗癫痫药控制神经痛
伴有M蛋白的慢性感觉运动神经病	MAG（IgM）	可以改善	可以改善	
伴有骨硬化性骨髓瘤的慢性感觉运动神经病	没有抗体	无效	通常有效	放（化）疗和手术治疗有效
亚急性自主神经病	Hu	无效	无效	可以针对直立性低血压的症状性治疗，假性肠梗阻可以用新斯的明
副肿瘤周围神经血管炎	Hu	可以改善	可以改善	
Lamber-Eaton 肌无力综合征	P/Q型VGCC	通常有效	通常有效	二胺吡啶，胆碱酯酶抑制药，可以试用，但疗效不清楚
重症肌无力	AChR	通常有效	通常有效	胆碱酯酶抑制药
神经肌强直	VGKC	可以改善	不清楚	抗癫痫药物（卡马西平，苯妥英钠）
皮肌炎	Mi-2	一般有效	可以有效	

注：MAG. 髓磷脂相关糖蛋白

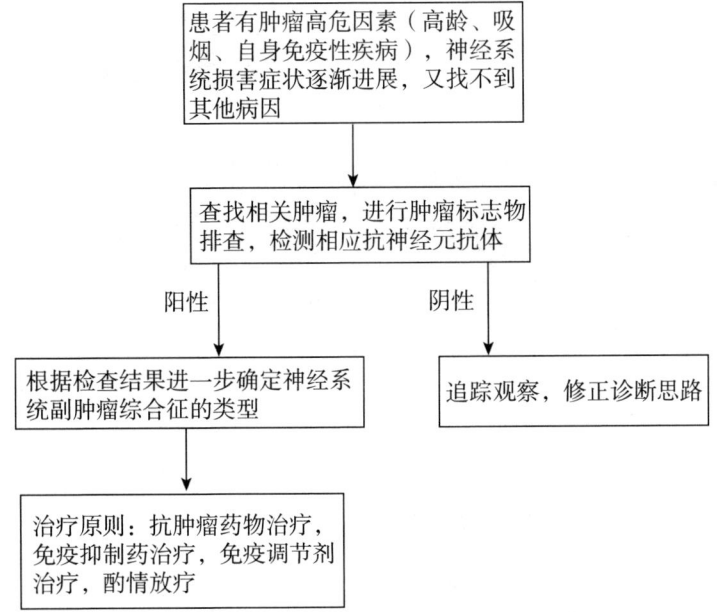

图 21-1　副肿瘤综合征的诊治流程

三、糖尿病神经系统并发症

糖尿病是慢性病，易发神经并发症；
发生机制很复杂，临床表现多类型；
脑和脊髓与神经，均可受累而发病；
控制血糖为首要，营养神经用维 B。

表 21-4　糖尿病神经系统并发症

项目	基本要点
发病机制	目前认为主要有以下机制：糖代谢异常、血管病变导致的神经低灌注、神经营养因子（nerve growth factor，NGF）和胰岛素样生长因子 I（insulin-like growth factors，IGFs-I）作用降低、自身免疫因素、炎症反应、个体的遗传易感性和其他因素
糖尿病神经系统病变分类	见表 21-5
诊断	根据上述分类和相应的临床表现，结合血糖升高或糖耐量降低可以诊断。脑血管病需进行头颅 CT、MRI 检查；脊髓血管病多数可通过 MRI 检出；周围神经病需进行神经电生理检查，必要时行神经活检帮助诊断
治疗	首先是将血糖控制在理想范围内（详见内科学），包括控制饮食、口服降糖药、使用胰岛素等，注意避免治疗中低血糖的发生。其次，B 族维生素的使用非常重要。同时可以应用一些改善循环的药物和神经营养药物。如合并脑血管病，应该按照脑血管病的治疗原则处理。应注意血脂的控制

表 21-5　糖尿病神经系统病变的分类

分类	并发症
糖尿病性脑血管病	糖尿病腔隙性脑梗死 糖尿病多发性脑梗死
糖尿病性脊髓病	脊前动脉综合征 糖尿病性肌萎缩 糖尿病性假性脊髓结核
糖尿病性周围神经病	糖尿病性脑神经病（包括单脑神经病或多脑神经病） 糖尿病性脊神经病 感觉运动神经病 对称性多发性末梢神经病 局灶性神经病 糖尿病单神经病 糖尿病性多发单神经病
糖尿病性自主神经病	低血糖性意识障碍 瞳孔异常 心管自主神经病 血管运动神经病 汗腺运动神经病 胃肠自主神经病 胃张力缺乏 糖尿病性腹泻或便秘 排空时间延长 泌尿生殖自主神经病 膀胱功能障碍 性功能障碍

四、系统性红斑狼疮的神经系统表现

红斑狼疮系统性，神经系常受损；
可分轻中重三型，临床表现有多种；
治疗主要是对症，病因治疗是根本。

表 21-6　系统性红斑狼疮（SLE）的神经系统表现

SLE 的神经系统并发症	基本要点
临床表现	按神经精神损害分为 3 型： ①轻型，头痛和（或）呕吐、视物模糊 ②中型，除上述表现外同时并发精神异常、抽搐、病理征、眼底改变 ③重型，除中型表现外有昏迷、典型的癫痫发作。具体如下 头痛：偏头痛或紧张性头痛 癫痫：全身强直-阵挛发作、单纯部分性发作、复杂部分性发作、癫痫持续状态、反射性癫痫、精神运动性发作 脑血管病：是 SLE 常见的神经症状（占 3%～15%），包括脑梗死、脑出血和蛛网膜下腔出血，病变可累及大脑、小脑和脑干 认知障碍及精神症状：主要表现为记忆减退、胡言乱语、意识模糊、躁动不安、幻觉、痴呆、抑郁等 无菌性脑膜炎：表现为头痛、呕吐、颈项强直等 运动障碍：主要是狼疮性舞蹈病，偶可见到帕金森综合征 脊髓病：急性或亚急性起病，多胸髓受累，表现为双下肢无力，受损平面以下各种感觉减退和消失、大小便功能障碍 脑神经病变：主要是视神经，也可累及面神经、三叉神经及后组脑神经 脊神经病变：较少见，主要是非对称性神经炎。最常见的症状是感觉异常，可有手套-袜套状痛觉减退；其次是感觉性共济失调。也可以累及神经根，表现为急、慢性炎症性脱髓鞘性多发性周围神经病，少数也可出现单神经病、多发性单神经病、弥漫性神经病等
辅助检查	脑脊液：压力升高、蛋白升高、白细胞轻度升高（淋巴细胞升高为主）；糖和氯多正常，此外还可查到抗神经元抗体和抗淋巴细胞的 IgG 抗体，半数患者出现寡克隆带。CSF 中 C4 补体和糖的含量降低常提示活动性狼疮性脑病 血清免疫学：血清中一些抗体，如抗淋巴细胞抗体与认知障碍有关，抗核蛋白 P 抗体与神经有关，抗心磷脂抗体与脑梗死、舞蹈病和脊髓炎有关 影像学：头颅 CT 和 MRI 异常，如脱髓鞘样变、脑梗死、脑出血、脑炎性改变 脑电图：可出现不同程度的脑电图异常 肌电图：可出现神经传导速度减慢，或轴索损害改变
诊断与鉴别诊断	根据典型的 SLE 表现，伴有神经、精神症状，相关辅助检查异常等诊断可以确立。必须除外动脉硬化及脑血管病其他危险因素所致的脑梗死、脑出血及蛛网膜下腔出血，以及多发性硬化
治疗	一般治疗：避免一些诱发因素，慎用普鲁卡因胺、肼屈嗪等药物，尤其应注意尽量避免应用肾毒性药物 神经科治疗：主要是对症治疗，近来研究发现 β-七叶皂苷钠有激素样作用，既可以抗脑水肿，又可发挥免疫调节作用，对 SLE 应该较为合适 SLE 的治疗：主要方法是肾上腺糖皮质激素或免疫抑制药治疗或两者合用

五、甲状腺疾病神经系统并发症

(一) 甲状腺功能亢进症的神经系统病变

甲亢常常损神经，临床表现四类型；
周期瘫痪及脑病，毒性肌病急慢性。

表 21-7 甲状腺功能亢进症（甲亢）的神经系统病变

甲亢的神经系统病变	主要临床表现
甲状腺毒性脑病	可有不同程度的意识障碍，大量错觉、幻觉及明显的精神运动性兴奋，患者很快进入昏迷状态。还可表现为去皮质状态、癫痫发作、延髓性麻痹、锥体束受损、脊髓丘脑束受累、锥体外系受累。精神异常可为兴奋状态，亦可为抑郁状态。脑脊液可有压力增高及蛋白增高，脑电图中至重度异常，头颅 CT 早期多显示正常，颅脑 MRI 可见相应部位长 T1、长 T2 异常信号
急性甲状腺毒性肌病	罕见，表现为迅速出现肌无力，严重时可在数日内发生软瘫。常侵犯咽部肌肉，发生吞咽困难、声音嘶哑，甚至累及呼吸肌，少数可侵犯眼肌及其他脑神经支配的肌肉，括约肌功能保留，无感觉障碍
慢性甲状腺毒性肌病	很常见，特点为进行性肌萎缩与肌力下降，而甲亢症状不明显，易侵犯近端肌，少数同时侵犯远端肌，伸肌较屈肌更易受累。常见的为双侧性，少数单侧为主，腱反射正常或亢进，少数患者肌肉萎缩可伴肌束震颤
甲状腺毒性周期性瘫痪	男性多见，与家族性周期性瘫痪相同，可伴有自主神经障碍，血钾降低，补钾不能改善肌无力

(二) 甲状腺功能减退性神经病

甲腺功能减退症，神经系统常受损；
引起症状有多种，甲状腺素疗效行。

表 21-8 甲状腺功能减退症的神经系统症状

神经系统症状	临床表现
周围神经病变	四肢感觉异常，麻木，烧灼感，肌力减退或腕管综合征表现
脑神经损害	视神经损害引起视力减退、视神经萎缩、视力丧失，听神经损害引起耳鸣、耳聋、眩晕；也可引起三叉神经痛，面神经瘫痪等
脊髓损害	下肢瘫痪，感觉障碍，括约肌功能障碍
小脑损害	小脑性共济失调，眼球震颤，暴发性语言，运动性震颤，步态不稳等
肌肉损害	肌无力、肌肉酸痛，患者动作缓慢，容易疲劳，肌肉肥大，假性肌强直等现象
精神症状	精神迟钝，嗜睡，记忆力及理解力减退，甚至出现幻觉、妄想、抑郁等精神症状

注：本病经甲状腺素治疗，临床症状可很快改善，预后良好

(三)桥本脑病

📖 桥本甲状腺炎

慢性淋巴甲腺炎,简称桥病有结节;
中度甲肿不对称,表面光滑质韧见;
并无震颤与杂音,也无压痛虽炎变。

📖 桥本脑病

桥本脑病自免病,血有抗甲腺抗体;
脑部症状分两型,卒中型与进展型;
皮质激素是首选,免疫治疗有效应。

表 21-9 桥本脑病(HE)的概况

HE	基本要点
定义	是指一种与自身免疫性甲状腺病相关的脑病,以抗甲状腺抗体增高为特征,而甲状腺功能可为正常、亢进、减退。病程呈复发-缓解或进展性,应用激素后可有显著疗效,因此被称作自身免疫性甲状腺炎相关的激素反应性脑病
临床表现	本病多呈急性或亚急性起病,少数慢性起病,中年女性多见。可分为以下两种类型 ①以局灶性症状为主的卒中样发作型,病程呈复发-缓解,可出现瘫痪、失语、失用、失读、小脑性共济失调、感觉障碍。 ②持续进展型,多为精神症状,如幻觉、兴奋、抑郁、淡漠、意志缺乏、认知功能低下、妄想、人格改变、行为异常等。此外,还可表现为意识障碍、锥体外系症状、癫痫发作、睡眠障碍、听觉过敏、偏头痛、神经痛性肌萎缩症及脱髓鞘性周围神经病
实验室检查	抗甲状腺抗体(抗甲状腺过氧化物酶抗体、抗甲状腺球蛋白抗体)检查对诊断非常重要;脑脊液可见蛋白及细胞数增高,脑电图呈全面慢波,也可见三相波、棘波、棘慢波;头颅 CT、MRI 无异常特异性改变
治疗	治疗首选皮质类固醇激素,可应用环磷酰胺、硫唑嘌呤,也可试用免疫球蛋白、血浆置换

主要参考文献

1. 贾建平，陈生弟．神经病学．第 8 版．北京：人民卫生出版社，2018.
2. 钟善全，叶军．神经病学．北京：中国医药科技出版社，2014.
3. 王拥军．神经病学．北京：北京大学医学出版社，2013.
4. 高旭光．神经系统疾病的诊治流程．北京：人民卫生出版社，2009.
5. 王捷．内科临床实习攻略，北京：清华大学出版社，2010.
6. 李殊响．内科学歌诀．北京：科学出版社，2005.